彩绘 图解

【本草纲目】

养生中草药

耿引循◎主编

江西科学技术出版社

图书在版编目（CIP）数据

彩绘图解本草纲目养生中草药 / 耿引循主编. -- 南

昌：江西科学技术出版社，2021.5（2023.11重印）

　ISBN 978-7-5390-7718-5

　Ⅰ. ①彩… Ⅱ. ①耿… Ⅲ. ①中草药 – 养生(中医) –

图解 Ⅳ. ①R212-64②R286-64

中国版本图书馆CIP数据核字(2021)第069138号

选题序号：ZK2021047

责任编辑：宋　涛

彩绘图解本草纲目养生中草药
　　　　　　　　　　　　　　　　　　　　　　　　耿引循 主编
CAIHUI TUJIE BENCAOGANGMU YANGSHENG ZHONGCAOYAO

出版发行　江西科学技术出版社

社　　址　南昌市蓼洲街2号附1号

　　　　　邮编：330009　　　电话：（0791）86623491　86639342（传真）

印　　刷　三河市嘉科万达彩色印刷有限公司

经　　销　各地新华书店

开　　本　710mm×1000mm　1/12

字　　数　300千字

印　　张　20

版　　次　2021年5月第1版　　2023年11月第2次印刷

书　　号　ISBN 978-7-5390-7718-5

定　　价　68.00元

赣版权登字号：-03-2021-102

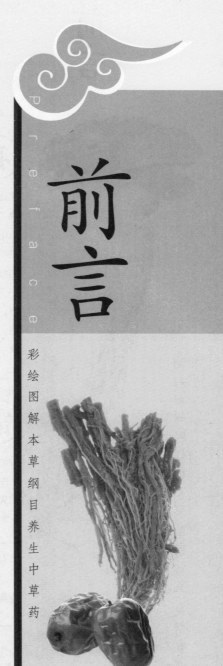

据说在全世界，凡是有华人的地方必然有两个场所存在——一是中餐馆，二便是中药店。著名作家余秋雨先生曾在《漂泊者们》一文中描写过他在游历海外时对于中药的感悟："身后正好是一家中药店，才探头，一股甘草、薄荷和其他种种药材相交糅的香味扑鼻而来。这是一种再亲切不过的香味。在中国，不管你到了多么僻远的小镇，总能找到一两家小小的中药店。都是这股气味，一闻到就放心了，好像长途苦旅找到了一个健康保证，尽管并不去买什么药。这股气味，把中国人的身体状况、阴阳气血，组织成一种共通的旋律，在天涯海角飘洒得悠悠扬扬。"

几千年来，中药在中国人的生活中始终占据着重要的地位。它不仅是中国人防治疾病的手段，还承载着中华民族博大精深的文化和思想。中药的性味归经、配伍宜忌，以及数千年来无数乡野走卒、文人贵族用过它之后的神奇效果，无一不被细细地记录在那些陈旧泛黄的医书中。中药及其学说透着一股厚重而又温婉、淡雅而又绵长的气质，令人不得不为之折服。

尽管在今天，西医和西药已经占据了世界医学的主流地位，但中医和中药仍凭借着自己独特的优势受到全世界华人甚至外国朋友的喜爱，其调理养生、防病强身的作用越来越受人们的重视。

养生是保养、呵护生命的意思，体现着"治未病""防患于未然"的思想。而中医的用药方针与养生思想不谋而合。中医强调平衡，人体阴阳两极要平衡，气、血、津液、五脏六腑要平衡，体内和体外也要平衡，并认为一切疾患都是人体失去平衡的结果。因此，中药的主要作用就在于"损有余，补不足"，使人体一切辩证对立的物质恢复到平衡状态，从而维持身体的健康。也就是说，中药的药理不是直接针对组织器官的某种病

前言

彩绘图解本草纲目养生中草药

变，而在于调理组织器官的阴阳平衡，使疾病无立锥之地。就好比通过清扫房间来使蚊虫无处安身，而不是用拍子去追逐蚊虫。这种药理契合了养生的最终目的，也促使中药成了人们最常用的养生手段之一。

我们推出的这本书正是为了向广大读者介绍用中草药来养生的方法。它分为"增强体质""清除体内毒素""改善精神状态""调理五脏机能""养颜美体"等几大板块，分别介绍了在这些养生手段中发挥重要作用的中草药，同时还根据"药食同源"的原则，在每一味药材下都介绍了美味可口的相关药膳。这些药膳有的由现代人研发，有的则是从遥远的古代一直传承至今，它们或能强身健体，或能美容养颜，或能杀毒去病，都体现着"寓医于食"的思想，在满足饕餮之心的同时，还实现了大家吃出健康、吃出好身体的需求。

需要注意的是，本书所提供的食疗药膳方，仅推荐作为健康与亚健康人群的养生调理之用。如已患有疾病，应到医院诊治，在配合医生进行治疗的同时，可适当选用本书中对症的药膳进行辅助治疗、调理，最好在使用前先询问医生或专家的意见。另外，由于男女老少有别，个人的体质和所处的地域、气候也不一样，加之中药材的药性复杂，其产地、炮制方法更是千差万别，因此我们建议您，在选择药膳进行调理时，一定要综合考虑以上因素，并务必以"对症"为首要原则。总之，食疗养生需谨慎。

中草药养生既是对自己和家人的呵护，同时也是在传承和体味祖先为我们留下的一门生活的艺术。当结束了一天的劳作之后，在本书的指导下用几味淡雅幽香的中草药来调制一道养生药膳，将是一件十分惬意的事。

Preface

彩绘图解本草纲目养生中草药

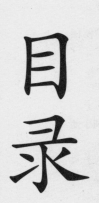

目录

contents

绪论

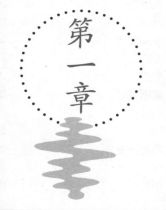

第一章

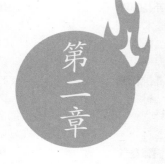

第二章

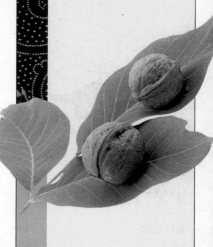

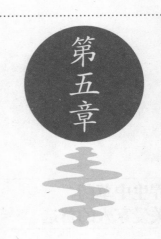

第五章

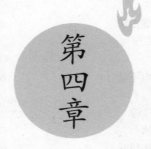

第四章

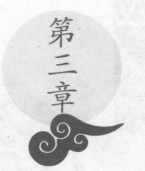

第三章

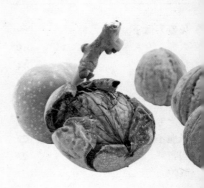

绪论

——关爱家人的首选——

养生中草药

上医治未病，下医治已病

人的身体好比是一台精密的仪器，生病则相当于仪器出了故障。聪明的工人会在平时就注意对仪器进行保养和维护，使仪器的各个零件正常运转，相互之间配合流畅，从而大大降低它的故障率。同理，懂得关爱自己的人绝不会等到生病之后才仓促地去求医问药，他们会在日常生活中注重对身体的调养，提高身体素质，增强抵抗能力，使身体能够轻松适应不断变化的外部环境，将各种潜在的疾病消灭在萌芽中。

我们的老祖宗十分重视这种日常生活的自我保健，称之为"养生"，即保养生命的意思，并探索出了许多行之有效的方法，如气功养生、辟谷养生、运动养生、饮食养生、中草药养生等。传统中医理论认为，等到病人发病后才下针放血、开方抓药的医生，只能称为"下医"；而那些能够防患于未然，帮助人们调理身心，补养机体，预防各种疾病的医生才是真正的"上医"，所以《黄帝内经》里有"上医治未病，中医治欲病，下医治已病"的说法。

如今，我们的生存环境要比过去"危险"得多。空气污染、水污染、噪声污染、辐射污染等各类污染泛滥成灾，严重威胁着我们的健康。紧张的生活节奏、激烈的社会竞争使年轻人疲于奔命，不断透支着精神和体力；高血压、糖尿病、骨质疏松等高发疾病使许多老人无法安享晚年；而沉重的课业负担、不合理的饮食结构及体育锻炼的缺失，正使越来越多的孩子出现近视、肥胖、虚弱等症状，部分孩子甚至早早患上了精神衰弱、高血压、腰椎间盘突出等"老年疾病"……

在这种情况下，养生——这门从老祖宗手中传承下来的学问，正越来越显示出其现实性和智慧性，许多家庭已逐渐在日常生活中尝试着实践这种保养生命的方法，并从中受益良多。

常备几味中草药，养生调理益处多

虽然养生的方法多种多样，但最常用、最受青睐的还是中草药养生。相对于其他养生方式而言，中草药养生有着自己独特的优势。

第一，医食同行。中草药养生的主要内容是药膳，而药膳是一种在中医学和烹饪学的指导下，用中草药与某些食物进行配伍制成的食品，它是传统医学与饮食学相结合的产物，既能使人们品尝到风味独特的美味佳肴，又能滋补身体，预防和佐治各种疾病，起到"寓医于食"的作用。此外，它的调理方法也满足了人们"厌于药，喜于食"的天性，更容易为大众所接受。

第二，节省时间，受益面广。通常情况下，人们不必另外花费时间和精力去进行养生保健，只需在做饭时挑选几味养生中草药，顺手调制即可。而且，当香喷喷的药膳摆上饭桌后，受益的将是所有的家庭成员。

第三，简单易学，便于掌握。相对于需要系统学习，且有一定手法要求的按摩、针灸等中医的其他养生方式而言，中草药养生有着通俗易懂、操作简单的优势，因为它的核心内容是药膳，而药膳在制作上除了需要了解一些常用中草药的药性以及药材与食材的搭配禁忌外，其他的操作与日常的饮食烹饪没有多大区别。

第四，见效迅速。药膳是"膳食"，更是"药物"。许多药膳都经过了几千年的实践和现代医学的检验，包含着许多巧妙而精微的养生知识，其见效要比气功、辟谷等养生方式快很多。

既然中草药养生有这么多的益处，那么不妨在家中常备几味中草药，根据自己和家人的身体状况有针对性地烹制些美味药膳吧！

绪论

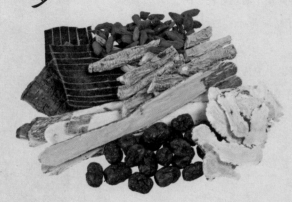

在开始使用中草药进行养生调理之前，我们还需要对它有一个充分的了解，主要包括其四性、五味、归经等几个方面。

四 性

四性又称"四气"，指中草药的寒、热、温、凉四种药性。另外，还有一些药物性平，但绝对的"平"并不存在，而总是稍微偏于寒凉或偏于温热，所以仍将其归纳在四性的范围内。

一般来说，寒性药物具有清热泻火、解除热毒、凉血等作用，如严重的风热感冒、发烧就适合用寒性药物。

凉性药物的性质与寒性药物相同，但药力稍弱，夏天闷热烦躁、失眠、肝火旺盛、口舌生疮等程度较轻的热证适合用凉性药物。

热性药物一般具有补火助阳、发散风寒湿邪的作用，如风湿病、气血瘀滞、肾亏等由于体内寒气较重引发的疾病适合用热性药物。

温性药物的性质与热性药物相同，但药力稍弱，如因脾胃受凉而引起的腹泻就适合用温性药物。

中药的四性与中医对疾病进行的分类（中医将疾病分为热证、寒证等类别）是相互对应的关系，例如，治疗热证用寒性或凉性药物，治疗寒证则用热性或温性药物，也就是《神农本草经》中所说的"疗寒以热药，疗热以寒药。"

五 味

五味是指药物的酸、苦、辛、甘、咸五种不同的味道，它不仅表明了一种药物的实际味道，还从另一个角度说明了一种药物的性能。五味的具体作用如下：

【辛味药】辛味药物有发散、行气、活血、开窍、温化等作用。一般来说，以发散人体内风、寒、湿、热等邪气为主的药物（例如独活、防风等）和行气活血的药物（例如红花、木香等）都有辛味；一些气味芳香、醒脑提神的药物也被归为辛味药，如麝香、薄荷等。

四性、五味、归经，小小中药蕴藏大智慧

【甘味药】 甘味药物有补虚、缓和药性或调和药味的作用，能够滋补气血、肾阳及其他脏腑。可使人身体强壮、抗病能力得到提高的药物多为甘味药，如人参、当归、黄芪、阿胶、黄精等；而有缓和药剂毒性、调节药剂味道等作用的药物也大多为甘味药，如甘草、蜂蜜等。

【酸味药】 酸味药物有收敛固涩的作用。收敛固涩是中医用来巩固体内正气，防止气血津液等外泄过度的一种医疗手段，如遗精、腹泻、小便频数等病症都可以用收敛固涩的方法来进行调理，且所用药物多为酸味药，如五味子、乌梅等。

【苦味药】 苦味药物能泄、能燥。泄包括通泄、清泄、降泄。通泄大肠则解除便秘；清泄火热则缓和内热上火；降泄肺气则止咳平喘。燥是指燥湿，能调理各种湿证。有泄或燥作用的药物，如黄连、夏枯草、远志、厚朴等均为苦味药。

【咸味药】 咸味药物有泻下通便、消除肿块的作用。如昆布、海藻、芒硝、鳖甲等能软坚散结，或有泻下通便作用的药物多为咸味药。

中药的四性和五味是从不同角度对药物的性能进行解释、分类。性和味的组合不同，药物的作用也就会有区别。如厚朴苦温燥湿，乌梅酸温收敛，红枣甘温补脾，这是性同而味不同；又如杏仁苦温降气，黄连苦寒泻火，这是味同而性不同。如果一味药物有一性而兼数味，那它的作用就会更加广泛，如防风性微温，有辛、甘两味。因此，它除了能祛风解表外，还能胜湿解痉。

归 经

每一味中草药都被分别归入肝、胆、心、脾、胃、肺、大肠、小肠、肾、膀胱、三焦、心包等十二经中，如红花归心、肝经。

归经反映了一味药物主要对人体某个脏腑或经络所起的调理作用，比如：麻黄能调理引起咳嗽气喘的肺经病，故归入肺经；芒硝能调理引起燥结便秘的大肠经病，故归入大肠经；天麻可调理能引起手足抽搐的肝经病，故归入肝经。还有一些药物具有多种功效，能治疗几个脏腑经络的病变，因此，被归入数经，比如：杏仁既能缓解肺病引起的咳嗽气喘，又能消除肠道疾病引起的便秘，因此，归入肺和大肠两经。

对药物归经的总结为临床用药提供了更强的针对性。例如，龙胆草、黄芩、黄连三味药的药性同为苦寒，都有泻火的功效，但明确了它们的归经之后，便可知泻肝火取龙胆草、泻肺火取黄芩、泻心火取黄连等。因此，在使用中草药调理身体前，有必要先弄清楚它主要对身体的哪一个或几个脏腑或经络起作用。

中药配伍的宜忌以及药材同食材搭配使用的宜忌，都是很有讲究的，用得好会事半功倍，用不好则可能事倍功半，甚至对身体造成伤害。现依据历代中医学家的用药经验，将中药的配伍宜忌、药材与食材同用的宜忌以及妇女在妊娠期用药时的注意事项介绍如下：

配伍宜忌

公认的中药配伍原则是"十八反"和"十九畏"。反是指两种药物合用能产生或增强毒副作用，因此相反的两种药物是不宜配伍使用的；畏是指一种药物的反应或副作用能被另一种药物减轻或消除，相畏的两味药适宜搭配使用。古人将有相反和相畏现象的药物名称编成歌诀，即十八反歌、十九畏歌，以便初学者熟记。

【十八反歌】本草明言十八反，半楼贝蔹芨攻乌，藻戟遂芫俱战草，诸参辛芍叛藜芦。

意思是：半夏、栝楼、贝母、白蔹、白及反乌头；海藻、大戟、甘遂、芫花反甘草；人参、沙参、丹参、玄参、细辛、芍药反藜芦。

【十九畏歌】硫黄原是火中精，朴硝一见便相争。水银莫与砒霜见，狼毒最怕密陀僧。巴豆性烈最为上，偏与牵牛不顺情。丁香莫与郁金见，牙硝难合京三棱。川乌草乌不顺犀，人参最怕五灵脂。官桂善能调冷气，若逢石脂便相欺。大凡修合看顺逆，炮爁炙煿莫相依。

意思是：硫黄畏朴硝，水银畏砒霜，狼毒畏密陀僧，巴豆畏牵牛，丁香畏郁金，牙硝畏三棱，川乌、草乌畏犀角，人参畏五灵脂，官桂畏赤石脂。

药材与食材同用的禁忌

药材与食材搭配制作药膳时也有一些禁忌，大体有以下两种情况：一是某种药材和某种食材不能同用，否则会给身体造成不适，例如人参忌萝卜，地黄、蜂蜜忌葱，薄荷忌鳖肉，茯苓忌醋；二是在食用药膳期间要少食或忌食生冷、油腻、辛辣、不易消化及刺激性食物。

妊娠期的用药

一般来说，孕妇在妊娠期间，除因特殊情况需用安胎药外，应尽量避免使用药物，如果实在无法避免，也一定要先了解药物的药性和使用禁忌，以确保

中药养生有讲究，搭配宜忌需记牢

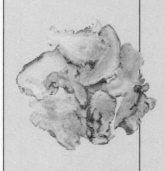

用药安全。

① 安胎中药

一些中药具有安胎的功效，比较适合高龄产妇和患有习惯性流产的孕妇，主要包括：紫苏、黄芩、桑寄生、砂仁、艾叶、白术、白丝子、杜仲、续断、阿胶、竹茹、苎麻根等。此外，石菖蒲、葡萄、柠檬、鸡肝、鲤鱼、海风藤及大蓟等也有一定的安胎作用。

必须注意的是，中药安胎虽然相对安全，但也讲究药性的匹配。配伍正确，就能达到安胎目的；配伍错误，则可能造成胎儿畸形甚至是流产的严重后果。所以，如果需选用中药安胎，一定要按照正规医院的中医师所开的药方抓药，中医师会依照个人体质的不同，调配适合的安胎中药。千万不能自己抓药安胎，以免适得其反。

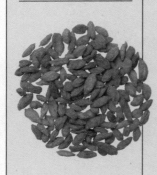

② 禁用和慎用药

慎用药多属通经祛瘀、行气破滞、辛热滑利或具有沉降作用的药物，孕妇可斟酌使用，但如非必要最好不用，以防发生意外；禁用药是毒性较强或药性较猛烈的药物，孕妇绝对不可使用。

慎用药：制附子、贯众、桃仁、红花、大黄、枳实、干姜、肉桂、益母草、法夏、常山、天南星等。

禁用药：巴豆、斑蝥、牵牛、大戟、甘遂、芫花、商陆、麝香、水蛭、虻虫、番泻叶、藜芦、闹羊花、干漆、蟾酥、蜈蚣、水银、砒石、木鳖子、生川乌、生草乌、生附子、雄黄、轻粉、硫黄等。

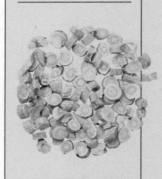

此外，清热类、祛风湿类、消导类、泻下类、理气类、理血类、开窍类、驱虫类的中成药也不宜使用。这些中成药成分十分复杂，特别是各味中药配伍以后所产生的作用很难准确把握和控制，有的可能直接或间接影响到胎儿的生长发育，导致胎儿畸形、流产或死胎。

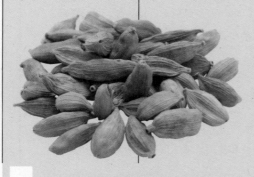

增强体质的

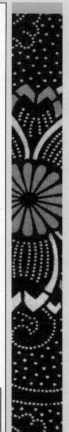

◎体质是指人体在形态与功能上表现出的相对稳定的特征。一般来说，体质的好坏与先天遗传有很大关系，所以中医才会把那些无明显病症，但长期身体虚弱的现象称为『先天不足』。

◎要想改变『先天不足』的状况，就必须进行后天的调养。通常使用以下几类中草药：

◎一、能提高免疫力的中草药。免疫力是人体识别和消灭外来病原体，处理衰老、损伤、死亡及受病毒感染细胞的能力。只有当机体免疫力较强时，我们的身体才能抵挡住各种病菌的侵袭，保持健康状态。提高免疫力的中草药能诱导人体内淋巴细胞的转化，促进抗体形成，还能够激活细胞免疫力，提高身体对环境的适应能力，个别药材甚至能提高身体的抗氧化能力，促进自由基代谢，起到预防癌症、延缓衰老的作用。

◎二、能补养气血的中草药。中医认为，人的体质好坏与气血息息相关。气血是身体进行生命活动的能量来源，血为身体提供营养，同时还是精神活动的基础。气血不足的症状如乏力、怕冷、精神不佳等，也往往正是体质虚弱的表现。补养气血类中草药有的能直接改善人体血液循环，增强人体造血功能；有的则以疏通经络，促使气血运行畅达的方式来达到补养气血的目的。

◎三、能滋阴补肾的中草药。中医认为，肾主藏精、主津液，而精和津液都是构成人体的重要元素；肾还主骨，骨生髓，而『脑为髓之海』，因而肾脏功能正常的人通常精力充沛，思维敏捷，行动自如，也就是我们常说的『体质好』。滋阴补肾类中草药对肾脏有补益作用，能促进肾脏微循环，增强肾脏功能，还能调节人体生殖系统和内分泌系统的运行，缓解各种性功能障碍。

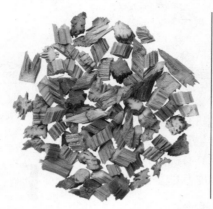

免疫力低下

什么是免疫力低下

免疫力是我们身体的防御机制，是身体识别和消灭外来病菌，处理衰老、损伤、死亡、变性的自身细胞以及处理体内突变细胞和受感染细胞的能力。

免疫力低下分为两种情况，一是先天性免疫力低下，医学上也称为"免疫缺陷"，是由于组成免疫系统的某种或多种成分因为基因突变等因素而丧失了原有功能，使得免疫系统不能正常运转。这种原因导致的免疫力低下持续时间较长，治疗也比较困难。

二是后天继发性免疫力低下。不良的生活习惯（如缺乏锻炼和劳动、作息时间不规律）、不合理的饮食结构（如挑食、偏食引起的各种维生素或微量元素的缺失）、疾病（如各种难以治愈的慢性疾病对身体日积月累的耗损）等原因都能造成后天的免疫力低下。

病症表现

免疫力低下时，免疫系统不能正常发挥保护作用，这就使身体容易被各种病菌侵袭。因此，免疫力低下最直接的表现就是容易生病（如经常感冒、发烧、拉肚子等），病后需要很长时间才能痊愈，而且很容易再病。而因经常患病，加重了身体的消耗，所以一般又伴有体质虚弱、营养不良、精神萎靡、疲乏无力、食欲降低、消化不良、睡眠障碍等症状。

养生建议

一、中草药在后天调养方面有独特的优势，免疫力低下的人可适当以人参、甘草、黄精等补虚强身的中草药进行身体调养。

二、推荐免疫力低下者经常食用以下食物：1.新鲜萝卜，它含有丰富的干扰素诱导剂，可提高人体的抗病能力；2.人参蜂王浆，它能调节人体内分泌系统，提高机体的免疫功能，此外，它还含有一种叫蜂乳酸的物质，这种物质有防癌的作用；3.香菇，它所含的香菇多糖能增强人体的免疫力。

三、压力会使人体中类固醇激素和肾上腺素分泌增加，这些激素会使免疫系统的反应变慢。而经常做一些放松的运动，如有氧运动、全身肌肉渐次放松等，可以抑制这些压力激素的释放，增强人体免疫力。

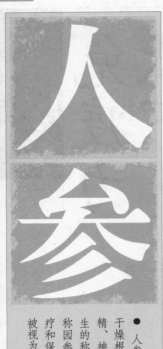

人参

被视为『药中神品』。

人参为五加科植物人参的干燥根，俗称棒槌，又名土精、神草、金井玉阑等。野生的称野山参，人工栽培的称园参。人参具有很高的医疗和保健价值，自古以来就

本草语录

『主补五脏，安精神，止惊悸，除邪气，明目，开心益智。』——《神农本草经》

『定喘嗽，通畅血脉，泻阴火，滋补元阳。』——《本草蒙筌》

性味归经

味甘、微苦，性微温。归脾、肺经。

主要功效

◎中医认为，人参大补元气，补脾益肺，宁神益智，生津止渴，食之可强壮身体，增强人体免疫力。

◎现代研究表明，人参的主要成分为人参皂苷、挥发油、多糖等，这些物质具有抗休克、抗疲劳，增强机体免疫力的功能。

◎人参主要适用于由免疫力低下而引起的如下病症：喘促日久；四肢冰冷，疲倦乏力；食欲不振，汗多口渴；失眠多梦；惊悸健忘。此外，还可用于改善易病多病、久病不愈等状况。

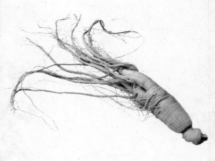

其他功效

1.强心。人参能抗心肌缺血，对缺氧、缺糖心肌有良好的供能和保护作用。

2.增强人体造血功能。人参能增加人体内红细胞和血红蛋白的数量，强化机体的造血功能，研究表明，其对辐射造成的造血系统损害亦有缓解作用。

3.调节中枢神经系统。人参能兴奋中枢神经，提高大脑的分析能力，预防神经衰弱。

4.增强性功能。人参能促进男女性腺功能，防止阳痿早泄等性功能障碍症。

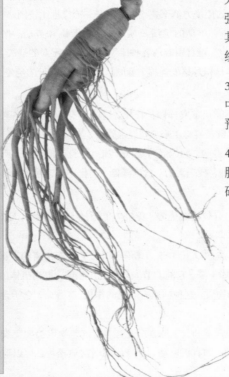

人参

◎ 注意事项

1.加工切片时不宜水浸。2.服用人参时，不可同时服食萝卜、茶叶，以免降低药效。3.在炎热的夏季应避免服用。

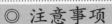 |选购要点|野生的"野山参"质量最好，但价格较昂贵。以枝大、条粗、质硬、完整无损、纹细、芦长、须根上珍珠点较多者为佳。

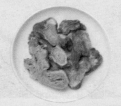

疗疾**千金方**

◎四君子汤：人参5克、白术10克、茯苓5克、炙甘草25克、姜3片、枣1枚。上药加水2杯，煎取1杯，饭前温服。（《本草纲目》）

缓解食欲不振

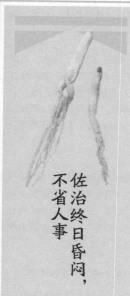

佐治终日昏闷，不省人事

◎独参汤：人参30克，加水1000毫升，煎至700毫升，去除参滓，待温冷后分多次服用。参滓可再次煎服。（《千金翼方》）

消除便秘

◎黑芝麻25克，人参5～10克，白砂糖适量。黑芝麻捣烂备用。水煎人参，去渣留汁，加入黑芝麻及白砂糖，煮沸后食用。（中医验方）

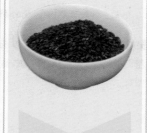

防止神经衰弱

◎白人参50克（切碎），60度白酒500毫升。白人参入白酒中密封浸15日以上，每日振摇1次。随饮随添加白酒适量，每日晚餐饮用10～30毫升。（中医验方）

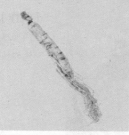

◎ 养生药膳

【配方】人参5克，猪肉500克，菠菜750克，面粉3000克，姜末、葱花、胡椒粉、酱油、香油、盐各适量。

【制作】❶ 菠菜洗净，去茎留叶，在木瓢内搓成菜泥，加入适量清水搅匀，用纱布包好挤出绿色菜汁；人参研成细末，过筛；猪肉洗净，剁蓉。❷ 取一大碗，放入猪肉蓉，加盐、酱油、胡椒粉、姜末拌匀，加适量清水，搅拌成糊状，放入葱花、人参末、香油，拌匀成馅。❸ 面粉上倒入菠菜汁、适量清水，和成面团，将面团搓成长条，切出剂子，擀成圆皮，包馅做成饺子。❹ 锅内加清水煮沸，下入饺子，煮熟即成。

【功效】◎人参能补气养神，增强人体免疫力；菠菜中的各种微量元素对人体新陈代谢有良好的促进作用。这道药膳可缓解因免疫力低下而引起的虚弱无力、精神萎靡、四肢无力等症状。

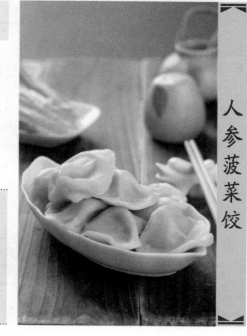

人参菠菜饺

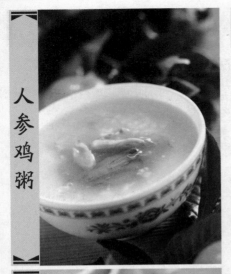

人参鸡粥

【配方】人参10克，大米150克，白条嫩鸡1只，鸡肝50克，料酒、盐各适量。

【制作】❶ 大米淘净，放入冷水中浸泡30分钟，捞出，沥水；人参放入清水中浸软，捞出沥水，切成小片；白条嫩鸡洗净，放入开水焯烫片刻；鸡肝洗净，切成片。❷ 锅中倒入适量冷水，放入嫩鸡、料酒，大火煮沸，改小火煮1小时左右，捞出，拆下鸡肉，撕成鸡丝。❸ 鸡汤内放入大米，加入人参，煮至米粒开花，加鸡肝煮两三沸，放入鸡丝，加盐调味，稍煮即可。

【功效】◎人参味甘微苦、性微温，归脾、肺经，能补肺中之气，肺气旺则四脏之气皆旺，精自生而形自盛。鸡肉味甘、性微温，鸡肉、鸡肝含有丰富的营养成分，能补虚损，强壮身体。此粥补虚强壮功效甚大，而且温补而不燥，气香味美，既适合常人滋养之用，又可作为病后、老人、体虚者调补之药膳。

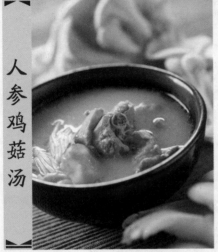

人参鸡菇汤

【配方】人参15克，白条母鸡1只，金针菇25克，料酒、盐各适量。

【制作】❶ 鸡洗净；金针菇洗净；人参洗净，切片，装入鸡腹。❷ 砂锅内加水适量，放入鸡、金针菇、料酒、盐，大火煲沸。❸ 改用小火煲至鸡肉熟烂即可。

【功效】◎人参能大补元气、补脾益肺、凝神益智；鸡肉温中益气、补精填髓；金针菇中人体必需氨基酸组成较全，其中赖氨酸和精氨酸含量尤其丰富，且含锌量比较高，对增强智力尤其是对儿童的身高和智力发育有良好的作用，被称为"增智菇"。经常食用此汤能大补元气，促进儿童生长发育，老年人食之可补虚益寿、增强机体免疫力。

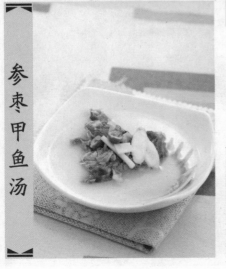

参枣甲鱼汤

【配方】人参10克，甲鱼1只，红枣25克，葱段、姜片、料酒、盐各适量。

【制作】❶ 甲鱼处理干净；人参用水浸透，切薄片；红枣洗净，去核。❷ 砂锅内加水适量，放入甲鱼、人参、红枣、葱段、姜片、料酒，大火煲沸。❸ 改用小火煲1小时左右，加盐调味即可。

【功效】◎人参为大补元气、固脱生津、宁心安神之药物；红枣性温，味甘，能补脾和胃，益气生津，《本草再新》说红枣能"补中益气，滋肾暖胃，治阴虚"；甲鱼有滋阴补血之功效。诸物同煲，有补脾肾、益气血、安神的功效，对气血两虚、健忘、反应迟钝、免疫力低下、失眠多梦者尤佳，也适用于正常人冬季滋补。

【配方】麦冬20克，人参10克，白条乌鸡1只，黑枣30克，姜片、盐各适量。

【制作】❶ 乌鸡洗净，切块，焯后捞出；人参洗净，捣碎；麦冬洗净；黑枣洗净，去核。❷ 碗内加水适量，放入乌鸡块、碎人参、麦冬、黑枣、姜片，加盖，隔水炖3小时。❸ 加盐调味即可。

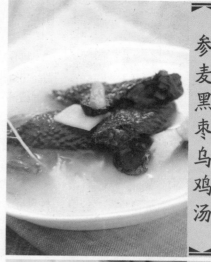

◎人参能补脾益肺、生津止渴、大补元气；乌鸡有滋补肝肾、益气补血、滋阴清热的作用；麦冬可养阴生津、润肺清心；黑枣性温味甘，具有补肾与养胃的功效。此汤有益气养血、养心安神、强身健体、提高机体抗病能力的功效。【功效】

参麦黑枣乌鸡汤

【配方】人参15克，白条鸡1只，火腿50克，竹笋5克，水发香菇15克，盐、料酒、味精、水淀粉、葱段、姜片各适量。

【制作】❶ 鸡洗净，切块；火腿、竹笋、香菇洗净，切片；人参润透。❷ 蒸锅内放入人参，上笼蒸30分钟，取出。❸ 取一大盆，放入鸡块、人参、火腿、竹笋、香菇、葱段、姜片、盐、料酒、味精，添入水没过鸡，上笼，大火蒸熟，原汤备用。❹ 取出人参切碎。❺ 取一大碗，放入蒸熟的鸡、人参、火腿、竹笋、香菇。❻ 锅内倒入蒸鸡原汤，大火烧沸，用水淀粉勾芡，浇在鸡肉上即成。

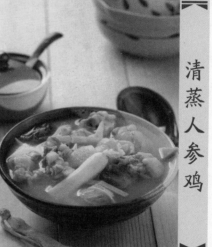

◎本道药膳大补元气，固脱生津，宁心安神。人参搭配鸡肉、香菇等食材，可为机体提供多种营养素，尤其适用于劳伤虚损、食少、倦怠、健忘、眩晕头痛、阳痿、尿频、气血亏虚等症，十分适宜抗病能力差、体虚之人食用。【功效】

清蒸人参鸡

【配方】人参10克，猪腰1对，料酒、盐、味精、胡椒粉、姜片、葱段、干淀粉、植物油各适量。

【制作】❶ 人参润透，切片；猪腰洗净，切半，去臊腺，切成腰花。❷ 取一碗，加入干淀粉、料酒，放入腰花，抓匀，待用。❸ 炒锅放植物油烧至六成热，下入姜片、葱段爆香，加入腰花、人参，撒入盐、味精、胡椒粉，炒熟即成。

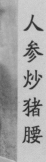

◎人参生津止渴，猪腰富含蛋白质、脂肪、碳水化合物和钙、磷、铁等元素，二者同用，能梳理肾气，减轻由免疫力低下而引起的汗多口渴等症状。【功效】

人参炒猪腰

甘草

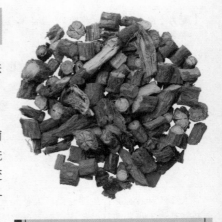

● 甘草为豆科多年生草本植物甘草、胀果甘草或光果甘草的根及根茎，别名蜜甘、国老，具有「安和草石，解诸毒」的功效。

性味归经

味甘，性平。归心、肺、脾、胃经。

本草语录

「和中益气，补虚解毒之药也。」——《本草汇言》

「其味至甘，得中和之性，有调补之功。」——《景岳全书》

主要功效

◎中医认为，甘草益气补中，能祛除和抵御各种入侵的寒热、邪气，还能坚筋骨、长肌肉、倍气力。

◎现代研究表明，甘草含有甘草葡聚糖、甘草甜素、甘草苷、天冬酰胺及甘露醇等成分，有抗炎、抗变态反应的作用，能帮助机体抵御各种炎症，增强机体免疫功能。

◎甘草主要适用于由免疫力低下而引起的如下病症及表现：脾胃虚弱，疲倦乏力；心悸气短；风寒咳嗽；肺热痰多；伤口发炎，久病不愈；腹泻；四肢痉挛、疼痛。

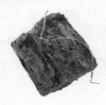

其他功效

1.调和药性。甘草可用来与药性较烈的中草药配伍，缓解其刺激性。

2.解毒。甘草对抑制细菌毒素（白喉毒素、破伤风毒素）、解除药物（硝酸马钱子碱、水合氯醛）以及食物中毒均有一定作用。

3.保护胃脏。甘草能抑制过量的胃酸分泌，保护胃黏膜。

4.镇咳、祛痰。甘草浸膏片口内含化后能覆盖在发炎的咽部黏膜上，缓和炎症对它的刺激，达到镇咳作用；甘草还能通过促进咽喉和支气管黏膜的分泌作用，使痰易于咳出，实现祛痰功能。

甘草

◎ 注意事项

1.甘草反海藻、大戟、芫花、甘遂。**2.**湿盛胀满、水肿者不宜用。**3.**大剂量久服可能导致高血压、水肿。

◎ |**选购要点**| 以外皮细紧、有皱沟、色棕红、质坚实、粉性足、断面黄白色者为佳。习惯上认为，内蒙古所产的品质最优。

疗疾千金方

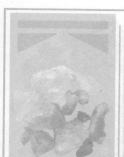

佐治口舌生疮

◎用甘草2寸、明矾1块（如粟米大），同放口中细嚼，汁咽下。（《本草纲目》）

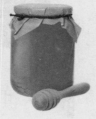

缓解喉痛

◎甘草10克，用蜂蜜水炙，水煎服，每日2次。（中医验方）

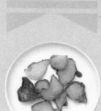

佐治急、慢性胃肠炎、消化不良

◎炙甘草9克，干姜6克，附子4克，水煎，每日1剂，分2次温服。（中医验方）

消除口臭

◎甘草、细辛各60克，研细，每次3克，每晚睡前用料酒送服。（中医验方）

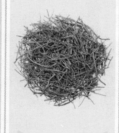

◎生甘草、白蒺藜各100克，浸泡于75%乙醇300毫升内7日，过滤，搽洗患处，每日2～3次。（中医验方）

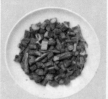

缓解皮疹

◉ 养生药膳

【配方】甘草6克，莲藕500克。

【制作】❶ 莲藕洗净，切丝，用纱布绞取汁液；甘草洗净。❷ 砂锅内放入甘草，加200毫升水，煎煮25分钟，去渣取汁。❸ 取一大碗，倒入莲藕汁与甘草液，混合均匀即成。

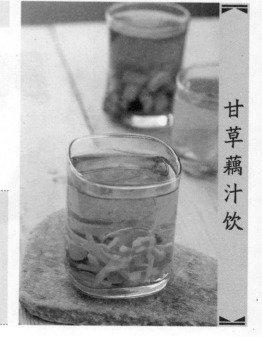

甘草藕汁饮

【功效】

◎甘草能益气补中，莲藕能生津凉血，二者合用，有补血通气之功。这道饮品适合体质虚弱、免疫力低下的人饮用。对患有各种慢性迁延性疾病（如慢性肝炎、慢性前列腺炎、慢性咽炎、便秘等）、身体消耗较大的人尤其有益。

黄精

● 黄精为百合科植物黄精、囊丝黄精或热河黄精的根茎，又名玉竹黄精、鹿竹、野生姜等。古代医家认为它是「服食要药」，因「得坤土之精粹」而名「黄精」。

性味归经

味甘，性平。归脾、肺、肾经。

本草语录

「太阳之草，名曰黄精，饵之可长生。」——《华博物志》

「安五脏六腑，补五劳七伤，除风湿，壮元阳，健脾肾，润心肺。」——《本草蒙筌》

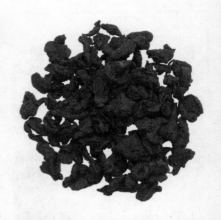

主要功效

◎中医认为，黄精滋肾润肺，补脾益气，能够使五脏调良，肌肉充盛，骨髓坚强，体力增倍，从而增强机体的抗病能力。

◎现代研究表明，黄精含有多种微量元素，其所含氨基酸种类多达11种，对人体有很好的补益作用，能增强人体代谢功能，抵抗细胞老化。黄精提取液对伤寒杆菌、金黄色葡萄球菌、抗酸杆菌等致病菌有较好的抑制作用，能有效提高人体免疫力；黄精多糖对腺病毒、疱疹病毒均有一定的抑制作用。

◎黄精主要适用于因免疫力低下而引起的如下病症及表现：常年咳嗽；胸闷气短、乏力；食欲不振、面色蜡黄；口干、舌红少苔；腰膝酸软；须发早白，面容早衰。

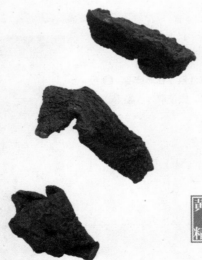

其他功效

1.保护心血管。黄精能降低血脂和血压，预防相关疾病；还能提高心肌收缩力，改善心肌循环，预防心肌梗死。

2.保护肝脏。黄精有明显的抗肝损害和升高血清白蛋白的作用，还能抑制乙肝病毒的复制。

3.降低血糖和抗结核。黄精在临床上可用于糖尿病和肺结核的辅助治疗。

4.抗病原微生物。黄精对伤寒杆菌、金黄色葡萄球菌、抗酸杆菌有抑制作用。

5.补肾、抗衰老。黄精能补益肾精，对延缓衰老、缓解头晕、腰膝酸软、须发早白等早衰症状有一定的功效。

◎ 注意事项

脾胃虚弱、咳嗽痰多者不宜使用。

◎ |选购要点| 药用以块大、色黄、断面透明、质润泽、习称"冰糖渣"者为佳。

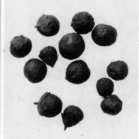

◎黄精1 000克，蔓荆子500克，共研细为散。每次6克，空腹以粥饮调下，中、晚饭后，用温水再调服。（中医验方）

除黑眼圈

佐治体癣、皮癣

◎黄精适量，捣碎，以乙醇浸1~2日，蒸馏去乙醇，加水3倍，沉淀，取滤液，蒸去其余乙醇，浓缩至稀糊状，直接涂于患处，每日2次。（中医验方）

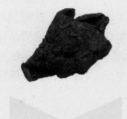

调理脾胃虚弱，体倦乏力

◎黄精、枸杞子各等份，捣碎做饼，晒干研细，炼蜜调药成丸，如梧桐子大。每服50丸，开水送下。（《本草纲目》）

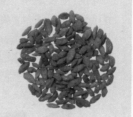

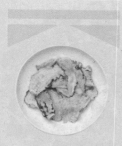

佐治声嘶气促、自汗，舌短面青、淋漓

◎将黄精、当归、山茱萸各15克，生黄芪、红豆各30克放锅中，加水煎煮2次，分次过滤去渣。每日一剂，分2~3次服用。（中医验方）

◉ 养生药膳

【配方】黄精15克，茄子300克，料酒、姜片、葱段、盐、鸡精各适量。

【制作】❶ 黄精润透，切片；茄子洗净，切成4厘米长、2厘米宽的块。❷ 取一盆，放入茄子，加入盐、鸡精、料酒、姜片、葱段，腌30分钟，除去姜片、葱段。❸ 取一蒸盘，放入腌好的茄子，覆盖上黄精，上笼，大火蒸20分钟即成。

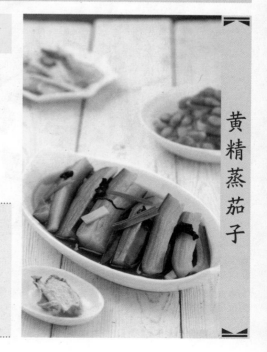

黄精蒸茄子

【功效】◎这道药膳可补中益气，清热凉血，有很好的滋补功效，同时还可增强机体的新陈代谢，提高人体对疾病的抵抗能力，延缓细胞衰老，美容养颜。此外，茄子含有多种微量元素，维生素P的含量尤其高。维生素P能增强人体细胞间的黏着力，增强毛细血管的弹性，防止心血管硬化和破裂。因此，这道药膳还能保护心血管，防止高血压和冠心病的发生。

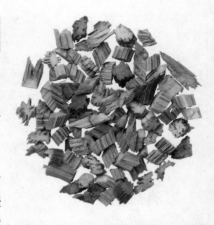

石斛

石斛为兰科多年生草本植物环草石斛、铁皮石斛、马鞭石斛、黄草石斛，又名黄草、林兰、千年润等。石斛是我国古代文献中最早记载的兰科植物之一，几千年来，它一直和灵芝、人参、冬虫夏草等并列为上品中药。

性味归经

味甘，性微寒。归胃、肾经。

本草语录

「平胃气，长肌肉，逐皮肤邪热，腰膝疼冷，痹弱，定志除惊，轻身延年。」——《本草纲目》

「主治男子腰脚软弱……补肾积精，腰痛，养肾气，益力。」——《药性论》

主要功效

◎中医认为，石斛养阴清热，益胃生津，补内绝不足，五脏虚劳，长肌肉，强身体，还能祛除皮肤下的邪气和热毒，抵抗各种毒素的侵袭。

◎现代研究表明，石斛含石斛碱、石斛胺、石斛次胺、石斛星碱、石斛碱、黏液质、淀粉等成分，这些成分能增强人体的新陈代谢，延缓细胞老化，还具有消炎、抗病毒的功效，从而帮助人体抵御某些病毒的侵袭。

◎石斛主要适用于因免疫力低下而引起的如下病症及表现：身体虚弱，持续低烧；烦闷口渴；食欲不振，饭后反胃；视力减退，内障失明；体力不支，腰膝酸软。

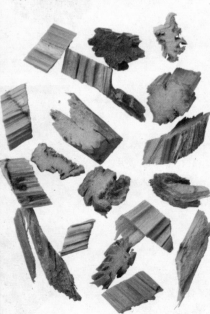

其他功效

1.保护胃脏。石斛煎液对胃液分泌有明显的促进作用，能使血液中胃泌素浓度升高，有益于慢性萎缩性胃炎的康复，还能改善消化不良、腹胀等症状。

2.退烧。石斛有解热的功效，能缓解各种原因引起的发热。

3.降压。石斛能降低人体血压，对高血压病有一定的控制作用。

4.强筋壮骨。石斛能滋养阴液，润滑关节，从而达到强筋健骨、滑利关节、增强抗风湿能力的作用。

5.护肝利胆。石斛的抗氧化功能可起到保肝护肝、清热利胆的作用，对控制肝胆疾病有独特的功效。

◎ 注意事项

1.本品性寒，有清润之性，故脾虚便溏、邪热尚盛及湿浊未去者当慎用。**2.**若服用剂量过大，可能会发生惊厥等中毒反应，故不可过量使用。

◎ |选购要点|石斛干品以身长、质柔软、色金黄、有光泽者为佳。

疗疾千金方

◎石斛、怀牛膝各15克，加水同煮10分钟，去渣取汁，加白砂糖频频饮用。（中医验方）

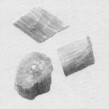

佐治夜盲症

◎石斛散：石斛、仙灵脾各30克，苍术（米泔水浸，切，焙）15克。上药共研细末，每用6克，以米汤调服，每日2次。（《圣济总录》）

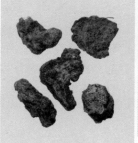

佐治口疮

佐治慢性胃炎

◎石斛12克，黄精、麦冬、糯稻根各9克，水煎，每日1剂，分2次服。（中医验方）

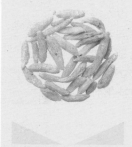

佐治阴虚咳嗽，痰中带血

◎石斛全草研为末，每次服9克，泡酒温服。（中医验方）

◎ 养生药膳

【配方】石斛、生地、熟地、天冬、麦冬、北沙参、女贞子、茵陈、生枇杷叶各9克，炒黄芩、炒枳实各4克，西瓜汁100毫升。

【制作】❶ 将以上11味药材洗净，装入纱布袋中，扎紧口。❷ 砂锅内放入药袋，加800毫升水，煎煮20分钟，滗出药汁，再加水800毫升，煎煮20分钟，去渣取汁，合并2次药汁。❸ 取一大碗，倒入药汁、西瓜汁，混匀即成。

【功效】◎石斛清胃养阴，止渴通便；生地清热凉血，益阴生津。这道饮品能够促进人体的新陈代谢，增强免疫机能，有助于减轻身体消瘦、口干舌燥、头晕无力、腰膝疼痛、小便频繁、便秘等症。

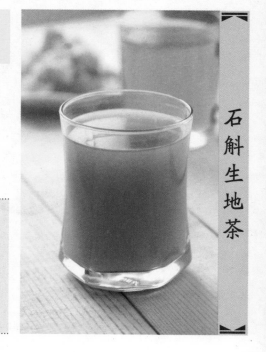

石斛生地茶

太子参

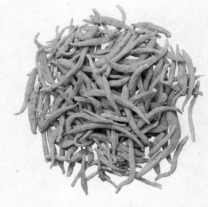

● 太子参为石竹科植物孩儿参的干燥块根，又名孩儿参、童参。太子参有很好的医疗和保健功效，古代医家认为「其力不下大参」。

性味归经

味甘，微苦，性平。归脾、肺经。

本草语录

「治小儿出虚汗为佳。」——《中国药用植物志》

「补肺阴，健脾胃，治肺虚。」——《江苏药材志》

主要功效

◎中医认为，太子参补气健脾，养胃阴，生津止渴，对脾肺两虚有很好的改善作用，能增强脾脏和肺脏的功能，克服因为体质虚弱而产生的疲劳感，使人体的适应能力得到提高。

◎现代研究表明，太子参的化学成分主要为太子参皂苷、糖类、磷脂、氨基酸及锰、铁、铜、锌等多种微量元素。它具有抗疲劳、抗应激的作用，能明显刺激淋巴细胞的增殖，激活机体网状内皮系统对病毒的吞噬能力，起到提高人体免疫力的作用；它还能延长细胞寿命，延缓机体衰老。此外，太子参皂苷A有特殊的抗病毒作用，能够预防某些病毒性炎症。

◎太子参主要适用于因免疫力低下而引起的如下病症及表现：脾气虚脱，食少倦怠；肺部气阴两虚，燥热咳嗽；失眠多梦；多汗；心悸、心慌；病后虚弱，口干舌燥。

其他功效

1.镇静安神。太子参水煎液有一定的安神作用，能缓解神经衰弱所致的多种病症。

2.促进消化。太子参能减轻消化不良症状，祛除积食，增进食欲。

3.益气生津。太子参补虚补气，对肺虚咳嗽、脾虚食少、心悸、消渴、精神疲乏有一定的作用。

4.在现代临床上还被用于充血性心力衰竭和糖尿病的辅助治疗。

太子参

◎ 注意事项

表实邪盛者不宜服用。

◎ **选购要点** 以条粗、肥润、色黄白、有粉性、无须根者为佳。

益肺气、养肺阴

◎猪瘦肉50克、雪梨1个分别切块；太子参、麦冬各10克洗净；甜杏仁10克用开水烫后去衣。将以上食材放锅内，加水，煮沸后改小火煮2小时，加盐调味。分2次食用，每周2～3次。（中医验方）

益气养阴

◎将太子参30克，玄参、麦冬、生地、女贞子各15克，石斛10克，花粉20克置锅内，用水煎煮。每日1剂。（中医验方）

佐治速过窦性心动

◎太子参30克，赤芍、麦冬各25克，川芎15克，丹皮、五味子各10克。上药加水煎服，每日1剂。（中医验方）

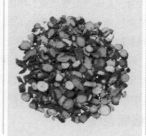

◎太子参9克，浮小麦15克，水煎服。（中医验方）

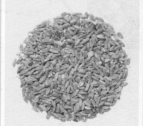

缓解体虚多汗

◎ 养生药膳

【配方】太子参15克，海蜇50克，油菜心100克，鸡汤、蒜末、姜丝、葱段、盐、植物油各适量。

【制作】❶ 太子参洗净，去杂质；海蜇洗净，切成细丝；油菜心洗净，切5厘米长的段。❷ 炒锅放植物油烧至六成热，加入蒜末、姜丝、葱段爆香，下入太子参、盐、鸡汤，煮25分钟，下入海蜇、油菜心，煮熟即成。

【功效】◎太子参生津止渴；海蜇富含蛋白质、脂肪、维生素B$_1$、维生素B$_2$和烟酸、钙、磷、铁、碘、胆碱等成分，能够补充人体所需的多种微量元素，增强体质，提高抗病能力。此外，海蜇中的某些成分还有良好的降压功效，能缓解高血压引起的眩晕等症状。

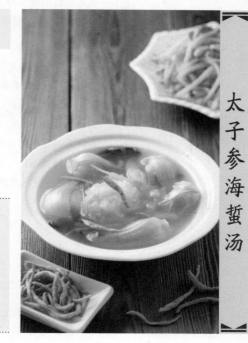

太子参海蜇汤

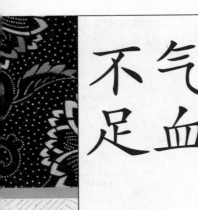

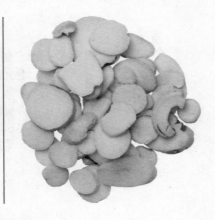

气血不足

什么是气血不足

气血不足就是中医常说的"气虚"和"血虚"。

中医认为，人体是由气、血、津液等基本物质构成的。气是人体内一种具有强大能量和活力的精微物质，它处于不断运动的状态中，能激发各个器官的功能，温养五脏六腑，抵御各种病菌的入侵，同时参与身体的新陈代谢。血则流动于经脉中，它向身体各个部位输送养分，调养经络和骨窍，同时也是精神活动的基础。

气和血相辅相成，相互滋生；气推动血的运动，血是气的载体，气虚则血少，血少则气虚。所以，中医临床上一般是气血同补。

病症表现

气虚：气不足且运动能力下降，不能较好地激发和温养五脏六腑，机体会出现畏寒、四肢冰冷、疲倦无力、心悸气短、发育迟缓等症状。

血虚：血不足且运动能力下降，不能较好地为身体补充各种营养，机体会出现面色萎黄、皮肤干燥、毛发枯萎、指甲干裂、手足麻木、失眠多梦、健忘心悸、精神恍惚等症状。

养生建议

一、可使用有补益气血之功效的中草药进行调养。值得注意的是，这类药有一定滋腻性，可能会妨碍脾胃的正常机能，使服食者出现脘腹胀满、食欲不振、便秘等情况，因此，最好同健脾消食药配合使用。

二、气血不足者在日常生活中宜多吃动物肝脏、动物全血、菠菜、海带、木耳、樱桃。

三、气血不足者在进行食补调理的同时，还应该多休息，保证充足的睡眠。平时可多参加体育锻炼，这样能加强气血运行，但运动量不宜太大，以传统的健身运动为佳，如太极拳、八段锦等。还可进行郊游、踏青，这样既能呼吸新鲜空气，又能活动筋骨。

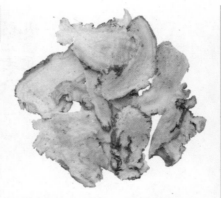

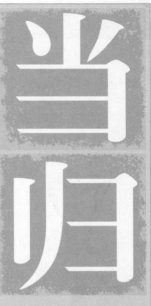

当归

当归为伞形科多年生草本植物当归的根，是最常用的补血药、妇科药、外科药之一。其根头能止血，主根能养血，支根能行血，全根用则可活血，故有『血家圣药』的美誉。

性味归经

味甘、辛，性温。归肝、心、脾经。

本草语录

「治头痛、心腹诸痛，润肠胃筋骨皮肤，治痈疽，排脓止痛，和血补血。」——《本草纲目》

「破恶血，养新血，及主癥癖。」——《日华子本草》

主要功效

◎中医认为，当归补血调经，活血散寒，是治血要药，同时还具有消肿止痛、润肠通便和生肌的功效。

◎现代研究表明，当归富含新当归内酯、棕榈酸、叶酸等成分，能够刺激造血多能干细胞和造血祖细胞的增殖、分化，促进血红蛋白及红细胞的生成，增强血液的输氧能力，并具有抗血小板凝集和抗血栓的作用，可以很好地缓解气血不足的症状。

◎当归主要适用于由血虚引起的如下病症及表现：皮肤干燥，头发脱落，指甲干裂；头晕目眩；心悸乏力；便秘腹痛；月经不调，痛经；精神恍惚，失眠。

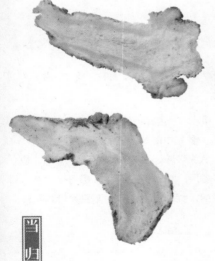

其他功效

1.保护心脏。当归的水提取液能增加心脏血液供应，降低心肌耗氧量，保护心肌细胞。

2.保护肝脏。当归多糖能抑制黄曲霉素B_1的致肝癌作用，帮助慢性肝炎患者预防肝癌。

3.镇静、镇痛。当归有镇静和镇痛的作用，能用来缓解烦躁失眠及头痛、关节痛等多种疼痛。

4.强壮身体。当归有强身的作用，能增强人体免疫力。

5.抗肿瘤。当归对某些肿瘤的生长有抑制作用，并能杀灭多种病菌。

6.抗动脉粥样硬化。当归中的阿魏酸能降低血中甘油三酯的含量，增强冠心病及脑动脉硬化患者纤维蛋白溶血酶活性，从而达到抗动脉粥样硬化的效果。

◎ 注意事项

1.湿盛中满，大便泄泻者忌服。2.通常补血用当归身，活血用当归尾，补血活血用全当归。

◎ | **选购要点** | 以油润、外皮棕黄或黄褐色、断面色黄白、主根粗壮、质坚实、香味浓郁者为佳。

疗疾千金方

◎当归60克、川芎30克，每用15克，加水七分、酒三分，煎取七成趁热服下，日服2次。（《本草纲目》）

缓解各种贫血

缓解妇女血虚不足

◎当归120克、地黄60克，共研细，炼蜜为丸，如梧桐子大。每服15丸，饭前米汤送下。（《本草纲目》）

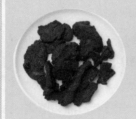

防止老人、儿童遗尿

◎当归60克，车前子30克，炙麻黄10克。上药加水500毫升煎至200毫升。每次用量：14岁以下者100毫升，14岁以上者200毫升，睡前小时服。7日为1疗程。（中医验方）

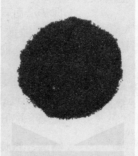

补气血，降血压

◎当归6克洗净，切成2厘米长的段；山楂10克去核，洗净切片；红枣5颗洗净，去核，切片。上三味放炖锅内，加白糖、250毫升水，置大火上烧沸，改用小火煮15分钟即成。（中医验方）

◎ 养生药膳

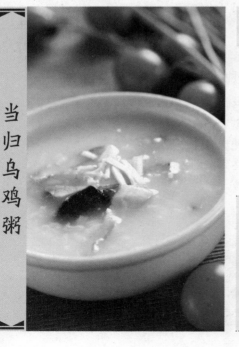

当归乌鸡粥

【配方】当归30克，大米200克，乌鸡1只，葱段、姜片、盐、味精、料酒各适量。

【制作】❶ 大米淘净，用冷水浸泡30分钟，捞出沥干；当归洗净；乌鸡处理干净，焯水。❷ 锅中倒入适量冷水，放入当归、乌鸡、葱段、姜片、料酒，大火烧沸后改用小火炖至鸡肉软烂，捞出乌鸡，取肉，撕成细条备用，拣出葱段、姜片。❸ 下入大米，大火烧沸后改用小火熬成粥，加入鸡肉丝、盐、味精搅匀即可。

【功效】◎《本草纲目》中提到乌鸡有"补虚劳羸弱，治消渴、中恶，益产妇，治妇人崩中带下虚损诸病，大人小儿下痢噤口"等功效，尤其对体虚血亏、肝肾不足、脾胃不健的人有很好的滋补功效。乌鸡可与补血止痛的当归合用，起到和血调经、补虚损、壮筋骨的作用，尤其适合血虚的女性食用。

【配方】当归10克，大米100克，猪蹄1只，葱花、姜片、酱油、盐、味精各适量。

【制作】❶ 猪蹄处理干净，顺骨缝切成小块；当归洗净；大米淘净。**❷** 砂锅内加水适量，放入猪蹄块、当归、姜片，大火烧沸，撇去浮沫，改用小火熬煮，猪蹄肉烂脱骨后连同姜片捞出，放入大米，大火烧沸，改用小火熬煮。**❸** 猪蹄去骨留肉，将肉切成小丁放入砂锅中继续熬煮至米烂粥稠，加入葱花、酱油、盐、味精调味即可。

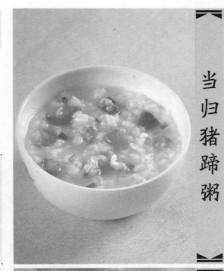

当归猪蹄粥

【功效】◎据《随息居饮食谱》所载，"猪蹄填肾精而健腰脚，滋胃液以滑皮肤，长肌肉可愈漏疡，助血脉能充乳汁，较肉尤补。"猪蹄对于经常四肢疲乏、腿部抽筋麻木、消化道出血、失血性休克及缺血性脑病患者有一定辅助疗效，它还有助于青少年生长发育和减缓中老年妇女骨质疏松的速度。猪蹄、当归同用能补血益气、通经活络、丰肌美肤。

【配方】当归、黄芪、党参各25克，核桃仁30克，羊肉500克，葱段、姜片、料酒、盐、味精各适量。

【制作】❶ 羊肉洗净，切块；当归、核桃仁、黄芪、党参装入纱布袋内，扎好口。**❷** 砂锅内加入羊肉、药袋、葱段、姜片、盐、料酒和适量清水，大火烧沸，改用小火炖至羊肉熟烂，加入味精，搅匀即成。

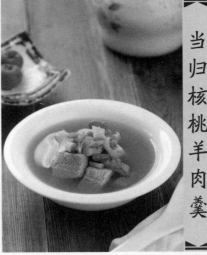

当归核桃羊肉羹

【功效】◎当归、羊肉都是中医常用的补血养血的药材；核桃有"抗氧化之王"的美誉，其所含有的精氨酸、油酸等物质对心血管有很好的保护作用。这道药膳适合身体虚弱、病后气血不足及患有各种贫血症的人食用。

【配方】枸杞子15克，桂圆肉10克，当归5克，陈皮3克，白菊花5克，羊蹄750克，料酒、姜片、盐各适量。

【制作】❶ 羊蹄处理干净，切块，焯后捞出；枸杞子、桂圆肉、当归、陈皮、白菊花分别洗净。**❷** 碗内放入羊蹄、枸杞子、桂圆肉、当归、陈皮、料酒、姜片，加适量水，盖上盖，放入沸水锅中，隔水炖2小时，至羊蹄熟烂。**❸** 打开盖，去掉姜片、陈皮，放入白菊花、盐，煲5分钟即可。

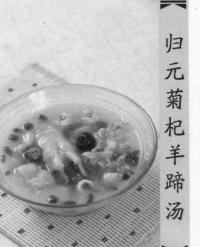

归元菊杞羊蹄汤

【功效】◎羊蹄富含胶原蛋白，有滋阴、补肝、强筋、益气之功效；枸杞子能补肾益精、养肝明目、补血安神；桂圆肉可以壮阳益气、补益心脾、养血安神；当归能补血、暖五脏；陈皮有行气健脾、燥湿化痰的作用；白菊花能养肝明目。此汤有滋阴补肾、养血益气、明目安神的功效。

归参炖母鸡

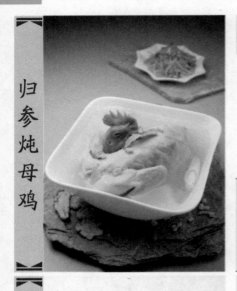

【配方】当归、党参各15克，白条母鸡1只，葱段、姜片、料酒、盐各适量。

【制作】❶ 母鸡洗净，将当归、党参放入鸡腹内。❷ 砂锅内放入母鸡，倒入适量清水，加入葱段、姜片、料酒、盐，大火煮沸，改用小火煨炖，直至鸡肉熟烂即成。

【功效】◎当归甘温补血；党参益气生津；母鸡富含多种对人体有益的营养元素。这道药膳有气血双补的功效，有助于滋养气血，恢复体力，使人身体健壮，尤其适宜精气血不足，身体虚弱者在冬季食用。此外，它对肝脾血虚所致的贫血也有很好的改善作用。

归参猪肝汤

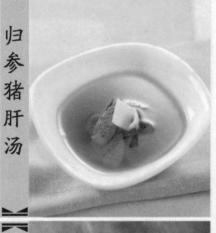

【配方】当归、党参各15克，酸枣仁10克，猪肝250克，盐、料酒、水淀粉、葱段、姜片、味精各适量。

【制作】❶ 猪肝洗净，去薄膜，切片，放入碗中，用盐、料酒、味精、水淀粉拌匀，腌制片刻。❷ 将酸枣仁捣碎，连同当归、党参一同放于砂锅内，加适量水，煎30分钟左右，去渣，留药汁。❸ 将猪肝片放入药汁内，大火煮至变色，放入葱段、姜片、料酒，用中火煮熟。❹ 加盐、味精调味即可。

【功效】◎当归补血活血，调经止痛，《日华子本草》述其"治一切风，一切血，补一切劳，破恶血，养新血及主症癖"；党参健脾补中、益气生血、宁心安神；猪肝补血养心、清肝明目；《本草汇言》记载酸枣仁"敛气安神，荣筋养髓，和胃运脾"。各料合而为汤，可补气养血、养心安神，适用于心血虚型失眠症，对伴有贫血者尤为适宜。

当归党参煲虾球

【配方】当归9克，党参10克，虾仁、菜胆各200克，粉丝50克，鸡汤500毫升，鸡蛋1个，干淀粉、酱油、胡椒粉、盐各适量。

【制作】❶ 党参、当归洗净，烘干，磨成粉；虾仁洗净，剁成泥；菜胆洗净，切成4厘米长的段。❷ 取一大盆放入虾仁泥、党参粉、当归粉、盐、酱油、干淀粉，磕入鸡蛋，搅拌均匀，制成丸子。❸ 砂锅内倒入鸡汤，粉丝，烧沸，放入虾球、菜胆、胡椒粉，煮熟即成。

【功效】◎党参补气；当归补血；虾富含蛋白质，对人体有很好的补益作用，虾中的某些成分还能够缓解因为气血不足而造成的精神恍惚、失眠等各种不适。这道药膳适合气血不足，精神不佳者食用。

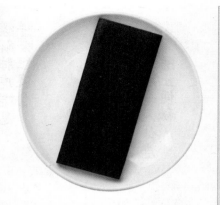

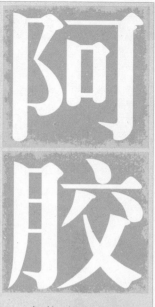

主要功效

◎中医认为，阿胶能补血止血，滋阴润燥，对虚劳贫血、肺痿咯血、胎产崩漏等症都有一定的效果。

◎现代研究表明，阿胶主要含有胶原、多种氨基酸及钙、硫等多种元素。它能促进体内红细胞和血红蛋白的生成，生血作用优于铁剂，并具有凝血、止血、促进血液循环的作用。

◎阿胶主要适用于血虚引起的如下病症及表现：面色无华；指甲淡白；须发焦枯，皮肤干燥；头晕目眩，肢体麻木；大便干燥，小便不利；气短多汗，疲倦乏力。

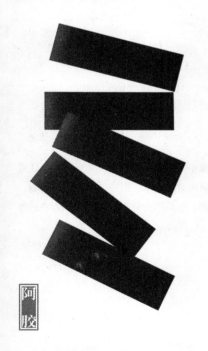

阿胶

其他功效

1.阿胶能提高机体细胞抗氧化、抗疲劳、抗辐射损伤的能力。

2.防癌抗癌。阿胶能提高肿瘤患者淋巴细胞的转化率，抑制肿瘤生长，还能缓解其他抗癌药物和化疗药物的毒性。

3.调节人体钙含量。阿胶有助于维持人体内的钙平衡，促进钙吸收，治疗因缺钙引起的抽筋等症状。

4.养胎安胎。阿胶水煎液能缓解妊娠期胎动不安的症状，还能预防习惯性流产。

5.美容养颜。阿胶含有丰富的蛋白质降解成分，能够滋润皮肤，使面色红润，肌肤细嫩、有光泽、弹性好，而且有一定的祛斑效果。

阿胶

●阿胶为马科动物驴的皮经漂泡去毛后煎煮、浓缩熬制而成的固体胶块，又名驴皮胶、傅致胶、盆覆胶，用蛤粉炒成珠者则称阿胶珠，是我国传统的补血中药之一。

性味归经

味甘，性平。归肺、肝、肾经。

本草语录

「主心腹内崩……女子下血，安胎。」——《神农本草经》

「和血滋阴，除风润燥，化痰清肺，利小便，调大肠。」——《本草纲目》

◎ **注意事项**

1.阿胶性黏腻，有碍消化，胃弱、消化不良、痰湿呕吐、泄泻者忌服。2.黄明胶为牛皮熬制而成，功效似阿胶，但偏于止血。

◉ |**选购要点**|以色乌黑、光亮透明、轻拍则断裂、无腥臭气味者为佳。

疗疾千金方

佐治咳嗽日久不愈

◎阿胶饮：阿胶（炙）30克，人参60克，共研末，每用8克，用豉汤加葱白同煎，在咳嗽发作时温服。（《圣济总录》）

缓解老人体虚、防止便秘

◎胶蜜汤：阿胶（炒）6克，连根葱白3片，蜜2匙。先煎葱白，去葱白，加阿胶、蜜，食前服。（《仁斋直指方》）

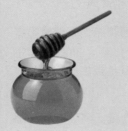

缓解肺虚喘息，呼吸短促

◎将阿胶切小，炒过，加紫苏、乌梅肉（焙、研）各等份，水煎服。（《本草纲目》）

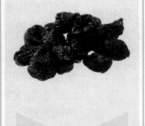

养血行气

◎将胡萝卜、猪瘦肉洗净，切块，姜切片，葱切段，一同放入炖锅，加10克阿胶、盐、500毫升水，置大火上烧沸，再用小火煮45分钟即成。佐餐食用，每日2次，每次吃肉25克，胡萝卜和汤随意吃。（中医验方）

◉ 养生药膳

阿胶羊腰粥

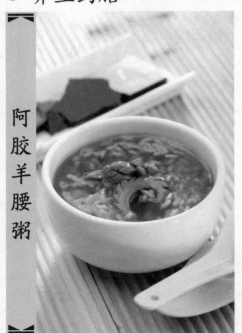

【配方】阿胶10克，羊腰1个，大米100克，料酒、白砂糖各适量。

【制作】❶ 阿胶放入笼蒸中蒸化，取出备用；羊腰洗净，切成腰花；大米淘净。❷ 炖锅内放入大米、阿胶、羊腰花、料酒，加1 200毫升水，大火烧沸，改用小火炖煮35分钟，加入白砂糖即成。

【功效】◎阿胶滋肾补血，羊腰补肾助阳、生精益脑。这道药膳可以补养气血，缓解因气血不足而引起的腰膝酸痛、精神不振、气喘胸闷、面色萎黄、毛发枯萎等症，还能提高小儿智力，有助于治疗老人尿频、遗尿、睾丸肿痛等病症。

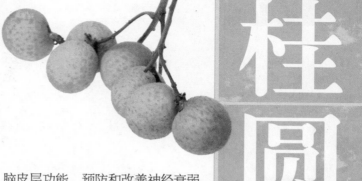

桂圆肉

◎ 桂圆肉为无患子科常绿乔木龙眼的假种皮，又名龙目、圆眼、蜜脾、亚荔智、元肉、龙眼肉等。桂圆肉大补，自古便有『食品以荔枝为贵，资益则龙眼为良』的说法。

性味归经

味甘，性温。归心、脾经。

本草语录

『安志厌食，久服强魂，聪明。』——《神农本草经》

『养血安神，长智敛汗，解蛊毒，去五脏邪气，开胃益脾。』——《滇南本草》

主要功效

◎ 中医认为，桂圆肉有补益心脾、养血安神、温润五脏的功效，能够大补阴血，缓解心经血少，神思疲倦，肝血不足，肝脏亏虚等症。

◎ 现代研究表明，桂圆肉含有丰富的葡萄糖、蔗糖、酒石酸、腺嘌呤、胆碱、蛋白质及多种维生素，具有增加冠状动脉血流量，加快血液循环的功能。

◎ 桂圆肉主要适用于因气血不足而引起的如下病症及表现：心悸、心烦；失眠健忘；身体虚弱、体力不支；月经不调、痛经；面色萎黄等症状。

其他功效

1. 预防神经衰弱。桂圆肉中的某些成分能营养神经和脑组织，调整大脑皮层功能，预防和改善神经衰弱的症状。

2. 促进生长发育，抗应激，抗衰老。桂圆肉中某些活性成分的抗衰老作用已得到实验证实。

3. 产后调养。桂圆肉含有丰富的铁及维生素B_2，可以减轻子宫收缩及宫体下垂感，产后妇女宜常吃。

4. 预防子宫癌。桂圆肉对子宫肿瘤细胞有一定抑制作用，更年期是各类肿瘤的高发阶段，更年期妇女适宜常吃桂圆。

5. 抑制病菌。桂圆肉水煎液对奥杜盎小芽孢癣菌和痢疾杆菌均有抑制作用。

6. 在现代临床医学上，桂圆肉常被用于心律失常和血小板减少性紫癜等疾病的辅助治疗。

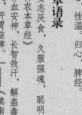

桂圆肉

◎ 注意事项

湿阻中满或有停饮、痰、火者忌服。

◎ **选购要点** 以片大、肉厚、色棕黄、半透明、质润、甜味浓郁者为佳。

疗疾千金方

◎桂圆肉30克，加白砂糖3克，隔水炖服。（中医验方）

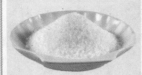

减轻与气血不足相关的疲倦乏力、少气自汗、面色苍白或姜黄

缓解腹痛

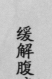

◎带壳桂圆焙干研末，每次服10克，用米酒送下。（中医验方）

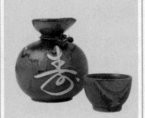

佐治斑秃

◎桂圆肉400克，放入锅内干蒸30分钟取出，置阳光下晒2小时，第二天按上法再蒸再晒，如此重复5次，然后加适量水和蜂蜜，用文火炖熟后适量服用。（中医验方）

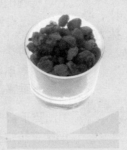

缓解小儿腹泻

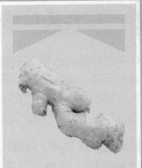

◎桂圆15颗，生姜3片。上药水煎，服桂圆喝汤。（中医验方）

◉ 养生药膳

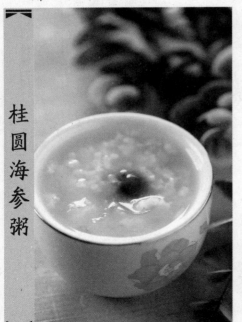

桂圆海参粥

【配方】桂圆肉20克，海参30克，大米100克，冰糖末适量。

【制作】❶ 大米淘净；海参洗净，切薄片；桂圆肉去杂质。❷ 砂锅内放入大米，加适量清水，倒入海参、桂圆肉、冰糖末，煮熟成粥即可。

【功效】◎这道药膳有助于补养气血、安神静心，改善筋骨过劳、肝脏空虚、肝血不足的症状。此外，海参所含有的硫酸软骨素能促进机体的生长发育，因此，这道药膳也适宜处于生长发育期的青少年食用。

【配方】桂圆肉20克，枸杞子10克，白条童子鸡1只，葱段、姜片、盐、味精各适量。

【制作】❶ 童子鸡洗净，切块，焯水后捞出；桂圆肉、枸杞子分别洗净。❷ 砂锅中放入鸡块、葱段、姜片，加适量水，大火烧开。❸ 放入桂圆肉、枸杞子，改小火炖至鸡肉熟烂，撒盐、味精，搅匀即可。

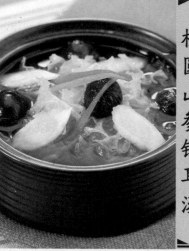

桂圆枸杞童子鸡汤

◎桂圆的果肉中富含碳水化合物、粗纤维、维生素C等，同时，还含有钙、磷等微量元素，有补血安神、补养心脾的功效；枸杞子性平味甘，食之可滋补肝肾、益精养血、明目消翳。桂圆肉、枸杞子搭配鸡肉煲成汤，滋补效果好，营养也更易吸收，可气血双补、补虚养身，尤其适合寒性体质者食用。【功效】

【配方】桂圆肉10克，山参2克，水发银耳50克，冰糖适量。

【制作】❶ 山参用清水浸泡10分钟，捞出切片；银耳洗净，去蒂，撕小朵。❷ 锅中倒入适量清水，下入银耳，烧沸后续煮3分钟，捞出银耳，沥干。❸ 瓦罐中加入适量清水，下入山参、银耳、桂圆肉，加入冰糖，大火煮沸，改小火炖2小时即可。

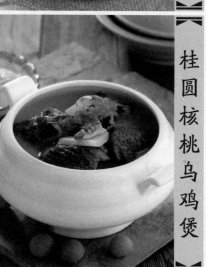

桂圆山参银耳汤

◎经常熬夜会消耗大量的阴精，出现气阴两亏、虚火上炎、神疲乏力、腰膝酸软、头晕耳鸣、潮热盗汗、健忘失眠、遗精、眼圈发暗等症。山参具有大补元气的作用，而银耳、桂圆肉可滋养阴津，解乏去火，益气养血。此汤对于经常熬夜者易出现的各种症状有一定的改善作用。【功效】

【配方】桂圆肉20克，核桃仁15克，白条乌鸡1只，棒子骨汤3000毫升，料酒、盐、味精、姜块、葱段、胡椒粉、鸡油各适量。

【制作】❶ 桂圆肉去杂质；乌鸡洗净，剁成5厘米见方的块；姜块拍松。❷ 高压锅内放入桂圆肉、核桃仁、乌鸡块、料酒、盐、味精、姜、葱段、胡椒粉、鸡油，注入棒子骨汤，大火烧沸，盖上压阀，10分钟后关火，放凉，倒入煲内，大火烧沸即成。

桂圆核桃乌鸡煲

◎这道药膳大补气血，有益心脾，能有效改善因气血不足引起的身体虚弱、精神不佳及心悸等症状，有利于脑力工作者缓解心理压力，恢复体力，改善视力，补养大脑。此外，它还可滋润皮肤，调理气血。【功效】

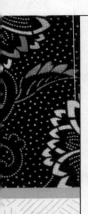

头晕体虚

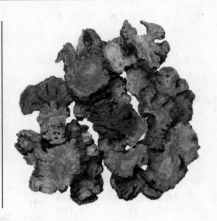

● 什么是体虚头晕

头晕又称为眩晕，是一种主观的感觉异常，也是临床常见的病症之一。

头晕产生的原因有很多，如发热性疾病、高血压、脑动脉硬化、颅脑外伤综合征、神经疾病等，都有可能引发头晕。体虚头晕是指在没有明显病症的情况下，因身体虚弱而引发的头晕，这也是最常见的头晕原因之一。中医认为，身体虚弱者肝肾不足、气血亏虚、肝阳上亢，体内失去平衡，"风火上扰，痰浊中阻"，使得大脑得不到及时补养，因此，产生眩晕感。

● 病症表现

头晕、眼花、头重脚轻，感觉自身晃动或景物旋转，视觉模糊，有时甚至会暂时失去知觉，突然坐下或站起时尤为明显。此外还常常伴有恶心、呕吐、心慌、烦躁、耳鸣、失眠等症状。

● 养生建议

一、除体虚外，还有许多疾病也能引起头晕。因此，频繁出现该症状者，应先到医院进行检查，明确病因。

二、体虚头晕者可使用补养肝肾、气血，平抑肝阳，祛除风火和痰浊的中草药进行调养。

三、适宜体虚头晕者常吃的食物有红糖、猪瘦肉、鸡蛋、鸭蛋、新鲜蔬果、姜汤等。

四、体虚头晕者应放松心情，保证睡眠充足，避免进行剧烈运动。

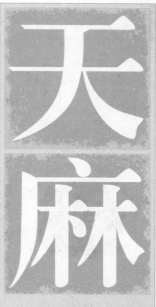

天麻

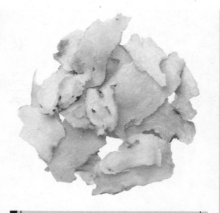

主要功效

◎中医认为，天麻有息风止痉、平抑肝阳、祛风通络的功效，能有效缓解由肝肾不足、气血亏虚、肝阳上亢、风火上扰引起的头痛眩晕症。

◎现代研究表明，天麻含有天麻素等多种化学成分。天麻素和天麻注射液对三叉神经、血管神经有调节和镇定作用，对眩晕综合征有良好的疗效，临床总有效率达80%以上。

◎天麻主要适用于如下病症及表现：头晕、头痛；小儿脾虚惊风；老人关节屈伸不利、风湿疼痛；肢体麻木、痉挛抽搐。

天麻

其他功效

1.降低血压，保护心脏。天麻制剂能用于高血压的控制，还可增加外周及冠状动脉血流量，对心脏有保护作用。

2.抗惊厥。天麻对面神经抽搐、肢体麻木、半身不遂、癫痫等症有一定的控制作用。

3.保护和提高视力。天麻能增强人体视觉神经的分辨能力，使视力维持在较高的水平。目前，天麻已被研制成多种高空作业人员和飞行人员的视力保养品。

4.增强智力。天麻对人的大脑神经系统有明显的保护和调节作用，能提高大脑的工作效率，延缓其衰老进程。日本用天麻注射液辅助治疗老年痴呆症，在临床上取得了良好的效果。

● 天麻为兰科多年生寄生草本植物天麻的干燥块茎，又名冬麻、赤箭、水洋芋。天麻是佐治头晕要药，古代医家有『眼黑头旋……非天麻不能治』的说法。

本草语录

性味归经

味甘，性平。归肝经。

『治风虚眩晕头痛。』——《珍珠囊》

『益气长阴，助阳强筋。』——《本草纲目》

◎ 注意事项

本品性平，祛风而偏温燥，凡阴血虚少而虚风内生者不宜单用，应与养血药并用。

◉ **选购要点** 以肥厚体大、色黄白、质地坚实沉重、有鹦哥嘴、断面明亮、无空心者为佳。

疗疾千金方

◎天麻丸：天麻15克，川芎60克。上药共研为末，炼蜜为丸，如芡实大。每日饭后嚼1丸，茶酒任下。（《普济方》）

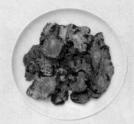

心悸缓解头晕、

佐治阳痿

◎取天麻末，蜜和为丸，如梧桐子大，日服10丸。亦可捣取汁，酒送服。（《黑帝要略方》）

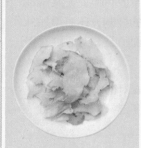

佐治风湿

◎天麻酒：天麻（切）、牛膝、杜仲、附子各60克。上药共研细末，用生绢袋盛后放3 000毫升酒内浸7日。每次温服1小盏。（《近时十便良方》）

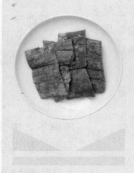

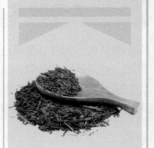

镇静、催眠、抗惊厥

◎将绿茶2克、天麻5克放入茶杯中，用开水冲泡，立即加盖，5分钟后即可饮用。（中医验方）

◎ 养生药膳

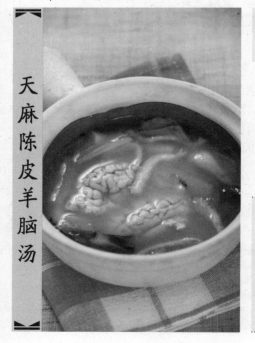

天麻陈皮羊脑汤

【配方】羊脑100克，油菜、鞭笋各30克，葱段、姜片、盐、天麻、陈皮、料酒、水淀粉、味精、胡椒粉、植物油各适量。

【制作】❶ 羊脑去筋膜，洗净；油菜洗净；鞭笋洗净，切段；陈皮用冷水浸泡至软。❷ 砂锅中倒入少许清水，放入天麻，小火煎煮片刻，取天麻汁备用。❸ 炒锅放植物油烧热，放入葱段、姜片爆香后，倒入适量清水，放入鞭笋烧沸。❹ 锅中加入羊脑、天麻汁、陈皮、料酒煮10分钟，放入油菜，加入盐、味精、胡椒粉搅匀，用水淀粉勾芡，即可出锅。

【功效】◎天麻适用于眩晕、头痛、四肢拘挛、麻木、神经衰弱、失眠、风湿疼痛等，被称为"治风之神药"，以治疗内风为主。陈皮可理气和中、燥湿化痰、利水通便。《随息居饮食谱》载，"羊脑治风寒入脑，头疼久不愈"。这道天麻陈皮羊脑汤集合诸物之功效，可活血通络、止痛祛风，尤其对内风引起的头痛有很好的改善作用。

【配方】天麻10克，胖头鱼头1个，植物油、姜片、料酒、盐各适量。

【制作】❶ 鱼头处理干净，劈成两半；天麻洗净，沥水。❷ 炒锅放植物油烧热，放入姜片爆香，倒入料酒，下鱼头略煎，盛出备用。❸ 砂锅中倒入适量清水，放入鱼头、天麻、姜片，用大火烧开，改小火。❹ 炖1小时左右，待鱼头熟后，撒盐搅匀即可。

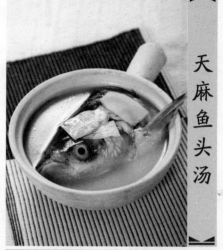

天麻鱼头汤

◎天麻具有息风止痉、平抑肝阳、祛风通络的功效。现代研究表明，天麻具有镇静、镇痛、抗惊厥的作用，它能增加脑血流量，降低脑血管阻力，轻度收缩脑血管，增加冠状血管流量；还能降低血压，减慢心率，对心肌缺血有保护作用。这道天麻鱼头汤可疏通脉络、息风止痉，改善神经衰弱、眩晕头痛等症。【功效】

【配方】天麻10克，百合20克，猪脑1个，姜块、葱丝、盐、料酒、猪油各适量。

【制作】❶ 猪脑去红筋，洗净；天麻切片；百合洗净；姜块拍松。❷ 砂锅内放入猪脑、天麻片、百合，加入料酒、姜、葱丝、盐、适量清水，大火烧沸，改用小火炖熬1小时，放少许猪油即成。

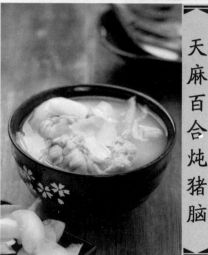

天麻百合炖猪脑

◎天麻息风止痉，平抑肝阳；百合滋养心阴，祛除心热；猪脑宁心安神，补益大脑。三者合用，能够改善劳累过度所致的身体虚损，适用于身体虚损引起的头晕眼花、咳嗽不止、精神萎靡，心悸耳鸣、失眠健忘等症。【功效】

【配方】天麻10克，何首乌15克，猪肝150克，菜花50克，鸡蛋1个，味精、料酒、葱段、姜丝、干淀粉、植物油、盐、胡椒粉、鸡汤各适量。

【制作】❶ 天麻、何首乌烘干，研成细粉；猪肝洗净，切片；菜花洗净，撕成大朵。❷ 取一大碗放入猪肝片，加入干淀粉、磕入鸡蛋，放少许姜丝、葱段，注入少许鸡汤拌匀。❸ 炒锅放植物油烧至六成热，放入剩余葱段、姜丝爆香，下入猪肝片、何首乌粉、天麻粉、盐、料酒略炒，下入菜花，剩下鸡汤炒熟，撒入味精、胡椒粉、盐，炒匀即成。

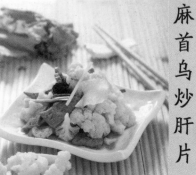

天麻首乌炒肝片

◎天麻息风止痉，平抑肝阳；何首乌补养气血，益精固肾；猪肝滋养肝脏，提高视力。这道药膳对肝肾和气血均有补益作用，有助于治疗肝肾不足、气血亏虚所致的头晕、眼花等症。此外，它还能安神宁神，对身体虚弱所致的心悸神慌、失眠健忘等症也有很好的改善作用。【功效】

女贞子

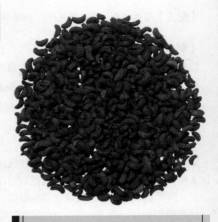

主要功效

◎中医认为，女贞子有补益肝肾、安心定神、和气上荣、乌须明目的功效，能用来缓解身体虚弱，以及风火上扰所致的头晕。

◎现代研究表明，女贞子的主要成分为齐墩果酸、葡萄糖、棕榈酸等，能够缓解肝肾不足引起的头晕、眼花等症。对缓解顽固性失眠、神经衰弱、高血压、贫血等症引起的头晕也有一定的效果。

◎女贞子主要适用于如下病症及表现：头晕目眩；视力减退；腰膝酸软；须发早白；肝火旺盛，心烦意乱。

其他功效

1.抑制变态反应。女贞子的水煎液能明显对抗各种过敏症状。

2.提高机体免疫能力。女贞子能明显提高血清溶血素抗体活性，所含的齐墩果酸和女贞子多糖是调节机体免疫功能的两种活性成分，能明显促进淋巴细胞的增殖。

3.消炎杀菌。女贞子能激活垂体—肾上腺皮质系统，抑制前列腺素E的合成和释放，从而起到消炎的作用。

4.保护肝脏。女贞子所含的齐墩果酸可降低血清丙氨酸氨基转移酶（ALT）及肝内甘油三酯的蓄积，促进肝细胞再生，防止肝硬化。

5.改善造血系统。齐墩果酸可升高人体内因化疗或放疗而减少的白细胞，可用来作为放、化疗后的调养品。

● 女贞子为木犀科植物女贞的干燥成熟果实，又名女贞、冬青子、熟女贞、酒女贞等，能够「补中，安脏，养精神，除百病……」。

性味归经

味甘、苦，性凉。归肝、肾经。

本草语录

「女贞实，固入血海益血，而和气以上荣。」——《本草述》

「黑发黑须，强筋强力……多服补血祛风。」——《本草蒙筌》

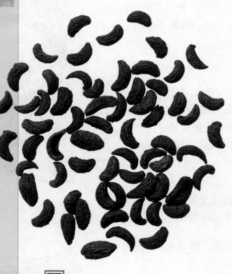

女贞子

◎ 注意事项

脾胃虚寒泄泻或脾虚便溏者忌服。

◎ |**选购要点** |以粒大、饱满、色蓝黑、质坚实、无杂质者为佳；粒小色黄者次之。

滋肾养血，祛斑

◎将女贞子、何首乌各12克，熟地、生地各15克，旱莲草、白芍、当归各10克，阿胶、枸杞子各9克一同置锅内，用水煎煮。每日1剂，分2次服用。（中医验方）

佐治斑秃

◎女贞子500克，黑芝麻250克，熬膏。每次20毫升，温开水送服，每日2次。（中医验方）

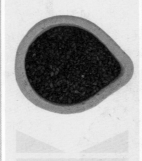

缓解神经衰弱

◎女贞子1 000克，以1 000毫升米酒浸之。每日酌量服。（中医验方）

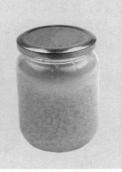

疗疾**千金方**

◎二至丸：女贞子（冬至日采，不拘多少，阴干，蜜酒拌蒸，过一夜，擦去皮，晒干为末，瓦瓶收贮），旱莲草（夏至日采，不拘多少）捣汁熬膏，与女贞子共合为丸。睡前及清晨各服1次，每次9克。（《医方集解》）

适用于肝肾不足、头晕眼花

◎ 养生药膳

【配方】女贞子10克，莴笋500克，料酒、盐、味精、姜片、葱段、香油各适量。

【制作】❶ 莴笋洗净，去皮，切3厘米见方的块；女贞子洗净，去杂质。❷ 炖锅内放入女贞子、莴笋块、料酒、姜片、葱段、倒入适量清水，大火烧沸，改用小火炖30分钟，加入盐、味精、香油拌匀即成。

【功效】

◎女贞子镇静安神，利尿强心；莴笋开通疏利，调理风火和痰浊。这道药膳适用于阴虚内热引起的头晕目眩、腰膝酸软等症，还有祛除痰浊、清肺理气、祛除烦闷、改善睡眠质量的功效。

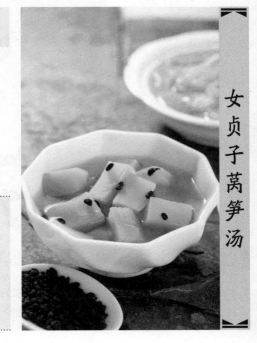

女贞子莴笋汤

川芎

● 川芎为伞形科多年生草本植物川芎的根茎，又名香果、芎劳等。它具有活血功效，但又长于行气，因而有「血中气药」的美誉。

性味归经

味辛，性温。归肝、胆、心包经。

本草语录

「主中风入脑头痛，寒痹，筋挛缓急，金疮，妇人血闭无子。」——《神农本草经》

「芎劳，上行头目，下调经水，中开郁结。」——《本草汇言》

主要功效

◎中医认为，川芎活血行气，祛风止痛，能有效缓解诸风上攻引起的头晕、头痛等症。

◎现代研究表明，川芎富含挥发油，油中有川芎内酯、藁本内酯等物质，并含有大量生物碱和阿魏酸，有镇静作用，能够缓解体虚头晕、痉挛等症。

◎川芎主要适用于如下病症及表现：体虚头晕；风寒、风热、风湿等各种头痛；胁肋疼痛；经闭、经痛、月经不调；胸口麻木、疼痛。

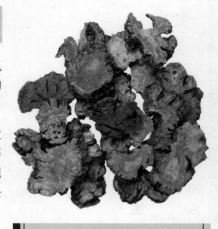

其他功效

1.抗血栓形成。川芎的有效成分阿魏酸能抑制血栓形成、减轻血栓干重和湿重。

2.保护心血管。川芎所含的川芎嗪能扩张微血管，增加血流量，有利于血管内皮细胞释放血管活性物质。

3.保护心脏。川芎嗪和阿魏酸还能较明显地扩张冠状动脉、增加心肌营养性血流量，从而使心肌供氧量增加，维持心肌供氧和耗氧的平衡。

4.抗氧化，清除自由基。川芎具有很强的抗氧化活性，对过氧化氢、超氧自由基、羟自由基、过氧化亚硝基都有很强的清除作用，能延缓机体衰老，预防癌症。

5.在现代临床医学上，川芎还被用于冠心病、三叉神经痛、坐骨神经痛、慢性肾炎、骨质增生等疾病的辅助治疗。

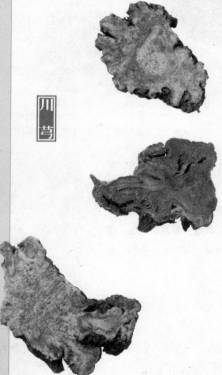

川芎

◎ 注意事项

1.本品温燥，阴虚火旺者慎用。2.孕妇忌用。3.妇女月经过多者慎用。

◎ | 选购要点 | 以质坚实、断面黄白色、形成层有明显环状、有特异清香气者为佳。

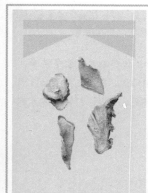

佐治不孕症

◎川芎、知母各6克，鸡血藤9克，甘草、当归各3克，益母草15克，红枣3枚。将诸药共水煎，每日1剂，分3次温服。（中医验方）

缓解牙痛

◎川芎30克，鸡血藤45克，百里香30克。将诸药共研末，装瓶密封。取药末适量，每日多次抹搽于痛处。（中医验方）

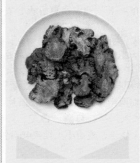

调理痛经、闭经、月经不调

◎川芎9克，鸡蛋2个，加水同煮，蛋熟去壳，再煮片刻，吃蛋喝汤。（中医验方）

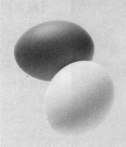

疗疾千金方

◎川芎30克，远志、淫羊藿、当归各25克，鸡血藤50克，苍术20克。将诸药研末，装瓶密封。用时每次取10克药末，冲糖开水内服，每日3次。（中医验方）

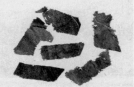

缓解体虚眩晕

◎ 养生药膳

【配方】川芎、当归、人参、茯苓、白术、白芍、桂枝各5克，小米50克。

【制作】❶ 将前7味药材洗净；小米淘净。❷ 锅内放入7味药材，加适量清水，小火煎煮25分钟，去渣取汁。❸ 砂锅内放入小米、药汁，倒入适量清水，大火烧沸，改用小火煮30分钟即成。

【功效】◎川芎祛风止痛，活血行气。当归补养气血，滋润肠胃。这道药膳除了辅助治疗身体虚弱、诸火上攻引起的头晕外，还能减轻气血不足、肠胃功能不佳的症状，适合经常腹泻的人食用，对各种消化道溃疡也有一定的作用。

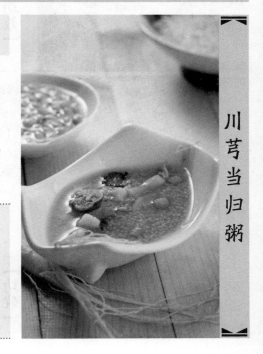

川芎当归粥

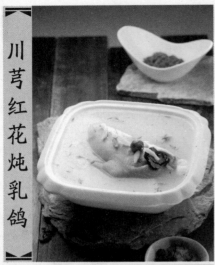

川芎红花炖乳鸽

【配方】川芎、天冬、麦冬各10克，红花6克，红枣10颗，白条乳鸽1只，鸡汤600毫升，料酒、姜片、葱段、盐各适量。

【制作】❶ 川芎洗净，切片；红花洗净；天冬切片；麦冬洗净，去心；红枣去核；乳鸽洗净，放入沸水中焯透，捞出，抹上盐、料酒。❷ 炖锅内放入乳鸽、川芎、天冬、麦冬、红花、红枣，注入鸡汤，大火烧沸，改用小火炖45分钟即成。

【功效】◎川芎行气祛风，红花祛除瘀血，乳鸽温补肝肾。这道药膳可改善因肝肾不足、气血不畅或风火上扰而引起的头晕现象，还能补养气血、平息肝火、安神养心。

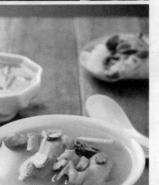

川芎丹参炖鹧鸪

【配方】川芎、丹参各6克，白芷10克，白条鹧鸪4只，火腿50克，水发口蘑30克，葱段、姜片、蒜片、盐各适量。

【制作】❶ 川芎、丹参、白芷分别润透，切片；鹧鸪洗净；口蘑洗净，去蒂，切两半；火腿洗净，切薄片。❷ 炖锅内放入鹧鸪，加水400毫升，放入川芎、口蘑、白芷、丹参、火腿、姜片、葱段、蒜片、盐，大火烧沸，改用小火炖煮45分钟即成。

【功效】◎川芎有行气解郁、祛风燥湿、活血止痛、抑菌、调节免疫力等功效。丹参可活血祛瘀，排脓止痛，安神宁心，凉血消肿。鹧鸪肉含丰富的蛋白质、脂肪以及人体必需的18种氨基酸和锌、锶等微量元素，具有壮阳补肾、强身健体的功效。本道药膳可补益五脏，行气活血，祛风止痛，适于头痛眩晕、牙痛、三叉神经痛患者食用。

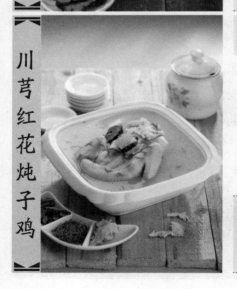

川芎红花炖子鸡

【配方】川芎、当归、红花各6克，白条子鸡1只，料酒、葱段、姜片、盐各适量。

【制作】❶ 川芎、当归切片；红花洗净。❷ 炖锅内放入子鸡，加入料酒、盐、葱段、姜片、当归、川芎、红花，倒适量水，大火烧沸，改用小火炖煮1小时即成。

【功效】◎川芎具有活血行气、强筋壮骨、祛风止痛、提高免疫力等作用。当归可补血和血，调经止痛，润燥滑肠。红花可活血化瘀，通经止痛。以上三味与具有滋补作用的子鸡同炖，能活血化瘀，滋补气血，适合气血两虚型头痛、头晕患者食用。

主要功效

◎中医认为，菊花有疏散风热、平抑肝阳、清热解毒的功效，能有效缓解由风热、肝火引起的头晕症状。

◎现代研究表明，菊花富含挥发油，同时又含三萜类化合物和黄酮类化合物，对金黄色葡萄球菌、溶血性链球菌、痢疾杆菌、伤寒杆菌等均有抑制作用，能缓解因身体虚弱、风热侵袭而引发的头晕症。

◎菊花主要适用于如下病症及表现：头晕目眩；发烧头痛；肝火旺盛，眼睛肿痛、干涩、流泪。

其他功效

1.抗炎。菊花提取物能影响机体毛细血管的通透性，增加毛细血管抵

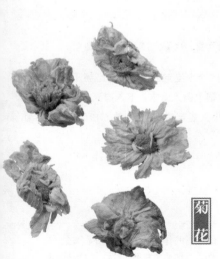

抗力，从而具有抗炎作用。

2.抗病毒。国外研究发现，菊花对流感病毒、单纯疱疹病毒、骨髓灰质炎病毒和麻疹病毒都有不同程度的抑制作用。

3.延缓衰老。菊花水提液能增强机体对自由基的清除作用，减轻超氧阴离子对生物膜的损伤，延缓衰老进程。

4.抗寄生虫。菊花的乙醇提取物及氯仿分离物能明显抑制红内期疟原虫的生长发育，其乙酸乙酯提取物还能抑制恶性疟原虫的生长。

5.预防动脉硬化。菊花含多种黄酮类化合物、三萜类化合物，可以增强毛细血管弹性，同时还能调整毛细血管的通透性，阻止脂类物质进入血管，预防动脉硬化。

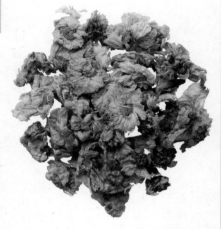

菊花

● 菊花为菊科多年生草本植物菊的头状花序，又名节华、金精、甘菊、真菊等，由于产地、花色、加工方法的不同，又分为白菊花、黄菊花、杭菊花、滁菊花等品种。

性味归经
味甘、苦，性微寒。归肺、肝经。

本草语录
「主诸风头眩，肿痛，目欲脱，泪出，皮肤死肌。」——《神农本草经》

「能治热头风旋倒地，脑骨疼痛，身上诸风令消散。」——《药性论》

◎ 注意事项

凡阳虚或头痛而恶寒者，均忌用。

选购要点 以花朵完整，颜色鲜艳，气味清香，无杂质者为佳。

疗疾千金方

◎绿茶、菊花、槐花各3克放入杯中，沸水冲泡，频频饮用，每日数次。（中医验方）

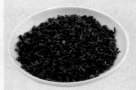

缓解眩晕

缓解眼目昏花

◎甘菊花240克、红椒（去籽）180克共研为末，加鲜地黄汁和丸，如梧桐子大。每服50丸，临睡时以茶送下。（《本草纲目》）

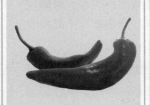

佐治湿疹

◎野菊花全草250克切碎置砂锅中，加水2 000毫升，文火煎至800毫升，过滤，趁热熏洗患处15分钟，然后用洁净的陈石灰粉扑之，每日2次。（中医验方）

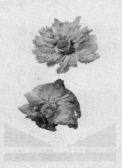

调理青春痘、粉刺

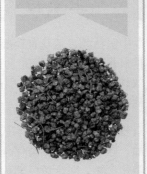

◎鲜菊花1 000克捣烂，或野菊花500克水煎液浓缩，敷面部，20分钟后洗净，每周2次。（中医验方）

◉ 养生药膳

菊花绿豆粥

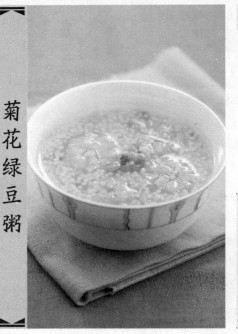

【配方】小米75克，绿豆50克，鲜菊花5朵，白砂糖适量。

【制作】❶ 绿豆淘净，冷水浸泡2小时，捞出沥干；小米淘净；鲜菊花洗净。❷ 砂锅中倒入清水，下入绿豆煮沸，加入小米、2朵鲜菊花，改用小火煮至烂熟。❸ 放入白砂糖、3朵菊花，调匀即可。

【功效】

◎菊花具有解热和降压的作用，它能增强毛细血管壁弹性，并能抑制毛细血管的通透性，起到抗炎作用。中医认为，菊花可养肝明目、清心、补肾、健脾和胃、润喉生津，适合头昏、目赤肿痛、嗓子疼痛、肝火旺盛、血压高的人食用。菊花配以清热解毒的绿豆、滋阴补虚的小米同煮，有清火气、养肝明目、润喉降压等功效。

【配方】白条乌鸡1只，白菊花50克，香油、料酒、葱段、姜块、胡椒粉、味精、盐各适量。

【制作】❶ 乌鸡洗净，焯后捞出；白菊花洗净，撕瓣。❷ 砂锅内加水适量，放入乌鸡、姜块、葱段、料酒。❸ 大火烧沸，改用小火煲3小时，放入菊花瓣。❹ 加盐、胡椒粉、味精、香油调味即可。

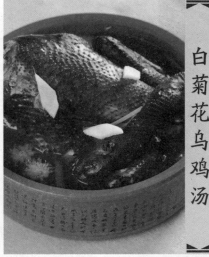

◎疏风清热，养肝明目，嫩肤美容。白菊花能散风热、清肝明目、解毒；乌鸡有滋补肝肾、益气补血、滋阴清热、调经活血的作用。此汤有理气活血、滋阴清热、清热解毒的功效，适用于头晕、目赤、虚劳骨蒸、消渴、滑泄、脾虚、皮肤粗糙、面容憔悴等症。【功效】

【白菊花乌鸡汤】

【配方】鲜菊花50克，水发香菇30克，墨鱼100克，鸡汤400毫升，姜丝、葱段、盐、植物油各适量。

【制作】❶ 鲜菊花洗净，去杂质；水发香菇去根蒂，切成两半；墨鱼洗净，切3厘米见方的块。❷ 炒锅放植物油烧至六成热，下入姜丝、葱段爆香，放入墨鱼块、香菇、鲜菊花、盐略炒，注入鸡汤，小火煲10分钟即成。

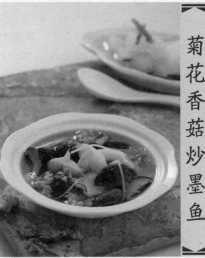

◎菊花疏风清热；香菇降压、降脂、降胆固醇；墨鱼补血养血。这道药膳可平抑肝阳、补益气血、祛除风火，从而使体虚头晕的症状得到改善，还有助于预防高血压、糖尿病、病毒性肝炎等多种疾病。【功效】

【菊花香菇炒墨鱼】

【配方】鲜菊花100克，猪瘦肉600克，蛋清、鸡汤、盐、白砂糖、料酒、胡椒粉、香油、姜丝、葱花、水淀粉、猪油、味精各适量。

【制作】❶ 猪瘦肉洗净，切成薄片；菊花洗净。❷ 取一碗，加入蛋清、盐、料酒、味精、胡椒粉、水淀粉拌匀，放入肉片拌匀。❸ 取一小碗，放盐、白砂糖、鸡汤、胡椒粉、味精、水淀粉、香油，拌匀成味汁。❹ 炒锅放猪油烧至五成热，投入肉片滑熟，捞出控油。❺ 原锅留底油烧热，放入姜丝、葱花爆香，倒入肉片、料酒、兑好的味汁，翻炒片刻，放入菊花，炒匀即成。

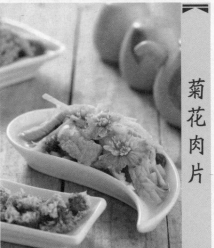

◎菊花有疏风、清热、明目、解毒之功效；猪肉能滋阴润燥。二者配以调味料共烹，味道清香而略带苦味，有较好的清风热、润燥火、平肝明目之功效。此膳适宜于秋季调养，有助于清除夏季余火，也可用于头昏头痛、眼花干涩等症，适宜初秋时节服食。【功效】

【菊花肉片】

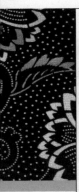

腰痛体虚

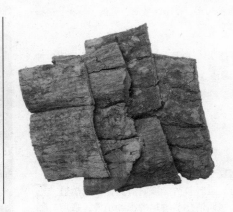

● 什么是体虚腰痛

腰痛是一种以腰部一侧或两侧疼痛为主要症状的常见病证，它的发病率很高，女性尤其容易罹患。在妇科门诊中，因腰痛就诊的患者在总的就诊人数中占有相当大的比例。

西医认为，腰痛是肾脏疾病、腰肌劳损、脊椎及脊髓疾病的症状表现。中医则认为，"腰为肾之府"，如果出现腰痛（非外伤所致）的症状，那通常就是由身体虚弱、肾元亏虚引起的，所以在治疗上应该以补益肾脏为重点。

此外，妇女在月经、产后等特殊时期体质较弱，抵抗力下降，容易气滞血瘀或受到寒湿、湿热的侵袭，进而产生腰痛，这也正是女性患腰痛的几率要大于男性的主要原因。

● 病症表现

因肾虚引起的腰痛：腰部疼痛、酸软，躺下或按揉时不适感减轻；四肢无力，稍微久站或爬楼便体力不支，畏寒喜暖。

因风湿侵袭、气滞血瘀引起的腰痛：腰部虚冷疼痛，躺下或按揉均不能减轻；热天或阴雨天时疼痛加剧；舌苔颜色异常。

● 养生建议

一、可使用补肾气，祛寒湿、湿热的中草药进行调养。

二、可尝试"退步走"，即后退着走路的锻炼方式。经常用这种方法进行锻炼，能够使腰部肌肉有节律地收缩和放松，促进腰部血液循环，提高腰部组织的新陈代谢，对腰痛有一定的缓解作用。

三、一些腰痛患者认为硬床垫能减轻疼痛，实际上，科学研究表明，硬度适中的床垫在减轻腰部疼痛感方面效果更明显。

四、女性穿上高跟鞋后，因骨盆的前倾增强，重力线通过骨盆后方，使腰部为支撑体重而负担加重，后伸增强，长此以往，腰背肌会因为过度收缩而出现疼痛。因此，女性腰痛患者不宜常穿高跟鞋。

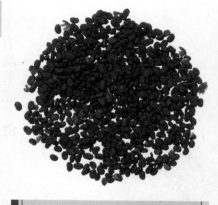

主要功效

◎中医认为，补骨脂补肾助阳，固精缩尿，暖脾止泻，纳气平喘，对因肾阳不足而引起的腰膝冷痛有良好的缓解效果。

◎现代研究表明，补骨脂的主要成分为挥发油、棉子糖及脂肪油等。它具有改善人体造血机能、促进血液循环及抑制多种病菌的作用，能有效缓解由身体虚弱、气滞血瘀引起的腰部疼痛，对细菌感染型妇科疾病引起的腰痛也有很好的缓解作用。

◎补骨脂主要适用于如下病症及表现：肾阳不足，气血瘀滞引起的腰膝冷痛；肾虚引起的体虚气喘；身体虚弱，感染病菌引起的腹泻；泌尿系统感染所致的尿频、尿急、尿痛、尿血。

其他功效

1.改善肤色。补骨脂乙素能扩张血管，改善局部组织营养，使皮肤色素增加。

2.增强免疫力，抗衰老。补骨脂能够明显提高二倍体细胞的增殖速度，并且对细胞衰老有延缓作用，还能提高机体腹腔巨噬细胞的吞噬功能，提高机体非特异性免疫的能力。

3.抗癌。实验证明，补骨脂素和异补骨脂素对机体肺泡上皮增生有明显抑制作用，而肺泡上皮细胞的重度异型增生可演变为肺泡上皮细胞早期癌变，因此可以认为补骨脂有减轻肺部癌变前病变演化的可能。

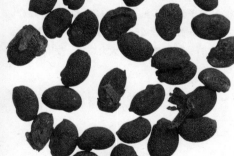

补骨脂

● 补骨脂为豆科一年生草本植物补骨脂的果实，又名胡韭子、黑故子、破故纸、胡故子等，古代医家认为它是「壮火益土之要药」。

性味归经

味辛、苦，性温。归肾、脾经。

本草语录

「治男子腰疼，膝冷囊湿，逐诸冷痹顽，止小便利，腹中冷。」——《药性论》

「主五劳七伤，风虚冷，骨髓伤败，肾冷精流。」——《开宝本草》

◎ 注意事项

阴虚有热、大便燥结者忌用。

◉ **选购要点** 以身干、颗粒饱满、色黑褐、纯净者为佳。

疗疾千金方

◎二神丸：补骨脂（炒）250克，肉豆蔻（生用）120克，共研为末，加枣肉泥做成丸，如梧桐子大。每次服50～70丸，空腹以米汤送下。（《本草纲目》）

佐治脾虚腹泻

缓解体虚疲劳

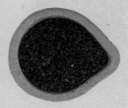

◎补骨脂480克，酒浸1夜后晒干，加黑芝麻150克炒至芝麻炸响，去芝麻，只取补骨脂研为末，以醋煮面糊制成丸，如梧桐子大。每次服20～30丸，空腹以温酒或盐汤送下。（《本草纲目》）

佐治扁平疣、斑秃、银屑病等

◎补骨脂300克，粉碎成粗粉，加适量75%乙醇浸渍，配成1 000毫升浸液，搅匀，擦洗患处，每日3次。（中医验方）

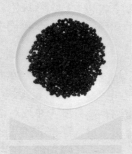

解毒化痰，散结，适用于肺癌

◎将补骨脂、菟丝子、龟板、黄芪、茯苓、巴戟天、威灵仙、金樱子各400克，生半夏、七叶一枝花300克，红参、田三七、穿山甲、浙贝、淫羊藿、射干各200克，生南星、天竹黄、海马、五味子、陈皮各100克共研成细末，加蜂蜜和成丸，每丸重10克。每日3次，每次1丸。（中医验方）

◉ 养生药膳

补骨脂韭菜子粥

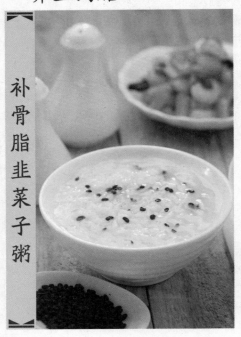

【配方】补骨脂15克，韭菜子20克，大米150克，白砂糖适量。

【制作】❶ 补骨脂、韭菜子分别洗净；大米淘净。❷ 砂锅内放入补骨脂、韭菜子，加400毫升水，煎煮25分钟，去渣取汁。❸ 砂锅洗净，放入大米，倒入药汁，加适量清水，大火烧沸，改用小火煮35分钟，加白砂糖调味即成。

【功效】◎补骨脂补肾壮阳，固精缩尿；韭菜被称为"蔬菜中的伟哥"，其种子有温补肝肾、引火归元的功效。因此，这道药膳可大补肾元，适用于身体虚弱、肾元亏虚所致的腰部疼痛、阳痿早泄、梦遗滑精、小便频数等症。

【配方】补骨脂15克，韭菜子20克，白条乌鸡1只，料酒、盐、味精、胡椒粉、姜片、葱段各适量。

【制作】乌鸡洗净，放入炖锅内，加入韭菜子、补骨脂、姜片、葱段、料酒，倒入适量水，大火烧沸，改用小火炖45分钟，加盐、味精、胡椒粉调味即成。

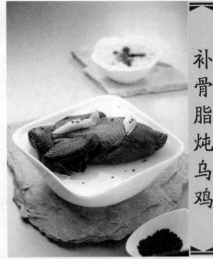

◎补骨脂补肾壮阳；乌鸡滋阴补血。这道药膳适合作为妇女的补养品，能够帮助妇女滋补身体，调理气血，辅助治疗在经期或产后因体质虚弱、气滞血瘀而引发的腰痛，改善因肾虚血亏而导致的精神萎靡、面色灰暗、头发脱落、性冷淡等症。【功效】

补骨脂炖乌鸡

【配方】补骨脂6克，水发牛蹄筋200克，水发玉兰片、水发香菇、油菜各30克，酱油、醋、料酒、花椒水、白砂糖、味精、姜片、葱段、水淀粉、植物油各适量。

【制作】❶ 补骨脂磨成粉；牛蹄筋洗净，切段，放入沸水中焯透，捞出；玉兰片洗净，切片；水发香菇洗净，切成两半；油菜洗净，切段。❷ 炒锅放植物油烧热，下入葱段、姜片爆香，倒入玉兰片、香菇、油菜、酱油煸炒，放入料酒、白砂糖、花椒水、味精、醋，放入牛蹄筋、补骨脂粉，加适量水，大火烧沸，用水淀粉勾芡，略炒即成。

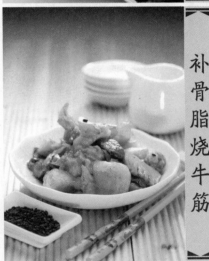

◎这道药膳有补肾助阳、强筋壮骨的功效，适用于肾亏血虚、阳气不足所致的腰部疼痛、阳痿早泄、梦遗滑精、小便频数等症，也可用来补益筋骨，增长力气，改善老年人易于出现的筋骨松脆、四肢无力等症。【功效】

补骨脂烧牛筋

【配方】补骨脂20克，乌龟1只，花生米100克，料酒、姜片、葱段、盐、鸡油各适量。

【制作】❶ 乌龟处理干净，龟肉切块，略焯；龟甲留用。❷ 砂锅内放入补骨脂、龟肉、龟甲、花生米，加入姜片、葱段、料酒、水，大火烧沸，改用小火煮1小时，加入盐、鸡油调味即成。

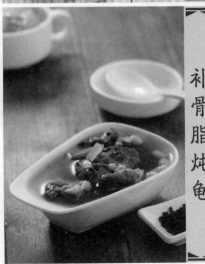

◎补骨脂能补肾壮骨，活血，《开宝本草》载其"主五劳七伤，风虚冷，骨髓伤败，肾冷精流及妇人血气堕胎"。乌龟可滋阴补血，益肾填精，止血，具有极高的滋补价值。花生米可温补脾肾而益气。三者结合烹饪，可增强补肾壮骨、强筋健髓、益气活血之功，适用于腰酸腿疼、关节疼痛、骨质疏松等症。【功效】

补骨脂炖龟

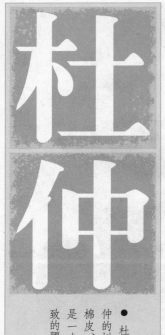

杜仲

● 杜仲为杜仲科落叶乔木杜仲的树皮,又名玉丝皮、丝棉皮、扯丝皮、丝连皮等,是一味专门调理肾气不足所致的腰膝冷痛的常用药。

性味归经

味甘,微辛,性温。归肝、肾经。

本草语录

【主】腰膝痛,补中益精气,坚筋骨,强志。——《本草纲目》

「治脚中酸疼痛,不欲践地。」——《名医别录》

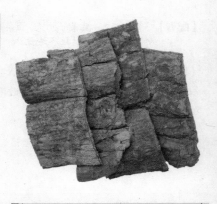

主要功效

◎中医认为,杜仲补养肝肾,强壮筋骨,适用于由肝肾不足、肾阳亏虚所致的腰膝冷痛。

◎现代研究表明,杜仲的主要有效成分为木脂素类及环烯醚萜类化合物。它的水煎剂具有安全且有效的麻醉作用,能够作为镇痛和镇静药,可用于缓解由体虚肾亏、气滞血瘀所引起的腰部疼痛。

◎杜仲主要适用于如下病症及表现:肝肾不足所致的腰部疼痛、酸软;头晕目眩,遗精尿频;肾虚所致的胎元不固,妊娠期腰痛漏红,胎动不安。

其他功效

1.减肥。日本科学家发现,连续服用杜仲茶一个月以上,可明显降低人体皮下及内脏周围的中性脂肪含量。

2.美容。杜仲可加速真皮细胞的主要成分——胶原蛋白的新陈代谢,恢复皮肤弹性,从而达到防止皮肤起皱的效果。

3.降压。杜仲所含的松脂醇二葡萄糖苷有明显而持久的降压作用,被认为是世界上质量最好的无副作用的天然降压药。

4.延缓衰老。杜仲水提取物对肝、心、血清中超氧阴离子的清除率达76.8%以上,能有效清除类似的体内垃圾,延缓机体衰老。

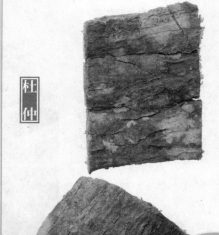

杜仲

◎ 注意事项

杜仲为温补之品,阴虚火旺者不宜用。

◎ |选购要点| 以皮厚、内表面色暗紫而光滑、折断时白丝多而不易断者为佳。其伪品丝棉木,内表面呈黄白色,有细纵纹,断面胶丝少。

疗疾千金方

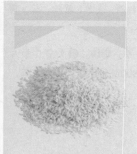

佐治各种产后常见病

◎杜仲去皮，置瓦上用火焙干，捣为末，煮枣肉调末为丸，如弹子大。每次服1丸，糯米汤送下。每日服2次。（《本草纲目》）

佐治牛皮癣

◎生杜仲、生百部各100克，樟脑粉10克。上药用60度以上的白酒400毫升密闭浸泡7日，每日摇动1~2次。早晚清水洗患处后涂搽。（中医验方）

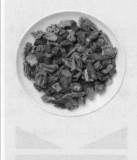

缓解坐骨神经痛

◎杜仲30克，猪腰（猪肾）1对，加水煎沸后再煮半小时，去杜仲，吃猪腰并喝汤。每日1剂，一般连用7~10剂。（中医验方）

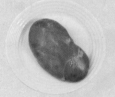

◎杜仲5克，核桃仁、补骨脂各12克。水煎服。（中医验方）

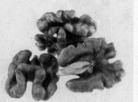

缓解肾虚腰痛

◎ 养生药膳

【配方】杜仲（盐炒）15克，白扁豆50克，猪瘦肉200克，料酒、葱段、姜片、盐、味精、胡椒粉、鸡油各适量。

【制作】❶ 白扁豆淘净；猪瘦肉洗净，切块。❷ 炖锅内放入杜仲、白扁豆、猪瘦肉、料酒、姜片、葱段、1 800毫升水，大火烧沸，改小火炖煮35分钟，放入盐、味精、胡椒粉、鸡油，搅匀即成。

【功效】◎杜仲有改善腰脊酸疼、足膝痿弱的功效，这道杜仲扁豆炖瘦肉有利于补肝肾，健脾，除湿，安胎。适用于肾虚腰痛、脾胃虚弱、呕逆、暑湿、先兆流产、胎动不安等症。

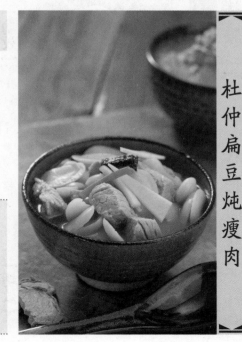

杜仲扁豆炖瘦肉

杜仲煮冬瓜

【配方】杜仲（盐炒）25克，冬瓜300克，料酒、姜片、葱段、盐、鸡精、鸡油各适量。

【制作】❶ 杜仲切丝；冬瓜去皮、瓤，洗净，切块。❷ 炖锅中放入杜仲、冬瓜、料酒、姜片、葱段，倒入1 800毫升清水，大火烧沸，改用小火煮35分钟，加入盐、鸡精、鸡油，搅匀即成。

【功效】◎杜仲滋补肝肾；冬瓜解暑清热。这道药膳有利于改善由肝肾不足、湿热侵袭引起的腰痛症状，还能利尿化痰，改善尿路不畅、小便不尽、风热痰多等症。此外，它还有辅助降血压的功效，适宜高血压患者食用，对慢性肾炎患者也有一定的帮助。

杜仲荷兰豆炒猪腰

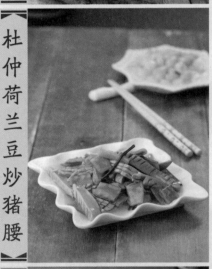

【配方】杜仲（盐炒）15克，猪腰300克，荷兰豆50克，料酒、姜片、葱段、盐、味精、植物油、水淀粉各适量。

【制作】❶ 杜仲去粗皮，切细丝；猪腰洗净，去腰臊，切成腰花；荷兰豆淘净。❷ 取一碗，放入水淀粉、猪腰，抓匀待用。❸ 炒锅放植物油烧热，加姜片、葱段爆香，下腰花炒至变色，放入料酒、荷兰豆、杜仲、盐、味精，炒匀即成。

【功效】◎这道药膳可补肝肾，安胎，适用于肝肾虚弱、视物不清、腰痛、先兆流产、胎动不安等症，适合孕妇及因肝肾失养所致的腰痛患者食用。

杜仲腰花

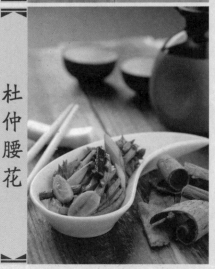

【配方】杜仲20克，猪腰250克，料酒、姜片、葱段、蒜片、盐、味精、酱油、醋、水淀粉、白砂糖、花椒粒、植物油各适量。

【制作】❶ 猪腰洗净，去腰臊，切成腰花。❷ 砂锅内放入杜仲、适量清水，大火烧沸，改小火煎20分钟，去渣取汁。❸ 取一小碗，倒入白砂糖、盐、味精、醋、酱油、水淀粉搅匀，做成调味汁。❹ 炒锅放植物油烧至六成热，放入花椒粒、姜片、葱段、蒜片爆香，倒入腰花、杜仲汁、料酒，迅速翻炒，淋入调味汁，稍炒即成。

【功效】◎这道药膳补益肝肾，强健筋骨，适用于肾虚引起的腰痛、步履不坚、阳痿、遗精、尿频、头晕目眩等症。此外，它还可调节血压，缓解高血压引发的各种症状，对辅助治疗老年耳鸣、耳聋也有一定的效果。

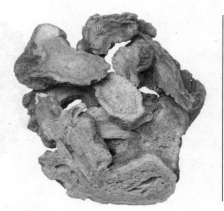

自汗 盗汗

● 什么是自汗盗汗

自汗是指在清醒状态下无故出汗，稍动则出汗更多的异常现象；盗汗是指在睡眠中出汗，醒后出汗停止的异常现象。

西医认为，自汗和盗汗一般与血钙偏低有关。血钙偏低使交感神经兴奋性增强，刺激汗腺张开，因而大量流汗。此外还可能与甲状腺功能亢进、结核病、糖尿病等全身性疾病有关。

中医认为，自汗是由肺气虚弱、卫阳不固、津液外泄所致；盗汗则是由阴虚内热所致，阴虚则阳亢，阴不能御阳，于是津液化为汗液流出体外。总之，二者都属于因阴阳失调，腠理不固而致汗液外泄失常的病症，所以在治疗上应以调理阴阳，补益肺气，巩固卫阳为主要手段。

● 病症表现

自汗：白天即使在没有高温、运动等诱因的情况下仍然大量流汗，而且伴有身体疲倦、体力不支、脸色灰暗、舌苔薄白等症状。

盗汗：在睡梦中大量流汗，醒后汗自停止，一般伴有手心、脚心发热，心情烦躁，口干多饮，舌红苔少等症状。

● 养生建议

一、中医认为，"汗为心液"，长期自汗、盗汗，会使心阴受到损耗，所以，应对这两种病症加以重视。可以使用一些有平衡阴阳、补虚养元、固本收涩及生津止渴之功效的中草药来进行调养。

二、自汗者适宜吃的食物有大米、山药、豆腐皮、芹菜、葱、木耳、鸡蛋、羊肉等。

三、盗汗者的被褥、床垫及睡衣应经常拆洗或晾晒，使之保持干燥，同时应讲究卫生，经常洗澡，以减少汗液对皮肤的刺激。

四、养成规律的生活习惯，注意劳逸结合，戒烟限酒。

五味子

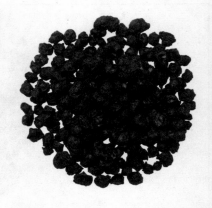

● 五味子为木兰科多年生落叶木质藤本植物五味子（北五味子）或华中五味子（南五味子）的成熟果实，又名会及、香苏、五梅子、红铃子等，是一味固精敛汗的常用药。

性味归经

味酸、甘，性温。归肺、心、肾经。

本草语录

「固精，敛汗。」——《本草通玄》

「生津止渴，治泻痢，补元气不足。」——《用药法象》

主要功效

◎中医认为，五味子有养肾敛肺，生津敛汗，宁心安神的功效，适用于肺气虚弱或阴虚内热所致的自汗、盗汗。

◎现代研究表明，五味子主要含有糖类、挥发油等化学成分。它对中枢神经尤其是交感神经有平衡作用，能改善其过度兴奋的状态，进而收缩汗腺，缓解自汗、盗汗的症状。

◎五味子主要适用于如下病症及表现：体虚多汗；肺肾两虚所致的久咳不止；遗精滑精；尿频；口渴难止。

其他功效

1.提高睡眠质量。五味子乙醇提取液有催眠作用，能减轻失眠的症状。

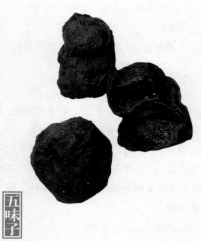

五味子

2.抑制胃溃疡。五味子的乙醇提取物和乙醚提取物能有效保护胃脏，缓解溃疡症状。所含的三萜酸和木脂素能显著抑制吲哚美辛等口服药物引起的胃黏膜损伤。

3.保护肝脏。五味子能促进肝脏的解毒过程，保护肝脏免受毒害，并能再生因滥用酒精、药物或因肝炎而受损的肝脏组织。

4.抗惊厥。五味子的乙醇提取液有抗中枢兴奋药引起的惊厥的作用。

5.提高智力。五味子中的某些成分能激活神经系统，促进反应能力、精神集中力和协调能力的提高，使精神振奋，思维清晰。

6.延缓衰老。五味子所含的木酚素能减缓机体的衰老过程，并能预防一些与老化相关的疾病，如心脏衰竭、阿兹海默症、帕金森氏症等。

◎ 注意事项

表邪未解及有实热者忌用。

◎ |选购要点| 以粒大、油性大、表面色暗红或紫红、肉厚、气味浓者为佳。

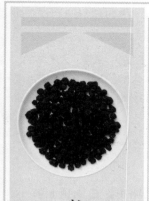

控制糖尿病

◎五味子9克，水煎服，每日1剂，分3次饭前服。（中医验方）

佐治慢性肝炎

◎五味子适量，研末内服。每次2克，每日2～3次。（中医验方）

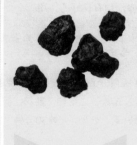

消除用药不当所致的便秘

◎五味子10～15克。开水冲泡20分钟，每服约200毫升，每日4～6次，10日为1个疗程，连用3个疗程。（中医验方）

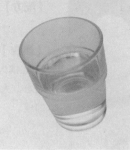

疗疾千金方

◎鲜五味子500克，研细为末，酒服1克，每日3次。忌猪肉、鱼肉、蒜、醋。（《本草纲目》）

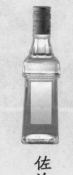

佐治阳痿

◎ 养生药膳

【配方】五味子9克，人参、核桃仁（连衣）各10克，白砂糖适量。

【制作】❶ 人参润透，切片；五味子、核桃仁分别洗净。❷ 炖锅内放入人参片、五味子、核桃仁，加150毫升清水，中火烧沸，改用小火炖煮35分钟，加入白砂糖，搅匀即可。

五味子人参核桃饮

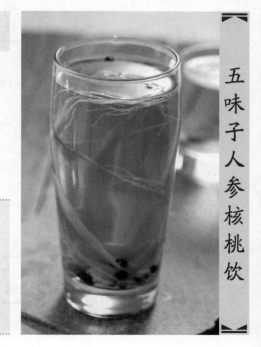

【功效】◎五味子具有收敛固涩、益气生津、补肾宁心的功效。人参具有大补元气、益气养血、补脾益肺、生津、安神等功效。此外，人参对中枢神经系统兴奋的作用，可改善人的精神状态。此道药饮可调节神经系统，减轻疲劳，对体虚所致的自汗盗汗有一定的缓解作用。

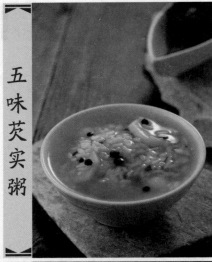

五味芡实粥

【配方】五味子10克，芡实、莲子各30克，山药20克，大米100克，白砂糖适量。

【制作】❶ 五味子、芡实分别洗净；莲子去心，洗净；大米淘净，山药去皮，洗净，磨成粉。❷ 锅内放入大米、五味子、芡实、莲子，加水适量，大火烧沸，改用小火煮30分钟，撒入山药粉、白砂糖，烧煮5分钟即成。

【功效】◎五味子养肾敛肺，宁心安神；芡实补中益气，补脾止泄。这道药膳有养肾、敛肺、补脾、益气等多种功效。对脾脏虚弱，失于运化，肾元不足，失于固摄或肺气虚弱，津液外泄所致的自汗、盗汗均有良好的作用。

党参五味炖乳鸽

【配方】五味子10克，党参20克，白条乳鸽1只，料酒、盐、味精、姜片、葱段、鸡油各适量。

【制作】❶ 五味子洗净，去杂质；党参润透，切段；乳鸽洗净。❷ 炖锅内放入五味子、党参、乳鸽、姜片、葱段、料酒，倒入适量清水，大火烧沸，改用小火炖30分钟，加入盐、味精、鸡油，搅匀即成。

【功效】◎党参、乳鸽都有温补元阳、扶正固本的功效；五味子能补益肺肾，收涩止汗。这道药膳可滋阴补肾，改善阴虚或阳虚症状，起到平衡阴阳、固肾收敛的作用，能用于佐治身体虚弱、阴阳失调所致的自汗、盗汗，还可用来作为强身健体、提高抗病能力的滋补品。

五味子红枣兔肉煲

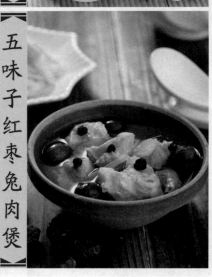

【配方】五味子10克，红枣8颗，白条兔1只，棒骨汤、料酒、姜块、葱段、盐、味精、胡椒粉各适量。

【制作】❶ 五味子洗净，去杂质；红枣去核，洗净；兔肉洗净，切块；姜块拍松。❷ 砂锅内放入五味子、红枣、兔肉、姜块、葱段、料酒、盐、味精、胡椒粉，倒入棒骨汤，大火烧沸，小火煮40分钟即成。

【功效】◎这道药膳有益气生津、补肾养心的功效，有助于改善肺气虚弱、卫阳不固、津液外泄所致的自汗和盗汗，还可补中益气，祛除体内寒湿，预防风湿病的发生。另外，兔肉素有"美容肉"之称，它含有种类丰富的蛋白质、无机盐和维生素，常吃能美容养颜。

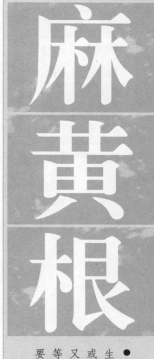

麻黄根

◎ 麻黄根为麻黄科多年生草本状小灌木草麻黄或中麻黄的根或根茎，又名龙沙根、卑相根等，是我国传统的止汗要药。

性味归经

味甘，性平。归心、肺经。

本草语录

「专于止汗。」——《本草正义》「敛汗固表。治阳虚自汗，阴虚盗汗。」——《四川中药志》

主要功效

◎ 中医认为，麻黄根敛肺、固表、补气，为临床止汗之专品。

◎ 现代研究表明，麻黄根的主要成分为麻黄根碱、阿魏酸组胺、麻黄宁、麻黄根素以及铜、锌等微量元素，它有收敛汗腺的作用，进而可改善自汗和盗汗的症状，对低热和烟碱所致的发汗也有抑制作用。

◎ 麻黄根主要适用于如下病症及表现：自汗、盗汗、脚汗；高血压；慢性咽喉炎；风热感冒。

其他功效

1. 调节血压。麻黄根对血压有双向调节的作用。其所含麻黄根素有升压的作用，所含麻黄根碱甲、麻黄根碱乙及阿魏酸组胺均有降压的功效。

2. 平喘。麻黄根对支气管痉挛有舒张作用，能改善哮喘症，而且能消除气道炎症，降低气道反应性。

3. 改善阴囊湿疮。麻黄根有祛风逐湿的功效，因此，临床上也被用来辅助治疗阴囊湿疮等疾病。

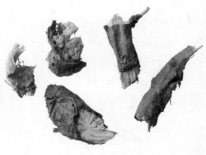

养生药膳

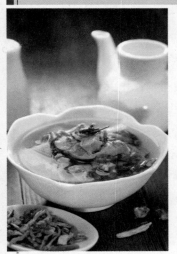

麻黄根猪肺汤

【配方】麻黄根10克，猪肺250克，姜块、盐各适量。

【制作】❶ 麻黄根洗净，装入纱布袋内，扎紧口；猪肺洗净，切片；姜块拍松。❷ 炖锅内放入猪肺、药袋、姜块，加适量清水，大火烧沸，改用小火炖30分钟，加盐调味即可。

【功效】中医有"以脏补脏"的说法，这道药膳有补养肺脏的功效，可补益肺气，固本收涩，缓解因肺虚而引起的自汗、盗汗、咳嗽等现象，还能降低血压，佐治汗脚，对肺脏相关疾病也有一定的辅助治疗功效。

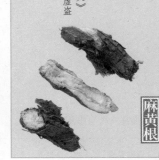

麻黄根

疗疾千金方

防止盗汗

◎ 麻黄根、牡蛎共研为末，扑于身上。又方：麻黄根、椒目各等份，共研为末。每次服3克，酒送下。（《本草纲目》）

缓解体虚自汗

◎ 麻黄根、黄芪各30克，加牡蛎（淘米水浸洗后煅过）一起制成散剂。每次服15克，以水2碗、小麦百粒煎服。（《本草纲目》）

◎ | **选购要点** | 以外皮红棕色、断面黄白色、质坚、干燥无杂质者为佳。

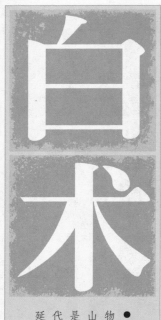

白术

● 白术为菊科多年生草本植物白术的根茎，又名天蓟、山蓟、山精、山姜等。白术是一味补益身体的良药，古代医家认为经常服食它能够延年益寿。

性味归经

味苦、甘，性温。归脾、胃经。

本草语录

「止汗。」——《神农本草经》

「作煎饵，久服轻身延年不饥。」——《新修本草》

主要功效

◎中医认为，白术补气健脾，燥湿利水，能够用来止汗、安胎。

◎现代研究表明，白术的主要成分为挥发油、苍术醇、苍术酮及一些维生素A类物质。它有收缩汗腺的作用，在现代临床医学上常被用于缓解由甲亢、结核病、糖尿病等全身性疾病引起的自汗、盗汗。

◎白术主要适用于如下病症及表现：体虚所致的自汗、盗汗；因脾胃虚弱而引起的倦怠少气、食欲不振、腹胀、腹泻；脾虚湿盛所致的痰多、身体浮肿等。

其他功效

1.调整肠道运动功能。白术在肠道受乙酰胆碱作用而处于兴奋状态

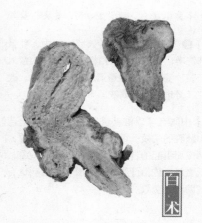

白术

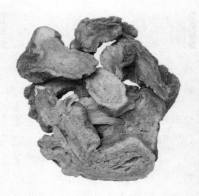

时可起到抑制兴奋的作用；在肠道受肾上腺素影响而处于抑制状态时又能起到兴奋作用，从而能够调整肠道运动，使肠道活动维持在正常水平。

2.增强造血功能。白术水煎液具有显著的促进红系造血祖细胞生成的作用。

3.增强机体免疫力。白术中的某些成分能增强网状内皮系统的吞噬功能，还能提高淋巴细胞转化率，增强细胞的免疫功能。

4.保护胃脏。白术的丙酮提取物有抑制溃疡作用，能有效防治胃溃疡。

5.降低血糖。白术浸膏有降低血糖的作用，能改善糖尿病。

6.保护肝脏。白术水煎液可防治四氯化碳所致的肝损伤，阻止肝糖原减少以及肝细胞变性坏死，促进肝细胞增长，从而起到保护肝脏的作用。

◎ 注意事项

阴虚烦渴、气滞胀闷者不宜用。

◉ **选购要点** 以个大、质坚实、断面黄白色、香气浓者为佳。

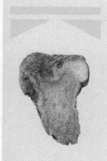

佐治妇女带下病

◎束带汤：白术30克，鸡冠花30克（鲜者90克）。水煎服。（《辨证录》）

适用于气虚体弱，不思饮食

◎术附汤：白术60克，附子一枚半（炮，去皮），炙甘草30克，共研细，每用9克，加姜5片、枣1枚，水煎服。（《近效方》）

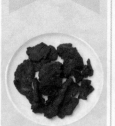

防止便秘

◎生白术60克，生地黄30克，升麻3克。上药水浸1小时后煎2次，每日1剂，早、晚各服1次。（中医验方）

疗疾**千金方**

佐治脾虚盗汗

◎取白术30克，分别以10克同牡蛎炒，同石斛炒，同麦麸炒。共研为末。每次服9克，米汤送下。每日服3次。（《本草纲目》）

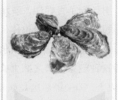

◎用白术末，每次服1茶匙，酒送下。（《本草纲目》）

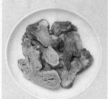

缓解自汗不止

◎ 养生药膳

【配方】防风、肉桂、麻黄各、紫巴戟（去心）各12克，白术、山茱萸、制附子、细辛（炒）、独活、秦艽、茵芋、山药、杏仁（炒）各9克，磁石50克，炮姜30克，薏米18克，生地15克，白酒1 000毫升。

【制作】❶ 将所有药材研成粗末，装入纱布袋中，扎紧口。❷ 取一玻璃瓶，放入药袋，倒入白酒，浸泡7天，去渣取汁即成。

【功效】◎白术补气健脾，降低血糖；防风发表散风，收敛止泻。这道药酒有助于减轻自汗、盗汗的现象，并调和气血，温补筋骨，通络经脉，祛除风湿，缓解各种原因引起的关节疼痛，还有利于抗击疲劳，降低血糖，预防糖尿病。

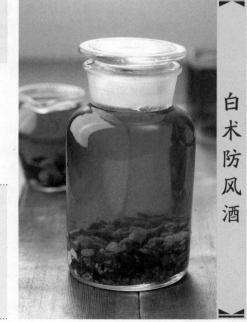

白术防风酒

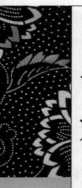

肾虚遗精

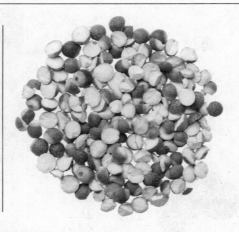

● 什么是肾虚遗精

遗精是指没有发生性行为而精液自行溢出的现象。一般将睡梦中发生的遗精称为"梦遗"，清醒状态时发生的遗精称为"滑精"。

男性到了青春期，睾丸不断产生精液，精液积聚在输精管内，当达到饱和状态时，便会通过遗精的方式排出体外，也就是人们常说的"精满自溢"。遗精是一种正常的生理现象，一般来说，一个健康的未婚男子，每个月会有1~2次梦遗，有时稍多，有时也会没有，婚后这种现象会随之减少或消失。但是，如果遗精频繁，每几天就发生一次或每月发生5次以上，即使婚后也是如此，那就算是一种病症。西医认为，这种频繁遗精的现象与前列腺炎、尿道炎、包茎或包皮过长、神经衰弱等病症有关。中医则认为，频繁遗精与肾虚、精关不固、湿热下注等病症有密切联系，同时还与劳心过度有关，因为劳心过度则"心不摄肾，以致失精"。

● 病症表现

遗精频繁，每月遗精次数超过5次，严重者在清醒状态下也会出现精液自行溢出的状况。遗精量少，清淡稀薄，遗精后有疲倦乏力、腰膝酸软、眼花头晕、舌苔干苦等症状。

● 养生建议

一、中医认为，肾虚是造成频繁遗精的首要原因，因此患者应注重补益肾阳，使用一些能滋阴补肾、固本敛精的药物进行调养。因劳心过度而频繁遗精的患者可适当服用一些安神养心的药物。

二、在生活中应避免食用辛、辣等刺激性的食物，戒除烟酒，节制房事。

三、睡觉时可采用侧卧屈膝的睡姿，穿宽松的睡裤，被褥不宜过于厚重。

四、加强体育锻炼，培养健康的情趣和爱好，消除杂念。

五、养成良好的卫生习惯，经常洗澡。

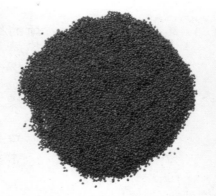

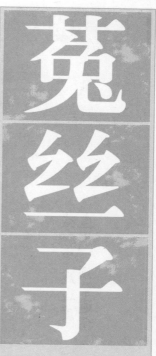

主要功效

◎中医认为，菟丝子有补肾固精、益精填髓、强壮筋骨的功效。能用来改善肾阳亏虚所致的频繁梦遗、滑精及阳痿早泄等症。

◎现代研究表明，菟丝子主要含有醇类、树脂及糖类等成分。其补肾固精，促性腺激素样的作用已经得到实验证实。

◎菟丝子主要适用于如下病症及表现：肾阳亏虚，精失摄固所致的频繁遗精、腰膝酸软、小便频数；多种原因所致的妇女白带异常；肝肾不足所致的眼睛昏花、耳鸣眩晕；脾虚所致的腹泻。

其他功效

1.保护心脏。菟丝子所含的黄酮类化合物可有效增加冠脉血流量，减

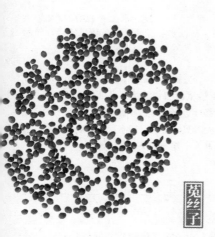

少冠脉阻力，使缺血心肌供血量增加，还能降低心肌耗氧，使心肌能量消耗下降。

2.调节内分泌系统。菟丝子黄酮有调节妇女卵巢内分泌功能的作用。

3.防治白内障。菟丝子黄酮能延缓白内障的发展，并对其有一定的辅助治疗作用。

4.提高免疫力。菟丝子中的多糖可增强机体免疫功能，提高机体抗疲劳、耐缺氧的能力，食之能增强体质。

5.缓解骨质流失。菟丝子含树脂样糖苷、胆甾醇、芸苔甾醇、谷甾醇、豆甾醇及三萜酸类、糖类，具有雌激素样作用，雌激素能刺激成骨细胞产生骨基质，还可抑制骨吸收，降低骨转换率，从而缓解骨质流失。

6.菟丝子在现代临床医学上还被用于习惯性流产、带状疱疹、白癜风、痤疮等疾病的辅助治疗。

●菟丝子为旋花科植物菟丝子的成熟种子，又名菟丝、吐丝子、黄藤子、豆寄生等。它被《本草正义》称为『养阴通络之上品』，经常食用能使人体力充沛，肥壮强健。

性味归经
味甘、辛，性平。归肝、肾、脾经。

本草语录
『主续断伤，补不足，益气力。』——《神农本草经》
『令人肥健，久服延年轻身。』——《医学入门》

◎ 注意事项

阴虚火旺、大便燥结、小便不利且尿黄者不宜用。

◎ |**选购要点**| 以粒饱满、质坚实、灰棕色或黄棕色者为佳。

疗疾千金方

◎茯菟丸：菟丝子150克，白茯苓90克，石莲肉60克，共研为末，加酒制成丸，如梧桐子大。每服30～90丸，空腹以盐汤送下。(《本草纲目》)

减轻思虑过度，心肾虚损，频繁遗精

佐治粉刺

◎菟丝子1000克，捣碎取汁，涂面，20分钟后洗净。每周2次。(中医验方)

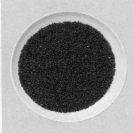

缓解心肾不足所致的精少血燥、口干烦热、头晕心慌

◎菟丝子、麦门冬各等份，研为末，炼蜜为丸，如梧桐子大，每服70丸，盐汤送下。(《本草纲目》)

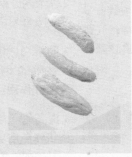

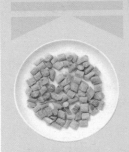

缓解腰膝疼痛或麻痹无力

◎菟丝子（洗过）30克，牛膝60克，酒泡后取出晾干，研为末，将原酒煮开，调药成丸，如梧桐子大。每服20～30丸，空腹以酒送下。(《本草纲目》)

◎ 养生药膳

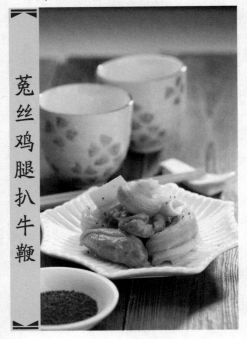

菟丝鸡腿扒牛鞭

【配方】菟丝子（盐炒）10克，熟鸡腿、水发牛鞭各150克，姜片、葱段、料酒、花椒水、酱油、白砂糖、味精、植物油、水淀粉各适量。

【制作】❶ 牛鞭切成两半，去掉中间白皮，洗净，切条；鸡腿切条；菟丝子磨成细粉。❷ 炒锅放植物油烧至六成热，加入姜片、葱段爆香，放入料酒、花椒水、酱油、白砂糖、味精，捞出葱段、姜片，倒入牛鞭、鸡块，放入菟丝子粉，加水，大火烧沸，撇去浮沫，改用小火煨30分钟，淋入水淀粉勾芡，翻匀即成。

【功效】◎这道药膳可补肝肾，能够理肾亏，健筋骨，有助于恢复并补充体力，对因肾阳不足、精关不固而引起的频繁遗精有良好的效果。此外，它还有助于缓解腰膝酸软、舌苔干枯、尿路不畅、眼花目暗等症状。

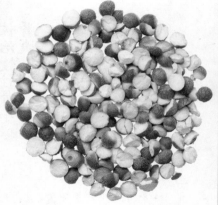

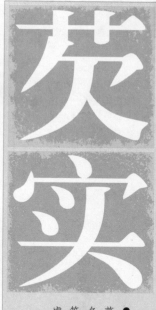

主要功效

◎中医认为，芡实有益肾固精、收敛镇静、健脾止泻、除湿止带的功效。它对缓解频繁遗精、妇女带下、小便不禁、腹泻等症均有作用。

◎现代研究表明，芡实含有丰富的蛋白质、脂肪、碳水化合物以及钙、磷、铁等营养元素。它的碳水化合物所占比例高达75.4%，而脂肪仅为0.2%，所以极易为人体所吸收，是滋养身体的佳品，尤其适合体虚肾亏、遗精尿频者食用。

◎芡实主要适用于如下病症及表现：由肾气不足，精关不固或者湿热下注引起的梦遗、滑精；由脾肾两虚所致的妇女白带异常；由脾虚湿盛引起的久泻不愈。

其他功效

1.美容养颜。芡实中含有大量的维生素A、B族维生素及维生素C，这三者均有美容养颜的功效。

2.增强食欲。芡实能开胃助气，促进消化，可缓解腹部胀满、食欲不振等症。

3.祛除风湿。芡实能发散体内风湿，对风湿所致的腰膝酸软和四肢麻木有一定的缓解作用。

4.养护前列腺。芡实对男性前列腺有养护作用，与熟地、金樱子、覆盆子、仙灵脾等药物配伍时，还能有效消除前列腺炎症。

5.益肾健体。芡实含淀粉、蛋白质、脂肪以及少量维生素等成分，可以提高肾功能，强身健体，维持精液的稳定性，抑制精液排出。

● 芡实为睡莲科一年生水生草本植物芡的成熟种仁，又名雁头、鸡头、卯菱、刺莲藕等，自古以来就被视为调理肾虚遗精的要药。

性味归经
味甘、涩，性平。归脾、肾经。

本草语录
「止渴益肾，治小便不禁，遗精白浊等。」——《本草纲目》
「味甘补脾，故能闭气，而使遗带小便不禁皆愈。」「味涩固肾，故能闭气……味涩固肾，故能利湿。」——《本草求真》

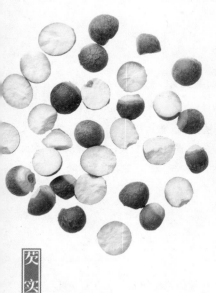

芡实

◎ 注意事项

1.大小便不利者不宜用。2.少数人对芡实过敏，食用后会出现皮肤瘙痒、唇肿、眼红等症状。

◉ 选购要点 以颗粒饱满、均匀、粉性足、断面色白、无碎末、无皮壳者为佳。

疗疾千金方

◎玉锁丹：芡实、莲花蕊、龙骨、乌梅肉（焙干）各30克。上药分别研末，用煮山药糊为丸，如芡实大小，每服1粒，空腹时温酒或盐汤送下。（《杨氏家藏方》）

佐治梦遗、滑精

缓解慢性菌痢、腹泻

◎山药250克，莲子、芡实各120克。上3味共研成细粉。每次取10克，加适量白砂糖，蒸熟或用开水冲服。每日1~2次，可长期服用。（中医验方）

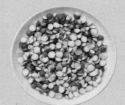

佐治慢性肾小球肾炎

◎芡实30克，白果10枚，糯米30克，煮粥食，每日1次，10日为1疗程，间歇服2~4疗程。（中医验方）

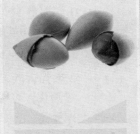

镇静、催眠

◎将芡实25克、合欢皮15克、甘草3克置锅内，加水1 000毫升，煮沸30分钟，去合欢皮和甘草渣，加入25克红糖，再煎至300毫升，加红茶即可。分3次温服，日服1剂。（中医验方）

◎ 养生药膳

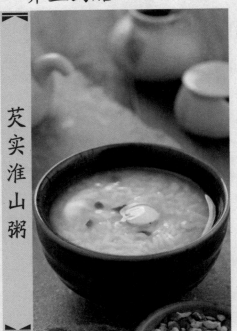

芡实淮山粥

【配方】芡实30克，淮山药50克，大米100克，胡椒粉、盐各适量。

【制作】❶ 芡实洗净，去杂质；淮山药去皮，切片，洗净；大米淘净。❷ 砂锅内放入大米、淮山药、芡实，加适量清水，大火烧沸，改用小火煮40分钟，撒入胡椒粉、盐，搅匀即成。

【功效】◎淮山药是我国传统的保健佳品，在过去一直是皇家贡品，它和芡实一样，在滋阴补肾方面有很好的功效。因此，这道药膳调补肾气，对减轻肾虚引起的遗精有明显效果。此外，它还可暖脾胃，止泄泻，增强机体免疫力，缓解因频繁遗精而导致的体虚疲倦、性欲冷淡等症。

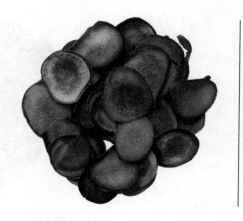

精血不足

什么是精血不足

精血不足是中医独有的一个概念。中医认为，精和血都是由人的饮食水谷转化而成的，二者来源相似，所以有"精血同源"的说法。

精和血是人体内最重要的能量物质，是人进行生命活动的基础，如果把人的生命活动比作一盏油灯的火焰，那精血就是灯里的油，油充裕则灯亮，油不足则灯暗。也就是说，人体精血充足时，生命力旺盛，精血不足时，生命力就会减弱。因此，精血的盈亏与人的体质好坏息息相关，并直接决定着人体的衰老速度。而由于肝主藏血，肾主生精，所以当肝肾亏虚时，身体就很容易会出现精血不足、生命力低下的症状。这也正是肝脏或肾脏疾病相对于其他疾病而言会给人体造成更大耗损的原因。

病症表现

精血不足者通常有如下表现：身体虚弱乏力、疲倦嗜睡、不思饮食、面色苍白或黯淡、头发脱落或干枯变黄、精神疲乏、健忘。此外，男子会伴有性功能衰退、精少不育等症，女子则表现为性欲低下、月经不调、不易受孕。

养生建议

一、肝肾不足与精血不足密切相关，所以应使用一些补益肝肾、滋养精血的中药来进行调养。

二、适合精血不足者吃的食物有牡蛎、核桃、枸杞子、狗肉、羊肉、黑芝麻、桂圆肉、韭菜等。

三、在调养期间应注意节制房事，不可过频。

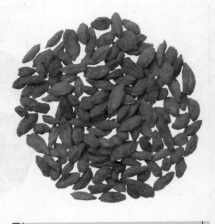

枸杞子

枸杞子为茄科植物枸杞的干燥成熟果实，又名杞子、天精、地仙、枸杞豆等，是一味重要的中药材，其药用价值备受历代医家的推崇。

性味归经

味甘，性平。归肝、肾经，兼入肺经。

本草语录

「补益精气，强盛阴道。」——《本草经集注》

「为肝肾真阴不足，劳乏内热补益之要药……故服食家为益精明目之上品。」——《本草经疏》

主要功效

◎中医认为，枸杞子补益肝肾，益精明目，对肝肾不足引起的精血亏虚有良好的改善作用。

◎现代研究表明，枸杞子的主要有效成分为枸杞多糖、多种氨基酸及维生素等。其中，枸杞多糖能够促进蛋白质的合成，恢复肝细胞功能，促进肝细胞再生，进而起到滋养肝脏、补充肝血的作用，改善肝肾不足引起的精血亏虚症。

◎枸杞子主要适用于如下病症及表现：肝肾不足，精血亏虚引起的腰膝酸软、阳痿早泄、遗精；肝肾阴虚引起的头晕目眩、眼睛干涩、视物模糊。

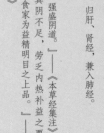

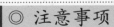

其他功效

1. 降压。枸杞子能降低血压，并减少血液中的胆固醇含量。

2. 提高免疫力。枸杞子的水提取物和枸杞多糖均有提高机体巨噬细胞吞噬功能的作用，能增强人体免疫力。

3. 保护眼睛。枸杞子对中心性视网膜炎、视神经萎缩等眼部疾病有预防和辅助治疗的作用。

4. 预防癌症。枸杞子的某些提取成分对乳腺癌细胞和宫颈癌细胞有明显的抑制作用。

5. 抵抗衰老。枸杞子可使机体血液中某些反映机体性能状态的客观指标向年轻化方向逆转，起到延缓衰老的作用。

◎ 注意事项

枸杞虽性质平和，但体内湿浊较重、大便溏泄及上火者不宜用。

◉ |选购要点| 以粒大、色红、肉厚、质柔润、粒少、味甜者为佳。同属植物的果实称为土枸杞，形略瘦小，无光泽，肉薄，子多。

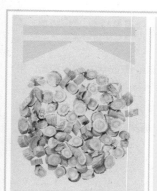

缓解妊娠呕吐

◎枸杞子、黄芩各50克。上2味置带盖瓷缸里，以沸水冲焗，待温时频频饮服，完后再以沸水焗。（中医验方）

佐治小儿顽固性遗尿

◎枸杞子15克，开水浸泡代茶饮，临睡前把枸杞子服下。（中医验方）

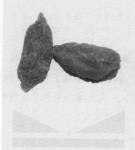

佐治慢性萎缩性胃炎

◎枸杞子10克，空腹嚼服，每日2次。（中医验方）

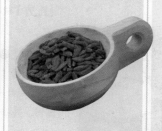

◎枸杞子、桂圆肉各100克，用井水1000毫升，入砂锅慢慢熬之，渐渐加水煮至枸杞子无味，去渣，再用慢火熬成膏，取出，瓷罐收贮。不拘时频服，每次5～10克，用温酒10～15毫升送下。（中医验方）

减轻面部黑斑、疱疹

◎ 养生药膳

【配方】枸杞子12克，猪腰1个，大米100克，盐适量。

【制作】❶ 枸杞子洗净；猪腰洗净，切成两半，去腰腺，切小丁；大米淘净。❷ 砂锅内放入大米、猪腰、枸杞子，加适量清水，大火烧沸，改小火煮45分钟即成。

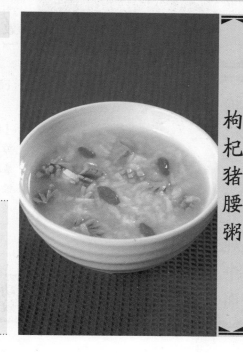

枸杞猪腰粥

【功效】◎枸杞子补益肝肾；猪腰滋阴补肾。二者合用有助于缓解肝肾不足所致的精血不足症，对精血不足引起的精神萎靡、疲倦乏力、食欲不振均有助疗作用。此外，目为肝窍，肝清则目明，因此这道药膳对眼睛也很有益处，常吃可保护视力。

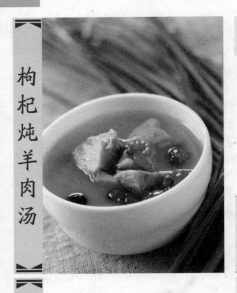

枸杞炖羊肉汤

【配方】枸杞子50克，羊大腿肉500克，桂圆肉25克，红枣2颗，姜片、料酒、盐各适量。

【制作】❶ 羊肉洗净，切块，放入开水中煮5分钟左右，捞起，用清水洗净，沥水；枸杞子、桂圆肉、红枣分别洗净。❷ 取一汤盆，放入羊肉、枸杞子、桂圆肉、红枣和姜片，加入适量凉开水和料酒，放入锅内，隔水炖4小时左右，加盐调味即成。

【功效】◎羊肉有补虚劳、祛寒冷、益肾气、助元阳、益精血的功效；枸杞子能补肾益精、养肝明目、补血安神；桂圆肉可以壮阳益气、补益心脾、养血安神；常食此汤有助于提高人体免疫功能，补精益血，延年益寿，消除疲劳。

枸杞鱼头汤

【配方】枸杞子15克，白芷10克，鱼头1个，料酒、姜片、葱段、盐、味精、胡椒粉、香油各适量。

【制作】❶ 鱼头洗净，去鳃，剁成块；白芷润透，切薄片；枸杞子洗净。❷ 炖锅内放入鱼头、白芷、枸杞子、姜片、葱段、料酒、2 800毫升水，大火烧沸，改用小火炖煮30分钟，加入盐、味精、胡椒粉、香油，搅匀即成。

【功效】◎枸杞子可补益肝肾，益精明目，促进消化。鱼头营养丰富，含有蛋白质、维生素A、维生素D和维生素K等营养元素，具有软化血管、降血脂以及健脑、延缓衰老等功效。本道药膳具有补肝肾、益精血、强筋健骨的作用，适用于虚羸、消渴、妇女血虚、骨折、骨质疏松等症。

枸杞子土豆炖牛肉

【配方】枸杞子20克，土豆400克，牛肉300克，料酒、盐、味精、姜块、葱段、胡椒粉各适量。

【制作】❶ 枸杞子洗净；土豆洗净，去皮，切块；牛肉洗净，略焯，切块；姜块拍松。❷ 炖锅内放入牛肉、土豆、枸杞子、姜块、葱段、料酒，加适量清水，大火烧沸，撇去浮沫，改小火炖煮55分钟，撒入盐、味精、胡椒粉，搅匀即成。

【功效】◎这道药膳有强壮身体、气血双补的功效，能使人肾阳充足，精血旺盛，体力充沛，精神振奋，还可提高视力，美容养颜，减轻精血不足所致的面色无华、头发脱落、皮肤粗糙等症。

【配方】枸杞子、山药各20克，龙虾500克，洋葱50克，料酒、白砂糖、酱油、姜片、葱段、盐、味精、植物油各适量。

【制作】❶ 枸杞子洗净；山药用清水浸泡10小时，捞出沥水，切成薄片；龙虾处理干净，切段；洋葱去皮，洗净，切成薄片。❷ 炒锅放植物油烧热，下入姜片、葱段爆香，放入龙虾段、料酒、洋葱片、枸杞子、山药片、酱油、盐、味精、白砂糖，加清水100毫升，烧熟即成。

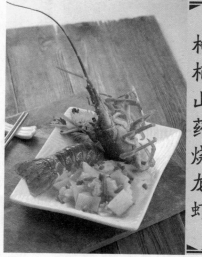

◎枸杞子益精补血，山药补脾益胃，龙虾补肾壮阳，三物合用可补精血、壮元阳、美容颜，适用于脾胃虚弱、精血衰虚之更年期患者食用。**【功效】**

枸杞山药烧龙虾

【配方】枸杞子20克，栗子150克，白条鸡1只，棒骨汤、料酒、盐、味精、姜块、葱段、胡椒粉各适量。

【制作】❶ 枸杞子洗净；栗子去壳，切成两半；白条鸡洗净，剁块；姜块拍松。❷ 高压锅内放入鸡块、枸杞子、栗子、棒骨汤、料酒、姜块、味精、葱段、胡椒粉、盐，大火烧沸，盖上压阀，炖30分钟，关火，倒入砂锅内，大火烧沸即成。

◎这道药膳有滋补肝肾、调养精血的功效，适用于改善由肝肾不足、精血亏虚所导致的各种病症，还可清肝明目，使眼花、视物不清等症得到缓解。此外，它还有补脾健胃、促进消化、美容养颜、调理气血的功效。**【功效】**

枸杞栗子鸡煲

【配方】枸杞子25克，羊肉500克，料酒、酱油、盐、味精、五香粉、白砂糖、姜片、葱段、香菜段各适量。

【制作】❶ 枸杞子洗净；羊肉洗净，去筋膜，切薄片。❷ 取一大碗，放入羊肉，加入盐、味精、料酒、酱油、白砂糖、五香粉、姜、葱抓匀，腌1小时。❸ 取一蒸碗，放入腌好的羊肉，撒上枸杞子，上笼，大火蒸45分钟，撒上香菜段即成。

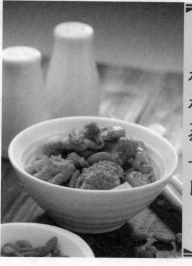

◎枸杞子和羊肉都是滋阴补肾的佳品。这道药膳补肾养肝，能改善精血不足导致的性欲冷淡、精神疲乏、体力不支、腰膝冷痛等症。此外，它还有助于温暖脾胃，祛除湿寒，改善肠胃功能，使人身体强健、体力旺盛。**【功效】**

枸杞蒸羊肉

肉苁蓉

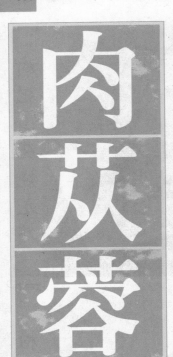

● 肉苁蓉为列当科寄生草本植物肉苁蓉的带鳞叶的肉质茎，又名大芸、寸芸、苁蓉、地精等，是补养精血的要药，它『补而不峻』，有很好的滋补作用，却又药性温和，所以有『从容』的称号。

性味归经

味甘、咸，性温。归肾、大肠经。

本草语录

『养命门，滋肾气，补精血之药也。』——《本草汇言》

『男绝阳不兴，女绝阴不产。润五脏，长肌肉，暖腰膝。』——《日华子本草》

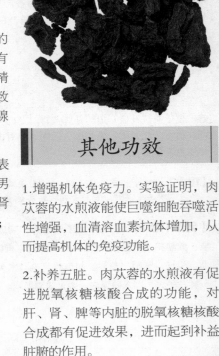

主要功效

◎中医认为，肉苁蓉有滋补肾阳、养益精血、润肠通便的功效，可以用来改善肝肾亏虚所致的精血不足。

◎现代研究表明，肉苁蓉最有效的活性成分为苯乙醇苷类，该成分有补肾助阳、滋养精血的作用，对精血不足或工作繁重、失于调养所致的性欲减退、性功能障碍及前列腺炎症均有良好的改善功效。

◎肉苁蓉主要适用于如下病症及表现：肾阳不足所致的精血亏虚；男子阳痿早泄，女子宫寒不孕；肝肾不足所致的腰膝酸软、筋骨无力；老年人身体衰弱，精神不振。

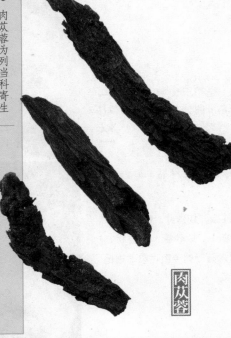

肉苁蓉

其他功效

1.增强机体免疫力。实验证明，肉苁蓉的水煎液能使巨噬细胞吞噬活性增强，血清溶血素抗体增加，从而提高机体的免疫功能。

2.补养五脏。肉苁蓉的水煎液有促进脱氧核糖核酸合成的功能，对肝、肾、脾等内脏的脱氧核糖核酸合成都有促进效果，进而起到补益脏腑的作用。

3.消除便秘。肉苁蓉能增强人体肠道蠕动，抑制大肠水分吸收，起到改善便秘的作用。

4.刺激精子产生和精液分泌。肉苁蓉含苯丙素苷类、环烯醚萜及其苷类、木脂素苷类及肉苁蓉多糖、甜菜碱、琥珀酸等成分，可发挥类似睾固酮的作用，促进性欲，增强性能力。

◎ 注意事项

本品性温助阳，又能滑肠，故阴虚火旺、便溏腹泻者忌服。

◎ |选购要点 | 甜苁蓉以条大、柔软、身肥、鳞细、色灰褐至黑褐、油性大、木质心细、无枯空者为佳；咸苁蓉以色黑、细鳞粗条、体扁圆形为佳。

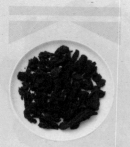

佐治破伤风（口噤，身强直）

◎肉苁蓉切片晒干，放入器皿中点燃以烟熏伤处，效果显著。（《本草纲目》）

佐治肾虚白浊

◎肉苁蓉、鹿茸、山药、白茯苓各等份，研为末，加米糊做成丸，如梧桐子大，每服30丸，枣汤送下。（《本草纲目》）

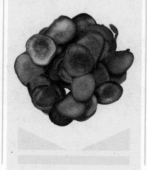

佐治肾虚便秘

◎肉苁蓉6克，沉香6克，火麻仁10克，以水煎服，每日1剂，分2次服。（中医验方）

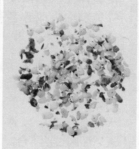

◎单味肉苁蓉30克，水煎服，每日1剂，分2次服。（中医验方）

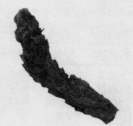

防止老年人精血不足，便秘

◎ 养生药膳

【配方】 肉苁蓉20克，羊里脊肉250克，水发玉兰片30克，干淀粉、料酒、蛋清、盐、酱油、味精、姜片、葱段、植物油各适量。

【制作】 ❶ 肉苁蓉洗净，烘干，磨成细粉；玉兰片洗净，切薄片；羊里脊肉洗净，切薄片。❷ 取一大碗，放入羊肉片，加入干淀粉、蛋清、酱油、盐、味精抓匀，腌10分钟。❸ 炒锅放植物油烧至六成热，下入姜片、葱段爆香，倒入羊里脊肉片炒至变色，下入肉苁蓉、玉兰片、料酒、酱油、盐、味精，炒熟即成。

【功效】 ◎肉苁蓉和羊肉都是温补益阳、滋养精血的佳品。这道药膳有助于改善精血不足引起的各种症状，能增强体力、促进食欲、提振精神，使面色黯淡无华、头发稀疏脱落的症状得到缓解，还有利于温补子宫，辅助治疗由精血不足所致的白带异常、腰膝冷痛等症。

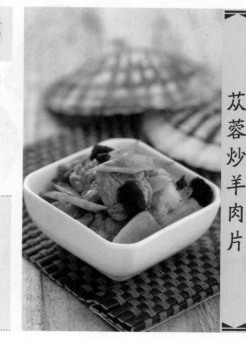

苁蓉炒羊肉片

鹿茸

● 鹿茸是雄梅花鹿或雄马鹿头上尚未骨化而带茸毛的幼角，前者称为「花鹿茸」，后者称为「马鹿茸」，都是我国传统的名贵滋补药材。

性味归经

味甘、咸，性温。归肝、肾经。

本草语录

「生精补髓，养血益阳，强筋健骨。治一切虚损。」——《本草纲目》

「疗虚劳……羸瘦，四肢酸疼，腰脊痛，小便利。」——《名医别录》

主要功效

◎中医认为，鹿茸有壮肾阳、益精血、强筋骨、调冲任的功效，能够补养精血，使人体恢复生命活力，延缓衰老。

◎现代研究表明，鹿茸含有比人参更丰富的氨基酸、卵磷脂、维生素和微量元素，对人体有很好的保健功效。鹿茸提取物有明显的性激素样作用，其中的某些物质既能增加血浆睾酮浓度，又能使促黄体生成素浓度增加，因此在补养精血、改善各种性功能障碍方面有良好的效果。

◎鹿茸主要适用于如下病症及表现：肾阳不足，精血亏虚；宫冷不孕，遗尿；妇女崩漏带下；小儿先天精血不足，发育不良，骨软行迟，颅囟过期不合。

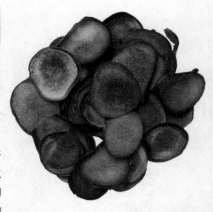

其他功效

1.抗疲劳。鹿茸具有较强的抗疲劳作用，能增强机体的耐寒能力，提高工作效率，减轻疲劳感。

2.促进消化。鹿茸可增强胃肠的蠕动和分泌功能，起到促进消化的作用。

3.病后补养。鹿茸能使溃疡和疮口的再生能力得到增强，还能促进受损骨骼的愈合。

4.改善造血系统功能。鹿茸能增加血液中血红蛋白的数量，增强人体造血功能。

5.促进性发育。鹿茸含鹿茸精、氨基酸、卵磷脂、维生素和微量元素等成分，鹿茸精是雄性激素，既能增加血浆睾酮浓度，又能促使黄体生成素浓度增加，从而促进生殖器发育，提高性功能。

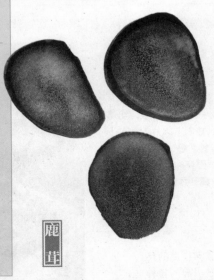

鹿茸

◎ 注意事项

1.本品性温助阳，阴虚阳亢及发热者忌用。2.不宜一次大量使用或连续大量使用，否则易引发鼻出血、头昏等不良反应。

◎ |选购要点|以粗壮、主枝圆、顶端丰满、质嫩、毛细、皮色红棕（花鹿茸）或灰褐（马鹿茸）、油润光泽、下部无棱线者为佳。

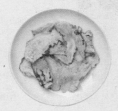

◎黑丸：鹿茸（酒浸）、当归（酒浸）各等份，研为细末，煮乌梅膏子为丸，如梧桐子大。每用50丸，以米汤送下。（《济生方》）

佐治精血耗竭

佐治尿血

◎鹿茸散：鹿茸（炙）、当归、干地黄、冬葵子各50克，蒲黄50克，共研为细末。每次用酒送服2克，每日3次。（《古今录验方》）

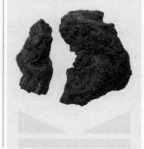

佐治阳痿、不孕症

◎鹿茸（切片）10克，山药30克，酒500毫升。鹿茸、山药浸酒，封口，经7日后即可饮用。每日3次，每次空腹饮1~2小杯。（中医验方）

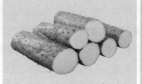

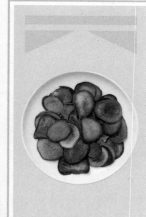

缓解眩晕

◎鹿茸25克，用黄酒3杯，煎至1杯，去滓，入麝香少许服。（《证治要诀》）

◎ 养生药膳

【配方】鹿茸6克，水发猴头菇250克，竹笋、火腿肉各30克，植物油、盐、鸡汤、味精、葱段、姜片、水淀粉各适量。

【制作】❶鹿茸磨成细粉；猴头菇洗净，切片；火腿肉切片；竹笋洗净，切片。❷炒锅放植物油烧热，加入姜片、葱段爆香，放入鸡汤、盐、味精、竹笋、火腿肉，烧沸，再加入猴头菇、鹿茸粉，加盖，小火煨10分钟，用水淀粉勾芡，炒匀即成。

【功效】◎这道药膳温补元阳，滋养精血，强筋壮骨，适合受伤失血者、术后者和年老体虚、精血枯竭的老年人食用。它对肝肾不足，精血亏虚有较好的补益作用，有利于缓解精血不足引起的体质虚弱、精神不佳、食欲不振、性欲衰退、头发脱落等症状。

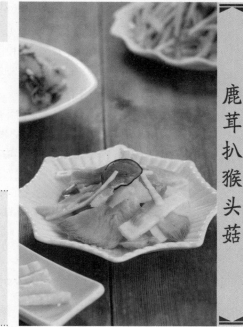

鹿茸扒猴头菇

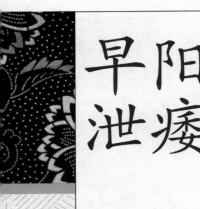

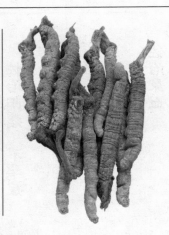

阳痿早泄

● 什么是阳痿早泄

阳痿是指在有性欲要求时不能勃起或勃起不坚，或者虽然有勃起且有一定硬度，但不能保持足够时间的疾病。

早泄是指性交时，尚未进入或刚进入即发生射精的病症。它与阳痿的临床表现不同，但在病因、病机、治疗等方面均有类似之处。

西医将阳痿产生的原因分为非器质性病变和器质性病变两种。前者主要与大脑皮质对性兴奋的抑制作用加强或勃起中枢兴奋度的减退有关；后者则与性器官病变、药物影响及动脉粥样硬化、内分泌障碍等疾病有关。早泄的产生原因也有非器质性病变和器质性病变之分。前者主要与过度兴奋、紧张或焦虑等不良心理状态有关；后者则与能导致射精中枢兴奋度降低的各种男性疾病，如尿道炎、精囊炎、前列腺炎等有关。

中医认为，阳痿与纵欲过度、精血枯竭、肾阳亏虚、心脾虚损、肝郁不舒或湿热下注有关。早泄则与肝肾双虚、肾不能养肝、肝经受损有关，因为肝经"绕二阴"，肝气被郁则生寒，阳气不能固摄，于是产生早泄。

● 病症表现

阳痿：房事不举，举而不坚、不久或中途痿软，性欲冷淡。

早泄：尚未进入或刚进入即发生射精，或者性交时间长期短于2分钟。

● 养生建议

一、适当使用一些滋阴补肾、壮阳强身的中药进行调养，但应注意，这类药物药性温燥，容易助火伤阴，无相应症状者不宜滥用。

二、许多此病的患者其实是因为心理问题而导致的"精神性阳痿"或"精神性早泄"，所以出现相关病症时应及时到医院进行系统检查，明确病因。如果是心理问题，除了注意自我调适外，最好向专业的心理医生咨询。

三、适当运动，尤其是散步和游泳，都可有效预防和改善阳痿早泄的症状。

淫羊藿

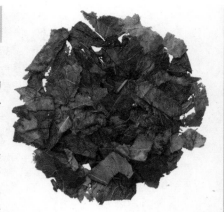

● 淫羊藿为小檗科多年生直立草本植物淫羊藿、箭叶淫羊藿、柔毛淫羊藿、巫山淫羊藿或朝鲜淫羊藿的地上部分，又名仙灵脾、羊藿叶、三枝九叶草、铜丝草等，是补肾壮阳的常用药。

性味归经

味甘、辛，性温。归肾、肝经。

本草语录

「补肾虚，助阳。」——《医学入门》

「治一切冷风劳气，……丈夫绝阳不起，女人绝阴无子。」——《日华子本草》

主要功效

◎中医认为，淫羊藿有补肾壮阳、强壮筋骨、祛除风湿、祛痰止咳的功效，对男性阳痿有很好的辅助治疗作用。

◎现代研究表明，淫羊藿含有多种具有很强生理活性的化学成分和许多人体必需的微量元素。它具有改善男性性功能的作用，能提高雄性激素水平，促进精液分泌，提高性欲；还能使机体睾丸酮的含量增加，并缓解男性性腺的损伤，对垂体—性腺系统的功能也有促进作用。

◎淫羊藿主要适用于如下病症及表现：肾阳亏虚，阳痿、早泄、遗精；小便淋沥不尽；腰膝酸软；女子宫冷不孕；四肢麻痹疼痛；长年咳嗽、多痰。

其他功效

1.提高身体免疫力。淫羊藿所含的多糖可提高机体巨噬细胞的吞噬能力，使机体对抗病菌的能力得到提高。

2. 防治骨质疏松。实验证明，淫羊藿具有促进骨髓细胞DNA合成的作用，说明淫羊藿具有良好的防治骨质疏松的作用。

3.预防血栓形成。淫羊藿的水煎剂可降低红细胞的聚集性，降低全血黏度，起到抑制血栓的作用。

4.淫羊藿制剂在临床医学上还被用于神经衰弱、小儿麻痹症、高血压、冠心病等疾病的辅助治疗。

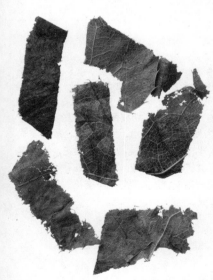

淫羊藿

◎ 注意事项

阴虚火旺、阳气过盛、性欲亢奋者忌用。

◎ **选购要点** 以身干、叶片多、色黄绿者为佳。

疗疾千金方

◎淫羊藿15克，蛇床子、菟丝子各10克，共研细末，取6克加食盐少许，用人乳汁或羊乳汁调成糊状，敷于肚脐，外用胶布固定。用热水袋熨约30分钟，每晚1次。2日换1次药。（中医验方）

佐治阳痿

减轻更年期综合征

◎淫羊藿15~20克，当归、栀子各10克，珍珠母30克，紫草15克（后入），水煎服每日1剂。（中医验方）

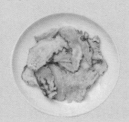

调理咳嗽，顺气不思饮食，腹胀

◎淫羊藿、覆盆子、五味子（炒）各30克，共研为末，炼蜜为丸，如梧桐子大。每次服20丸，姜茶送下。（《本草纲目》）

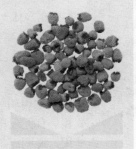

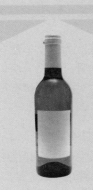

佐治中风瘫痪

◎淫羊藿200克，白酒1 000毫升，袋盛酒浸，密封3~5日。每日服1~2次，每次1~2盅。（中医验方）

◎ 养生药膳

淫羊藿蒸羊腰

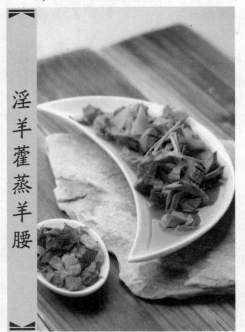

【配方】淫羊藿20克，羊腰400克，姜片、葱段、盐、料酒、酱油、味精、五香粉、白砂糖、香菜段各适量。

【制作】❶淫羊藿洗净；羊腰洗净，切成两半，除去腰臊，洗净，切成腰花。❷砂锅内加入200毫升水，大火烧沸，放入淫羊藿，煎煮25分钟，去渣取汁。❸取一大碗，放入羊腰花，加入淫羊藿药液、姜片、葱段、盐、味精、料酒、酱油、五香粉、白砂糖抓匀，腌35分钟。❹取一蒸碗，放入腌好的羊腰花，上笼，大火蒸35分钟，撒上香菜即成。

【功效】◎淫羊藿和羊腰都有温补肾阳的功效。这道药膳可改善肾亏的症状，佐治阳痿、早泄、遗精等性功能障碍，使人精神饱满，记忆力强，体力充沛。此外，它还有利于强筋健骨，祛除风湿，缓解腰膝酸软、四肢麻痹等症。

【配方】淫羊藿15克，猪腰2个，料酒、姜片、葱段、盐、鸡精、鸡油、胡椒粉各适量。

【制作】 ❶ 淫羊藿洗净；猪腰洗净，切成两半，除去腰臊，切成腰花。❷ 砂锅内加150毫升水，大火烧沸，放入淫羊藿，煎煮25分钟，去渣取汁，备用。❸ 砂锅洗净，放入淫羊藿药液、猪腰、料酒、姜片、葱段，加适量清水，大火烧沸，改用小火炖35分钟，加入盐、鸡精、鸡油、胡椒粉，搅匀即成。

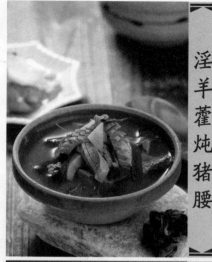

◎这道药膳有补肾壮阳、祛风除湿的功效，可用来佐治肾阳亏虚所致的房事不举、遗精早泄、精神萎靡、体虚乏力等症，还可改善肾元不足、精不养髓所致的腰膝酸软、四肢麻痹和关节疼痛。此外，它对更年期综合征及高血压病也有一定的效果。 **【功效】**

【配方】淫羊藿15克，肉苁蓉20克，干鹿尾200克，竹笋50克，水发白蘑300克，植物油、鸡精、姜片、葱花、料酒、盐、水淀粉、香油、鸡汤各适量。

【制作】 ❶ 淫羊藿洗净，润透，切片；肉苁蓉洗净，切片；干鹿尾顺骨缝剁成小段，处理干净，煮熟；白蘑洗净，切小块；竹笋去皮，洗净，切片。❷ 锅中放植物油烧热，下入葱花、姜片爆香，放入鸡汤、淫羊藿、肉苁蓉、料酒、鹿尾、竹笋、白蘑、盐、鸡精熬煮，用中火收汁，加入水淀粉勾芡，淋入香油即成。

◎淫羊藿、肉苁蓉、鹿尾这三物具有温肾阳、益精髓的功效，合而为膳可用于男性不育、阳痿、早泄等症的食疗。 **【功效】**

【配方】淫羊藿20克，河虾500克，韭菜100克，酱油、料酒、姜丝、葱段、盐、味精、植物油各适量。

【制作】 ❶ 淫羊藿洗净；河虾洗净，去杂质；韭菜去黄叶、杂质，洗净，切段。❷ 砂锅内加100毫升水，大火烧沸，放入淫羊藿，煎煮25分钟，去渣取汁，备用。❸ 炒锅放植物油烧至六成热，下入姜丝、葱段爆香，倒入河虾、淫羊藿汁液、韭菜、料酒、酱油、盐、味精，炒熟即成。

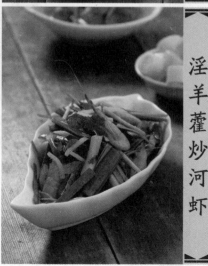

◎淫羊藿和河虾都有补肾壮阳、改善性功能的作用。因此，这道药膳可增强性欲，佐治肾阳亏虚引起的阳痿早泄、疲倦健忘等症。此外，它还能祛除风湿，强筋健骨，缓解精血不足、养骨生髓障碍所致的腰膝酸弱、四肢麻痹等症。 **【功效】**

淫羊藿炖猪腰

淫羊藿苁蓉煨鹿尾

淫羊藿炒河虾

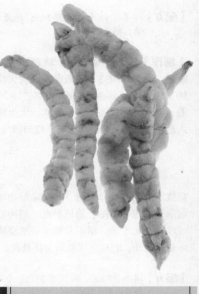

冬虫夏草

性味归经

味甘，性平。归肺、肾经。

本草语录

「保肺益肾，止血化痰，已劳嗽。」——《本草从新》

「秘精益气，专补命门。」——《药性考》

▌▌主要功效

◎中医认为，冬虫夏草有益肾壮阳、补肺平喘、止血化痰的功效，对肾阳亏虚所致的阳痿、早泄功效尤佳。

◎现代研究表明，冬虫夏草含有氨基酸、维生素B_1、维生素B_2、多糖及多种矿物质。它具有很强的性激素样作用，能增强肾上腺皮质功能，使肾上腺重量、血浆皮质醇、血浆醛固酮及肾上腺内胆固醇含量增加，从而提高人体的性功能，减轻阳痿、早泄等性功能障碍症。

◎冬虫夏草主要适用于如下病症及表现：肾阳亏虚所致的阳痿早泄、腰膝酸软、梦遗滑精；体虚自汗、盗汗、倦怠乏力；由操劳过度所致的咳嗽、痰中带血。

▌▌其他功效

1.平喘止咳。冬虫夏草的水提取液可明显扩张支气管，并增强肾上腺素扩张支气管的作用，缓解由肾虚不足、肾不纳气引起的喘息咳嗽。

2.保护肾脏。冬虫夏草能改善肾衰患者的肾功能状态，促进肾小管的再生修复，并具有一定的免疫抑制作用，可减轻肾移植后的排斥反应。

3.增强造血功能。冬虫夏草的结晶制剂能对抗三尖杉酯碱对造血机能的损害，并能促进造血干细胞的增殖。

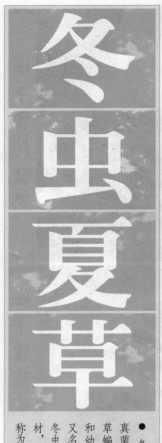

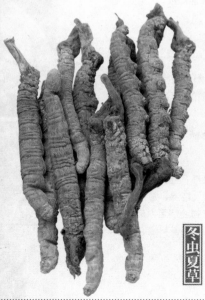

冬虫夏草

◎ 注意事项

冬虫夏草为平补之品，对各种虚证需久服才有效果。阴虚火旺者不宜单独使用。

◎ │选购要点│以虫体饱满肥大、完整、坚实、色黄白、断面充实，菌座（子座）短壮，气香浓郁者为佳。市面上常见的伪虫草加碘后会变蓝。

◎活甲鱼1只洗净切4块，煮沸后捞出沥水，剥去腿油，放入汤碗，上放冬虫夏草10克、红枣20克，加料酒20克、盐3克、葱3克、姜3克、蒜3瓣、鸡汤500毫升，上笼蒸（或隔水蒸）2小时。每日分1～2次服用。（民间验方）

佐治肝硬化

适用于肾阳不足所致的阳痿遗精、腰膝酸痛

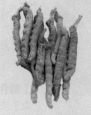

◎单用冬虫夏草适量，浸酒服。（中医验方）

佐治慢性肾功能衰竭

◎冬虫夏草5克，每日煎汤连渣服。（中医验方）

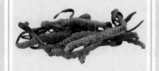

调理咳逆少气、午后潮热、形寒肢冷、汗盗汗

◎将冬虫夏草6克、白芨10克一同研末备用，糯米50克、冰糖10克入砂锅加水500毫升煮为粥。兑入药粉，再煮5分钟。每日早晚各服1次，5～7日为1疗程。（民间验方）

◎ 养生药膳

【配方】 冬虫夏草20克，白条鸭1只，姜片、葱段、料酒、白酒各适量。

【制作】 ❶ 冬虫夏草用白酒洗净；鸭洗净，在沸水内焯片刻，捞出，用凉水洗净。❷ 顺颈劈开鸭头，将部分冬虫夏草纳入鸭头内，用棉线扎紧，将余下的冬虫夏草和姜片、葱段放入鸭腹内。❸ 取一蒸盆，放入鸭，加入适量清水，加入料酒，取湿绵纸封严盆口，上笼，蒸90分钟，取出蒸盆，揭去绵纸，除去姜片、葱段，即成。

【功效】 ◎这道药膳利补肺肾，可强壮肾阳，改善肾阳不足引起的阳痿、早泄、四肢冰冷、耳鸣眼花、心悸等症，还能润肺益气，辅助治疗肺虚咳嗽、疲乏气短等症。此外，它还有补益虚劳的功效，有利于减轻疲劳，恢复体力。

虫草全鸭汤

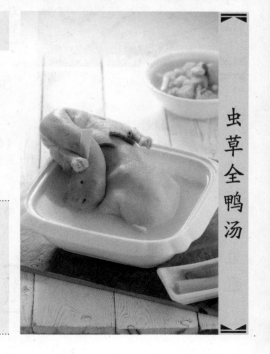

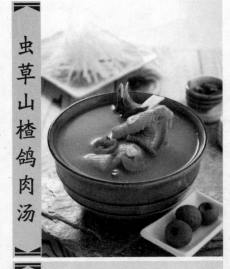

虫草山楂鸽肉汤

【配方】冬虫夏草10克，山楂15克，白条白鸽4只，姜片、葱段、蒜片、盐各适量。

【制作】❶ 冬虫夏草用白酒洗净；山楂洗净，去核，切片；白鸽洗净，放入沸水中，焯去血水，切成两半。❷ 炖锅内放入鸽肉，加入山楂、冬虫夏草、姜片、葱段、蒜片、盐，倒入适量清水，大火烧沸，改用小火炖50分钟即成。

【功效】◎鸽肉营养丰富，有极高的保健价值和医疗价值，所以民间有"一鸽胜九鸡"的说法。这道药膳用鸽肉和冬虫夏草相配，利补肾阳，有助于改善肾虚引起的阳痿、早泄等症，还能降低血压，强壮身体，补充体力，健脑强智，并有使皮肤洁白细嫩的功效。

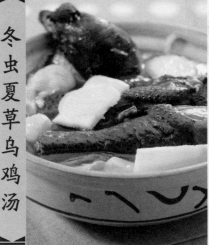

冬虫夏草乌鸡汤

【配方】白条乌鸡1只，淮山药、栗子各50克，山楂干10克，冬虫夏草15克，盐、陈皮丝、姜片各适量。

【制作】❶ 白条乌鸡洗净，去头、脚，切块；淮山药洗净，切片；栗子洗净，去壳；山楂干、冬虫夏草分别洗净。❷ 锅中倒入适量清水烧沸，下入乌鸡，焯去血沫，捞出沥水。❸ 砂锅倒入适量清水烧沸，放入陈皮丝、姜片及全部材料，大火煮沸，改小火煲2小时，加盐调味即可。

【功效】◎冬虫夏草是我国的一种名贵中药材，与人参、鹿茸一起列为中国三大补药，比其他种类的滋补品有更广泛的药用价值，是唯一的一种能同时平衡、调节阴阳的中药。乌鸡的功效更是尽人皆知。这道药膳食之可滋阴壮阳、益气补血，同时对男性的遗精、阳痿等症有一定的食补作用。

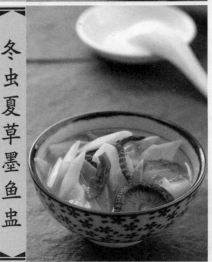

冬虫夏草墨鱼盅

【配方】冬虫夏草10克，玉兰片30克，水发墨鱼150克，火腿、香菇各20克，小白菜50克，料酒、姜片、蒜末、盐、味精、鸡油各适量。

【制作】❶ 墨鱼洗净，切块；冬虫夏草用白酒浸泡，洗净；火腿、玉兰片切成薄片；小白菜洗净，切段；香菇洗净，切片。❷ 炖锅内放入墨鱼、冬虫夏草、香菇、玉兰片、火腿、姜片、蒜末、料酒，加水适量，大火烧沸，改小火炖煮30分钟，加入小白菜、盐、味精、鸡油，烧沸即成。

【功效】◎中医认为，冬虫夏草入肺、肾二经，既能补肺阴，又能补肾阳，调治肾虚、阳痿、遗精、腰膝酸痛、病后虚弱、久咳虚弱、劳咳痰血、自汗、盗汗等病症，和滋阴补虚的墨鱼同食，可调和阴阳、强壮身体，还可提高男性性功能。

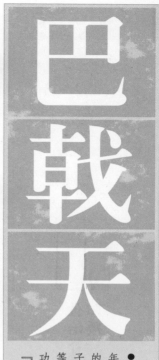

巴戟天

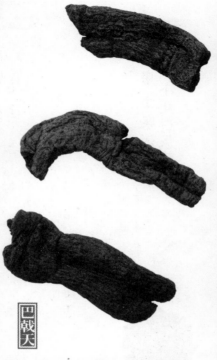

巴戟天

● 巴戟天为茜草科多年生藤本植物巴戟天的根，又名巴戟、兔子肠、鸡肠风、巴戟肉等，具有很强的补肾功能，被古代医家称为「补肾要剂」。

性味归经

味甘、辛，性微温。归肾、肝经。

本草语录

「主大风邪气，阳痿不起，强筋骨。」——《神农本草经》

「补肾……益精，治五劳七伤。辛温散风湿。」——《本草备要》

主要功效

◎中医认为，巴戟天有补益肾阳、强壮筋骨、祛除风湿的功效，能有效改善由肾阳不足、肾气亏虚引起的阳痿、早泄等病症。

◎现代研究表明，巴戟天含有糖类、氨基酸、维生素C等营养元素及锰、锌等微量元素。其中，锰与机体的性发育息息相关，缺锰的人会出现卵巢或睾丸萎缩的症状；锌能增强促性腺激素受体分子的生物学活性，促进血液中睾酮含量升高。巴戟天中富含锰和锌这两种元素，因此，对人体性功能大有好处，能预防和改善阳痿、早泄等性功能障碍病症。

◎巴戟天主要适用于如下病症及表现：肾阳虚弱所致的男子阳痿、早泄、遗精，女子宫冷不孕、月经不调；肝肾不足所致的筋骨痿软、腰膝冷痛；风湿所致的筋骨麻痹疼痛、行动不便。

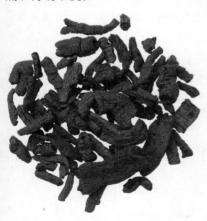

其他功效

1.抗抑郁症。巴戟天所含的寡糖有抗抑郁的作用，能用于抑郁症的辅助治疗。

2.健脑强智。巴戟天所含的巴戟素对大脑有保护作用，并能改善大脑的记忆功能。

3.促进发育。巴戟天能促进机体的生长发育，增强体力。

4.抑制病菌。巴戟天的乙醇提取物对乙肝病毒有抑制作用，能预防和辅助治疗乙型肝炎。

◎ 注意事项

脾虚泄泻、实热便秘者忌用。

选购要点 条大肥壮、呈链球状、肉厚色紫、木质心细者佳。常见伪品肉薄，刮去外表皮后呈棕褐色或黄棕色，木质心细小而坚韧。

疗疾千金方

◎巴戟天、怀牛膝各30克，酒500毫升。药入酒浸7天后取饮，每次饮10~20毫升，每日2次。如加入菟丝子25克，效果更佳。（中医验方）

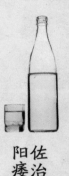

佐治肾虚阳痿

适用于寒冷腹痛、小儿遗尿等

◎巴戟天15克，鸡肠2~3副。将鸡肠剪开，洗净，与巴戟天一同加清水2碗，煎至1碗。用食盐少许调味。饮汤食鸡肠。（中医验方）

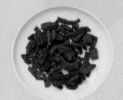

温里健脾，补肾，祛风湿，生血

◎将巴戟天、枸杞子各30克，红枣5颗分别洗净；鸡爪处理干净；姜块拍松。砂锅中放入巴戟天、红枣、枸杞子，加入清水，大火烧沸，下入鸡爪、姜块、葱段、料酒、胡椒粉烧沸，改用小火煮30分钟，加入盐、鸡精调味即可。佐餐食用。（中医验方）

补肾阳，强筋骨

◎将巴戟天15克洗净，切段；猪腰2个洗净，切花。锅中放入巴戟天、猪腰、姜片、葱段、料酒，加入水800毫升，大火烧沸，改用小火煮25分钟，加入盐、鸡精、鸡油、胡椒粉，调匀即成。佐餐食用。（中医验方）

◎ 养生药膳

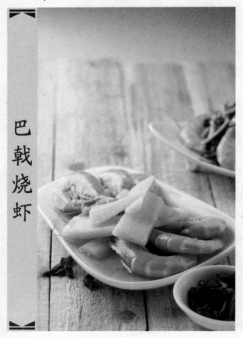

巴戟烧虾

【配方】巴戟天10克，茭白50克，虾150克，鸡汤、植物油、酱油、味精、料酒、白砂糖、盐、葱丝、姜丝、蒜片各适量。

【制作】❶ 巴戟天磨成细粉；茭白洗净，切成木梳背块，焯水，沥干；虾洗净。❷ 炒锅放植物油烧至六成热，下入葱丝、姜丝、蒜片爆香，放入虾、料酒、茭白，大火煸炒，加入酱油、白砂糖、盐、鸡汤、巴戟天粉，改用小火煨5分钟，加入味精，炒匀即成。

【功效】◎这道药膳有补益肾阳、强壮筋骨、祛除风湿的功效，适用于阳痿、早泄、频繁遗精、腰膝酸软、关节疼痛、小便失禁、风寒湿痹等症。此外，虾有镇静作用，而巴戟天有健脑强智、对抗抑郁的功效，因此这道药膳也适合工作压力大、心情焦躁不安、失眠健忘者食用。

第二章

清除体内毒素的

◎人体毒素是指存在于人体内，对身体健康造成危害的物质。它主要分为外来毒素和自生毒素。

◎外来毒素是指人体从外部环境中吸收的毒素，如空气和水体中的污染物、食物中的有害添加剂以及各类经常接触的有毒副作用的化学品等。自生毒素主要包括人体新陈代谢所产生的各种有害废弃物，如尿酸、自由基、乳酸、酮酸等，还包括体内衰老坏死的细胞及多余脂肪。

◎由于外部环境是人的生存空间，新陈代谢又是人进行生命活动的基础，因此，机体不可避免地会吸收和产生大量毒素。而我们平时之所以能够与这些毒素相安无事，很大程度上依赖于人体自身的排毒机制。这一机制靠呼吸、泌尿、排泄、血液循环等多个系统共同完成，它能使体内毒素含量保持在一个相对较低的水平上，从而避免『身体中毒』的状况发生。如果排毒机制出现障碍，那么人体毒素就会因为不能及时排出而大量堆积，使人陷入亚健康的状态，并诱发多种疾病。

◎中医自古就很重视人体的排毒，其医学术语如『通』、『利』、『祛』、『泄』、『下』、『散』都具有排毒的含义。在具体的临床用药上，中医强调要用以下几类中草药来促进毒素的排出：

◎一、能祛除风、寒、湿、热等邪气的中草药。邪气可因外感而生，如冬季保暖不足，寒邪入侵，流窜于体内引发『上火证』等。因此，这类能祛邪的中草药既包括有发散功能的药物，也包括能调理阴阳的药物。如风湿瘀滞于体内而生湿邪缠身等。；也可由体内滋生，如体内阴阳失调，『命门之火』失去约束，流窜于体内引发『上火证』等。

◎二、能活血行气的中草药。气血运行不但是补养身体组织器官的基础，也是发散体内毒素的过程，气血不畅，体内毒素就会瘀滞于身体的某些部位，使其发生病变。如风湿瘀滞于骨骼而生风湿病，坏血瘀滞于妇女下身而生痛经。因此，有活血化瘀、行气止痛之效的药也能当排毒药。

◎三、能利尿通便的中草药。利尿通便药能通过调理肠胃机能和泌尿机能减少毒素堆积。

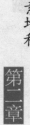

第二章

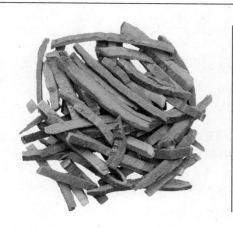

清热去火

什么是清热去火

中医认为，人体内存在一种"命门之火"，这种火为人的生命活动提供能量，并起到温暖身体的作用。正常情况下，命门之火保持着动而不散、潜而不越的状态。但如果人体内的阴阳平衡被打破，命门之火就会失去约束，火性流窜于身体的各个部位，使人出现咽喉干痛、两眼赤红、呼吸灼热、口舌生疮及流鼻血、牙疼等症状，也就是人们常说的"上火"。而调理机体阴阳，使之趋于平衡，将火性发散掉，使身体清爽健康的过程，便是我们常说的"清热去火"的过程。

西医理论中并没有"上火"这一概念，在西医看来，与上火有关的各种症状可能与人体出现病原体感染或某些功能发生异常有关，也有可能是内分泌失调、新陈代谢出现障碍的结果。例如，口腔上火引起的各种症状很可能是因为某些细菌引起的炎症，也有可能是因为缺乏某些维生素而导致的疾病。因此，西医对"上火"的临床治疗，更多的是采取杀菌、消炎的办法。

病症表现

上火的主要表现有：口干、口臭、口腔溃疡、舌苔增厚；咽喉干痛；头痛；眼干、眼睛红肿、涩痛；睡眠不佳；大便干燥、小便赤黄；手足心热、潮热盗汗等。

养生建议

一、可适当使用一些清热去火药进行调养。

二、易上火的人应少吃热性食物，如荔枝、橘子、菠萝、桂圆、石榴、芒果、葱、姜、蒜、酒、辣椒、胡椒、花椒、熏蒸食品等；适宜多吃些清凉去火的食物，如绿叶蔬菜、苦瓜、丝瓜、冬瓜、黄瓜、橙子、杨桃、柚子、梨、鸭肉、蟹肉、牡蛎等。

三、在日常生活中，易上火的人应多喝水，避免熬夜，少吸烟，少喝酒。

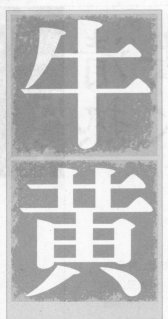

牛黄

牛黄为牛科动物黄牛或水牛的干燥胆结石，又名犀黄、胆黄、肝黄、乌金黄等，是名贵的中药材，有清热解毒的奇效，《神农本草经》称赞它为"百草之精华，世之神物，诸药莫及"。

性味归经

味苦，性凉。归肝、心经。

本草语录

「主惊痫寒热，热盛狂痉。」——《神农本草经》

「此药味苦气凉，入二经除热消痰，则风火息，神魂清，诸证自瘳矣。」——《本草经疏》

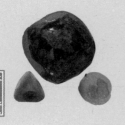

主要功效

◎中医认为，牛黄有清热解毒的奇效，能够息风去火，化痰开窍，缓解由上火引起的各种不适。

◎现代研究表明，牛黄含有丰富的维生素D和多种氨基酸，并含钠、钙、镁、铁、铜、磷等多种人体所需的元素。它的制剂有很强的清热去火和消炎解毒的功效，被广泛应用于火热内盛所致的各种病症的辅助治疗。其水煎液有镇静作用，能有效改善由上火所致的心情烦躁、睡眠不佳等症。

◎牛黄主要适用于如下病症及表现：火热内盛所致的发烧、喉咙肿痛、口舌生疮、失眠烦躁；痰热蒙蔽心窍所致的头脑昏沉、神志不清、眼花眩晕、痰多。

其他功效

1.强心。牛黄所含的胆酸和胆红素均有强心作用。

2.保护心血管。牛黄能调节血脂，降低胆固醇，防止冠状动脉硬化。

3.增强免疫力。牛黄能提高机体吞噬细胞的吞噬能力，使机体免疫功能得到加强。

4.保护肝脏。牛黄能促进胆汁的排出，并有抑制肝损伤的作用。

5.降低血压。牛黄能抑制肾上腺素对血压的升高作用。

养生药膳

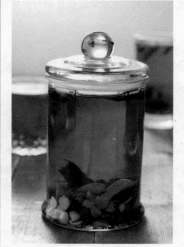

牛黄酒

【配方】牛黄、钟乳、麻黄、秦艽、人参各2.4克，桂心3.5克，龙角、白术、甘草、细辛、当归各1.5克，杏仁1.2克，蜀椒、羌螂虫各9克，白酒500毫升。

【制作】❶ 将以上14味药材捣碎，装入纱布袋中，即成药包。❷ 取一酒坛，放入药包，倒入白酒，密封7天，去渣取汁即成。

【功效】这道药膳清心去火，活血通络。可安神静气，改善内火上扰所致的烦躁失眠、头晕眼花等症，还能辅助治疗老年风湿病。此外，它对手足心热、喉咙肿痛、口舌生疮等症也有缓解作用。

疗疾千金方

佐治一切疮疡

◎牛黄解毒丸：牛黄9克，甘草、金银花各30克，草河车15克，共研为末，炼蜜为丸，每服适量。（《保婴撮要》）

减轻初生小儿皮肤泛黄

◎牛黄一豆大，入蜜调膏，乳汁化开，时时滴儿口中。形色不实者勿多服。（《小儿药证直诀》）

◎ |选购要点| 以呈卵形、类球形或三角形，表面金黄色或黄褐色，有光泽，质地松脆者为佳。

黄连

主要功效

◎中医认为，黄连大苦大寒，有清热燥湿，泻火解毒之功，可用于改善上火引起的多种病症。

◎现代研究表明，黄连的主要化学成分为生物碱。它具有很强的清热解毒和抗菌消炎的作用，被认为是一种广谱抗生素，对上火引起的各种症状（从西医的角度看，这些症状是由各种病菌引起的。）均有良好的功效，被广泛应用于这些病症的临床治疗中。

◎黄连主要适用于如下病症及表现：心火亢盛，心烦失眠；各种热毒引起的口舌生疮、咽喉肿痛；温热病引起的发烧头昏、烦躁不宁；湿热引起的呕吐、痢疾。

其他功效

1.降低血糖。黄连所含的小檗碱可通过抑制糖原异生或促进糖原酵解来实现降低血糖的功能，对糖尿病有缓解作用。

2.延缓衰老。黄连的水提物对机体红细胞溶血和脂质过氧化具有明显的抑制作用，还有极强的清除超氧化和羟基自由基的活性，对延缓细胞衰老有一定作用。

3.保护胃黏膜。黄连对胃黏膜有很强的保护作用，能预防胃溃疡等疾病。

● 黄连为毛茛科多年生草本植物黄连、三角叶黄连或云连的根茎，又名川连、王连、峨眉连、凤尾连等。它被称为「苦口良药」，是祛除肝火、心火的要药。

性味归经

味苦，性寒。归心、肝、脾、胃、胆、大肠经。

本草语录

「主热气、目痛，眦伤泣出，明目，肠澼腹痛下痢，妇人阴中肿痛。」——《神农本草经》

「主五脏冷热，久下泄澼脓血，止消渴。」——《名医别录》

养生药膳

黄连白头翁粥

【配方】黄连10克，白头翁50克，大米30克。

【制作】❶ 黄连、白头翁分别洗净；大米淘净。❷ 砂锅中放入适量清水，加入黄连、白头翁，煎煮1小时，去渣取汁，备用。❸ 锅中放入大米，加400毫升水，煮至米开花，倒入药汁，熬煮片刻即可。

【功效】黄连和白头翁都是清热去火的良药。这道药膳具有清热凉血的功效，有助于改善心火亢盛引起的口舌生疮、口臭、眼睛红肿热痛、咽喉肿痛等症，对慢性咽喉炎等各种炎症及各类溃疡均有良好的抑制作用。

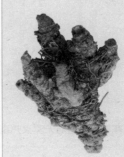

黄连

疗疾千金方

佐治口舌生疮

◎黄连60克，以料酒500毫升煎汤，煎液经常漱口或口含。（中医验方）

佐治湿疹、头疮、头癣

◎黄连500克，水煎，去渣，药液洗发或外洗患处。每日1次。（中医验方）

◎ **选购要点** | 以条粗壮、无残茎毛须、质坚实而体重、断面红黄者为佳。习惯认为雅连、川连品质较优。

板蓝根

板蓝根为十字花科二年生草本植物菘蓝的干燥根，又名大青根、蓝靛根、大蓝根等，靛青是最常见的中药材之一，也被认为是消炎及抗病毒中药的典型代表。

性味归经

味苦，性寒。归肝、心、胃经。

本草语录

"治天行热症。"——《日华子本草》

"解诸毒恶疮，散毒去火，捣汁或服或涂。"——《分类草药性》

主要功效

◎中医认为，板蓝根有清热解毒，凉血利咽的功效，可用于消除上火所致的多种炎症。

◎现代研究表明，板蓝根的主要成分为靛蓝、靛玉红及多种氨基酸。它具有极强的解毒功能，能够清热去火、抗菌消炎。其煎剂或水浸液对革兰阳性和阴性杆菌均有抑制作用，能对抗金黄色葡萄球菌、肺炎球菌、甲型链球菌、流感杆菌、伤寒杆菌、痢疾杆菌等多种病菌。其制剂对咽喉肿痛、口腔溃疡、扁桃体炎等"上火"症状有明显的疗效，并能通过杀灭体内病原体，清除引起发烧的过氧自由基来实现清热降温的作用。

◎板蓝根主要适用于如下病症及表现：上火所致的口腔溃疡、嘴角长疱、口臭、舌苔干苦、小便黄；

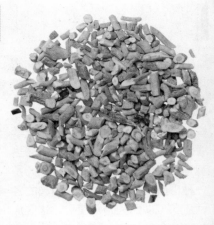

风热感冒所致的发烧、头痛、喉咙肿痛。

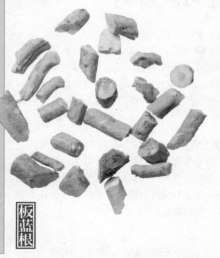

其他功效

1.增强机体免疫力。现已证明，板蓝根多糖对特异性、非特异性免疫、体液免疫及细胞免疫均有一定的促进作用。

2.抑制肿瘤。板蓝根二酮B具有使肿瘤细胞向正常细胞转化的能力。

3.破坏白血病细胞。药理学初步研究表明，靛玉红具有破坏白血病细胞的作用。从超微结构形态来看，在靛玉红的作用下，凋亡的白血病细胞多呈肿胀、溶解性坏死。

4.板蓝根制剂在现代临床医学上被广泛应用于病毒性肝炎、流行性感冒、流行性腮腺炎等疾病的辅助治疗。

◎ 注意事项

脾胃虚寒者、体虚而无实火热毒者均忌用。

◎ **选购要点** 以根长、粗壮均匀、体实、粉性大者为佳。

疗疾千金方

◎板蓝根30克，大青叶30克，茶叶15克，加水煎煮取汁，每日服2次，连服2周。（中医验方）

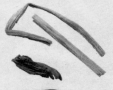

佐治病毒性肝炎

佐治急性黄疸型肝炎

◎板蓝根30克，栀子根45克（干品），水煎服。（中医验方）

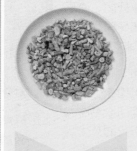

佐治红眼病

◎板蓝根、白茅根各60克，水煎，每日1剂，分早晚饭后服。小儿则少量频服。忌辛辣。（中医验方）

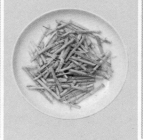

佐治流行性腮腺炎

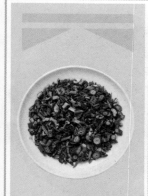

◎板蓝根30克，柴胡6克，甘草3克，水煎服，每日1剂。（中医验方）

◎ 养生药膳

【配方】 板蓝根20克，夏枯草15克，生甘草2克，冰糖末适量。

【制作】 ❶ 板蓝根、生甘草分别洗净，切片；夏枯草洗净，切碎。❷ 砂锅内放入板蓝根、生甘草、夏枯草，加水浸泡10分钟，开火煎煮30分钟，去渣取汁。❸ 取一碗，倒入药汁，放入冰糖末，搅匀即成。

【功效】 ◎这道药膳有清热解毒、平抑肝阳、祛除肝火的功效。它有助于缓解由肝火旺盛引起的眼部分泌物增多，眼花，视物模糊，眼睛赤红、干涩，耳鸣，口苦口臭等症状，还有助于缓解由肝脏疾病引起的食欲不振、疲倦乏力、肝区闷胀、恶心呕吐等症。尤其适宜作为慢性肝炎患者的日常养生饮品。

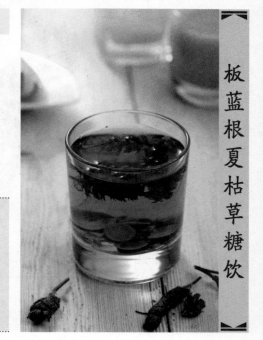

板蓝根夏枯草糖饮

蒲公英

● 蒲公英为菊科多年生草本植物蒲公英、碱地蒲公英或多种同属植物的干燥带根全草，又名蒲公草、黄花三七、黄花地丁等。是一味常用的清热解毒药。

性味归经

味苦，甘，性寒。归肝、胃经。

本草语录

「化热毒，消恶肿结核，解食毒，散滞气。」——《本草衍义补遗》

「蒲公英，其性清凉，治一切疔疮、痈疡、红肿热毒诸证。」——《本草正义》

主要功效

◎中医认为，蒲公英有清热解毒，利湿通淋的功效，能用于辅助治疗热毒所致的各种病症。

◎现代研究表明，蒲公英的主要成分为蒲公英甾醇、胆碱及蛋白质、脂肪等营养元素。它对上火所致的多种炎症有良好的缓解作用，其作用主要通过对金黄色葡萄球菌、溶血性链球菌、肺炎双球菌、脑膜炎球菌、白喉杆菌、绿脓杆菌、变形杆菌、痢疾杆菌、伤寒杆菌及卡他球菌等多种病菌的杀灭来实现。

◎蒲公英主要适用于如下病症及表现：肝火上炎所致的眼睛红肿热痛、咽喉肿痛、大便燥结或黏滞、烦躁易怒；湿热侵扰所致的身体沉重、疲倦无力；热毒所致的湿疹、肿瘤。

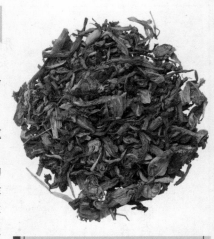

其他功效

1.保护肝脏。蒲公英可减少内毒素所致的肝细胞溶酶体和线粒体损伤，对急性肝损伤有缓解作用。

2.保护胃脏。蒲公英能明显减轻应激所致的胃黏膜损伤，使溃疡发生率和溃疡指数明显下降。

3.调节免疫力。蒲公英有提高和改善机体细胞免疫和非特异性免疫功能的作用，对环磷酰胺所造成的免疫功能损害有明显的恢复作用。

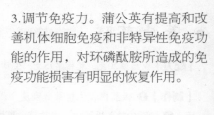

◎ 注意事项

若用量过大可导致腹泻，故脾胃虚寒者少用。

◎ **选购要点** 以身干、叶多、色灰绿、根完整、花黄、无杂质者为佳。

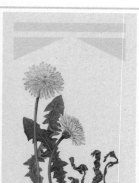

佐治丹毒

◎鲜蒲公英30克（干品20克），洗净加水适量，煎汤代茶饮。（中医验方）

消除小儿便秘

◎蒲公英80克，加水150毫升，煎至80毫升，加白砂糖或蜂蜜。每日1剂，顿服。（中医验方）

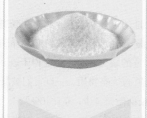

佐治流行性腮腺炎

◎鲜蒲公英30克，捣碎，加入1个鸡蛋清，搅匀，加冰糖适量，捣成糊状，外敷患处。每日换药1次。（中医验方）

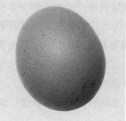

疗疾千金方

◎鲜蒲公英100~200克（干品50~100克），水煎服每日1剂。止血则炒至微黄用，内痔嵌顿及炎性外痔可配合水煎熏洗。（中医验方）

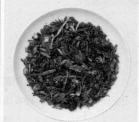

佐治痔疮

◎ 养生药膳

【配方】蒲公英20克，大米100克。

【制作】❶蒲公英洗净；大米淘净。❷砂锅内放入蒲公英，加适量清水，煎煮20分钟，去渣取汁，备用。❸砂锅洗净，放入大米，倒入药汁和适量清水，大火烧沸，改小火煮30分钟即成。

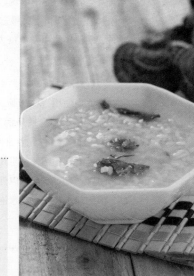

蒲公英粥

【功效】◎这道药膳有清热解毒、利湿消肿的功效。它能够平息肝火，使眼睛红肿、热痛，咽喉肿痛等症得到缓解，并对视力有保护和提高作用。它还能通利小便，对抗湿热侵扰，缓解身体沉重、疲倦无力、大便燥结或黏滞、烦躁易怒等症。此外，它还对减轻肠道溃疡有一定作用。

缓解便秘

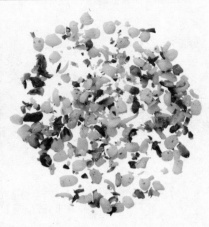

● 什么是便秘

便秘是指排便间隔时间延长，超过48小时，质硬干结、艰涩不畅，或胶黏不爽，甚至靠药物或灌肠才能进行的一种慢性病症。

人体新陈代谢产生的废物中含有大量的水分和毒素，如果在肠道中停滞过久，成为宿便，其所含的水分和毒素就会被肠道反复吸收，然后通过血液循环到达人体的各个部位，给人体健康带来极大的威胁；而由于水分的缺失，宿便会变得干硬，更加难以排出，形成恶性循环。更严重的是，宿便中含有大量的致癌物质，一旦它们被肠道再次吸收，便会大大提升人体患癌症的风险。据统计，在长期便秘者中，高达10%的人会罹患结肠癌。

因此，及时有效地润滑肠道，清除体内宿便，排出毒素，对维护身体健康来说，意义非常重大。

● 病症表现

每次排便后仍有残便感，或者连续3天以上不排便，腹部胀满，肛门排气量增多。

肠胃神经功能因宿便毒素的侵害而变得紊乱，患者易出现食欲不振、消化不良的症状；大脑因受宿便产生的甲烷、酚、氨等有害物质的侵害而出现功能障碍，患者表现出注意力不集中、记忆力下降、思维迟钝等症状。

此外，便秘还能引发免疫力低下、高血压、高血脂、脸色晦暗、皮肤粗糙、口臭、妇女月经不调等多种健康问题。

● 养生建议

一、可适当使用一些润肠通便的中草药进行调养。

二、饮食结构不合理是诱发便秘、形成宿便的最主要原因。要想根治便秘，就必须对饮食结构做出改变。首先要常吃粗粮，粗粮中含有大量的膳食纤维，有利于排便；其次要多喝水，水可以软化宿便，使其更容易排出。

三、多做运动。运动可以促进肠道的蠕动，有利于排便。

四、多用热水泡脚。热水泡脚可以刺激足部经穴，疏通气血，增强肠胃的蠕动。

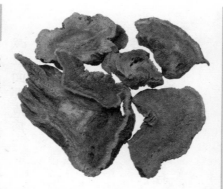

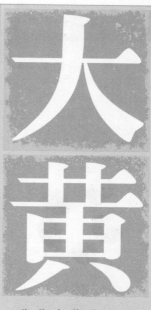

大黄

● 大黄为蓼科多年生草本植物掌叶大黄、唐古特大黄或药用大黄的根茎，又名将军、黄良、火参、雅黄等。大黄自古以来就是一味重要的泻下药，现在为我国最主要的出口药材之一。

性味归经

味苦，性寒。归脾、胃、大肠、肝、心包经。

本草语录

「破癥瘕积聚，留饮宿食，荡涤肠胃，推陈致新，通利水谷，调中化食，安和五脏。」——《神农本草经》

「平胃，下气，除痰实，肠间结热，心腹胀满。」——《名医别录》

主要功效

◎中医认为，大黄有泻热通肠、解毒凉血、逐瘀通经的功效，可用来通利瘀滞于肠道内的宿便。

◎现代研究表明，大黄酸为大黄发挥泻下作用的主要活性成分，其泻下功能主要作用于结肠部位，对十二指肠也有兴奋作用，能增强其推进性蠕动，使肠液分泌增加，从而促进排便，且作用比较缓和，不会出现腹泻等症状。

◎大黄主要适用于如下病症及表现：肠胃实热所致的宿便积滞、便秘、腹胀腹痛；湿热所致的身体泛黄；妇女月经不调、经闭；急性及慢性阑尾炎。

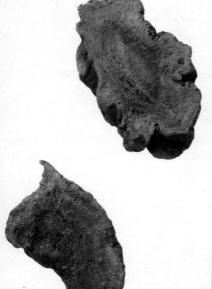

其他功效

1.降低血脂。大黄中的活性物质白藜芦醇能抑制人体对胆固醇的吸收，还能抑制有害脂质进入血管，减少脂质在血管中的沉积。

2.止血。大黄所含的没食子酸能促进血小板的黏附和聚集功能，降低抗凝血酶Ⅲ的活性，使受伤部位的血管收缩，从而起到止血的作用。

3.减轻内毒素危害。大黄可消除氧自由基，减轻内毒素性低血压，降低肝、肠、肺毛细血管的通透性，减轻由内毒素引起的肠壁血管通透性增加，防止肠道内细菌移位及内毒素进入血循环。

4.大黄还对某些病毒和真菌有抑制作用。

◎ 注意事项

1.大黄苦寒，易伤胃气，故脾胃虚弱者慎用。**2.**孕妇、妇女月经期及哺乳期忌用。**3.**年老体弱者慎用。

◎ | **选购要点** | 以外表黄棕色、锦纹及星点明显、体重、质坚实、有油性、气清香、味苦而不涩、嚼之发黏者为佳。

疗疾千金方

◎大黄、皂角子各适量，共研为末。用时取药末适量，以蜂蜜调敷脐孔，胶布固定。每日换药1次。数次自愈。（中医验方）

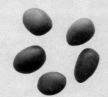

佐治肠燥便秘

防止习惯性便秘

◎大黄6克，甘草3克，水煎服。（中医验方）

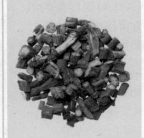

减轻面部疱疹

◎川大黄50克，研为细末，水调和，每晚睡前涂患处，次日晨起洗净。（中医验方）

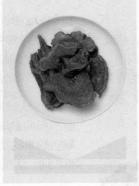

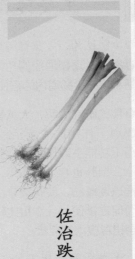

佐治跌伤

◎大黄30克研末，葱白3根，生姜汁适量，调和捣烂，涂敷患处。（中医验方）

◉ 养生药膳

大黄海带茶

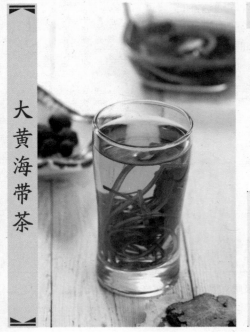

【配方】大黄30克，水发海带60克，绿茶80克。

【制作】❶ 海带洗净，切成细丝。❷ 炒锅中放入海带丝，小火炒干，装入罐中备用。❸ 取一杯，放入6克海带丝、3克大黄、8克绿茶，冲入沸水，加盖闷泡10分钟即成。

【功效】◎这道饮品有润肠通便的作用，经常饮用能防止便秘，预防宿便堆积。此外，它还有助于减少人体对脂肪的吸收，降低血液中的脂肪、胆固醇含量，起到减肥和预防血栓、高血脂等心血管疾病的作用。

【配方】大黄3克，大米150克，冰糖末适量。

【制作】❶ 大黄研成细粉；大米淘净。❷ 砂锅内放大黄粉、大米，加500毫升水，大火烧沸，改用小火煮35分钟，撒入冰糖末，搅匀即成。

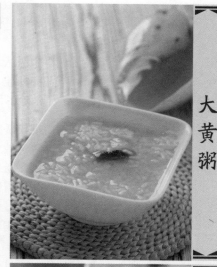

【大黄粥】

◎这道药膳有泻下通便、清热解毒、活血祛瘀的功效，能通利肠道，促进排便，改善宿便堆积引起的腹部胀满、食欲不振、面色晦暗等症，还有利于祛除热毒，平息肝火，促进血液循环，改善上火引起的眼睛红肿热痛、口舌生疮等症。【功效】

【配方】大黄3克，黄豆50克，大米150克，冰糖末适量。

【制作】❶ 大黄研成细粉；黄豆、大米分别淘净。❷ 炖锅内放入大米、黄豆，加500毫升水，大火烧沸，改用小火煮35分钟，撒入大黄粉、冰糖，搅匀即成。

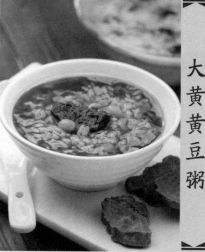

【大黄黄豆粥】

◎这道药膳有清热解毒、宽中下气、润肠通便的功效，能够调节肠胃功能，祛除胃中积热，促进肠胃蠕动，改善肠燥便秘的症状，还有利于改善因便秘引起的皮肤粗糙、毛孔粗大等症，使皮肤润泽细嫩，富有弹性。【功效】

【配方】大黄3克，大米150克，冰糖末适量。

【制作】❶ 大黄研成细粉；大米淘净。❷ 砂锅内放大黄粉、大米，加500毫升水，大火烧沸，改用小火煮35分钟，撒入冰糖末，搅匀，冷却后切成菱形即成。

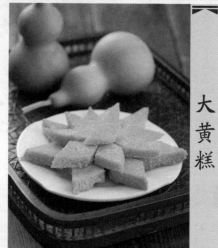

【大黄糕】

◎这道药膳有泻下通便、清热解毒、活血祛瘀的功效，有助于通利肠道，促进排便，改善宿便堆积引起的腹部胀满、食欲不振、面色晦暗等症，还可祛除热毒，平息肝火，促进血液循环，改善上火引起的眼睛红肿热痛、口舌生疮等症。【功效】

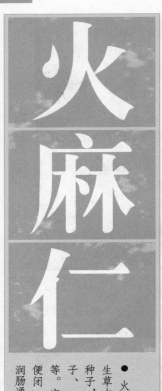

火麻仁

● 火麻仁为桑科一年生草本植物大麻的成熟种子，又名麻子、麻子仁、火麻子、麻子仁等。它『专利大肠气结便闭』，是一味常用的润肠通便药。

性味归经
味甘，性平。归脾、胃、大肠经。

本草语录
『利女人经脉，调大肠下痢；涂诸疮癞，杀虫；取汁煮粥食，止呕逆。』——《本草纲目》

『治大肠风热结涩及热淋。』——《药性论》

火麻仁

主要功效

◎中医认为，火麻仁有润肠通便、益脾补虚、通淋活血的功效，能用于消除各种原因引起的长期便秘。

◎现代研究表明，火麻仁含有脂肪油等有效成分，它对肠胃黏膜有较强的刺激作用，能促进肠胃分泌，加快肠胃蠕动，减少大肠对水分的吸收，从而起到促进排便的作用。此外，脂肪油还有润滑作用，能润滑肠壁，软化宿便，使其易于排出，而且药性比较温和，不会出现肠胃绞痛等副作用。

◎火麻仁主要适用于如下病症及表现：由津亏燥热、精血不足或脾虚气滞引起的肠道干燥、宿便积滞、便秘。

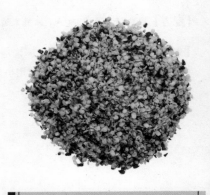

其他功效

1.镇痛抗炎。火麻仁对关节疼痛、肌肉疼痛、神经性皮炎、皮肤瘙痒等均有良好的抑制作用。

2.提高记忆力。火麻仁对钙调神经磷酸酶有激活作用，能够改善由化学污染诱发的记忆功能障碍。

3.改善心血管系统。火麻仁酊剂对血压有调节作用，能降低血压，且无不良反应。

4.降低胆固醇。火麻仁有明显降低血清胆固醇的作用，能使人体内的血清胆固醇趋于稳定。

◎ 注意事项

本品不宜长期或大量服用。据临床报道，一次内服60～120克，可致中毒，出现呕吐、腹泻、四肢麻木甚至昏睡等现象。

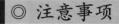 |选购要点| 以色黄、粒大均匀、种仁饱满者为佳。

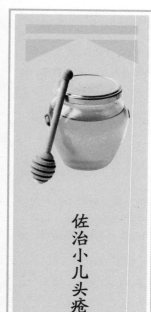

佐治小儿头疮

◎火麻仁5升，研细，水绞取汁，以蜂蜜调和涂搽在疮上。（《本草纲目》）

佐治一切跌打损伤

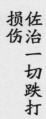

◎火麻仁200克煅炭，兑料酒服。（中医验方）

缓解痢疾、便中带血

◎用火麻仁汁煮绿豆空腹吃，极效。（《本草纲目》）

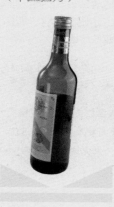

疗疾千金方

◎火麻仁、柏子仁、松仁各等份，同研为末，加蜜、蜡做成丸，如梧桐子大。每服20~30丸，饭前服用。每日2次。（《本草纲目》）

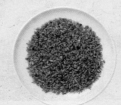

防止老人虚秘

◎ 养生药膳

【配方】 火麻仁15克，红薯100克，红薯粉丝150克，白菜叶25克，西红柿50克，味精、盐、香油、葱花各适量。

【制作】 ❶ 红薯粉丝洗净，泡软；红薯洗净，去皮，切成小块，焯熟捞出；白菜叶洗净；西红柿洗净，切片；火麻仁研成细粉。❷ 锅内加入红薯粉丝、红薯、火麻仁、白菜叶、西红柿、盐、味精、葱花、香油，倒入适量清水，大火煮熟即成。

【功效】 ◎火麻仁具有润肠通便的作用。红薯富含膳食纤维，有助于刺激消化液分泌和胃肠蠕动，调整胃肠功能，促进通便。西红柿含有多种维生素、矿物质及有机酸，可刺激胃液分泌，改善胃肠血液循环，促进脂肪和蛋白质的消化和吸收，有助于清除血液中的垃圾，防止便秘。本道药膳可补气血，润肠通便，适用于便秘、气血不足等症。

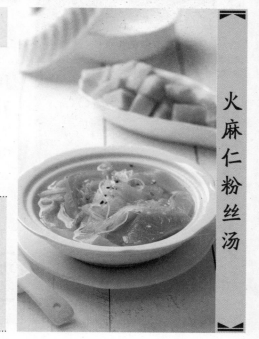

火麻仁粉丝汤

火麻仁海带粥

【配方】火麻仁10克，水发海带80克，大米100克。

【制作】❶ 火麻仁去壳，研成粉；海带洗净，切丁；大米淘净。
❷ 砂锅内放入火麻仁、大米、海带，加500毫升水，大火烧沸，改用小火煮35分钟即成。

【功效】◎这道药膳有润肠通便、利水消暑的功效，对夏季长时间便秘、体内毒素堆积引发的口舌生疮、脸色晦暗、口干、口臭、眼睛红肿、小便不利等症均有良好的功效，还可消除疱疹、瘙痒等各种皮肤过敏症。

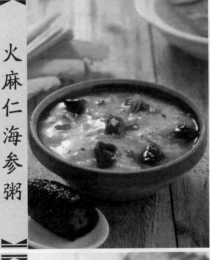

火麻仁海参粥

【配方】火麻仁10克，水发海参80克，大米100克，料酒、姜粒、葱花、盐、鸡精、香油各适量。

【制作】❶ 火麻仁去壳，研成粉；大米淘净；海参洗净，去肠杂，切块。❷ 砂锅内放入大米、火麻仁、海参、料酒、姜粒、葱花，倒入500毫升水，大火烧沸，改用小火煮35分钟，加入盐、鸡精、香油，搅匀即成。

【功效】◎这道药膳有辅助润肠通便、养血润燥的功效，适用于长期便秘、宿便堆积、精血亏损、小便频数等症。此外，它还可延缓细胞衰老，促进身体发育，增强造血功能，使身体的抗病能力得到提升，对糖尿病、胃溃疡等疾病的缓解也有一定的效果。

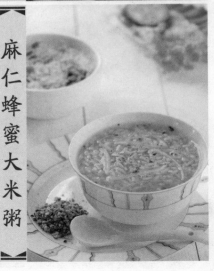

麻仁蜂蜜大米粥

【配方】火麻仁10克，大米100克，葱丝、蜂蜜各适量。

【制作】❶ 火麻仁研成细末；大米淘净。❷ 锅内放入火麻仁粉、大米、适量清水，大火烧沸，改小火熬煮30分钟，加入葱丝、蜂蜜，拌匀即成。

【功效】◎火麻仁可润燥滑肠，通淋活血。蜂蜜能润燥清肠，适宜肠燥便秘者食用。大米含有人体必需的蛋白质、脂肪、多种维生素及钙、铁等营养成分，可以提供人体所需的营养、热量。此膳补中益气，健脾和胃，滋阴补肾，有助于润肠通便，适用于体虚肠燥、大便秘结等症。

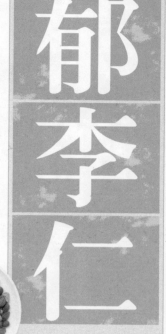

郁李仁

◎ 郁李仁为蔷薇科落叶灌木欧李、郁李或长柄扁桃的成熟种子，前两种俗称小李仁，后一种俗称大李仁，又名郁子、郁里仁、李仁肉等。

主要功效

◎ 中医认为，郁李仁体润滑降，有缓泻之功，善导大肠燥秘，能润肠通便，又能利水消肿，对小便也有很好的通利作用，能够缓解小便量少、淋沥不尽、灼热赤黄等症状。

◎ 现代研究表明，郁李仁的主要成分为脂肪油。它清除肠道宿便的功能主要通过两个方面来实现：一是所含的脂肪油能在碱性的肠道分泌液中分解成有较强刺激作用的甘油和脂肪酸，从而使肠道受到刺激，产生泻下作用；二是所含的郁李糖苷能增强肠道的蠕动，促进宿便的排出。

◎ 郁李仁主要适用于如下病症及表现：大肠气滞所致的燥涩不通、便秘腹胀；水道不通，身体水分代谢异常所致的面目和四肢水肿。

其他功效

1. 控制高血压。郁李仁酊剂有降低血压的作用，能够调节血压，预防和控制高血压病。

2. 消炎。郁李仁的某些成分对炎症有抑制作用，能缓解各种炎症引起的疼痛。

3. 郁李仁在现代临床医学上还被用来辅助治疗支气管哮喘、脚气等疾病。

养生药膳

郁李仁田螺粥

【配方】郁李仁15克，田螺肉100克，大米150克，盐、鸡精、葱花、香油、料酒各适量。

【制作】❶ 郁李仁研成粉；田螺肉洗净，切片；大米淘净。❷ 砂锅内放入郁李仁、田螺肉、大米、料酒，加入500毫升清水，大火烧沸，改用小火煮35分钟，加入盐、鸡精、香油、葱花，搅匀即成。

【功效】这道药膳有润肠通便、清热利水的功效，适用于大小便不畅，体内宿便堆积，风火上扰引起的口臭、面色黯淡、食欲不佳、口舌生疮、眼睛红肿涩痛等症，对脚气、痔疮等慢性疾病也有一定的缓解作用。

性味归经

味辛、苦、甘，性平。归脾、大肠、小肠经。

本草语录

「郁李仁甘苦而润，其性降，故能下气利水。」——《世医得效方》

「通泄五脏……消宿食，下气。」——《本草纲目》

「治津枯便秘。」——《日华子本草》

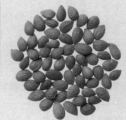

郁李仁

疗疾千金方	防止老年便秘	消除便秘
	◎ 火麻仁60克，郁李仁30克，大黄15克。上药共研细末，文火炼稠，和诸药，待冷却后搓成条状，如筷子般粗细，长约3厘米。用时取1粒塞肛门内，每日2次。（《中国民间疗法》）	◎ 郁李仁20克，打碎，水煎去渣，加白砂糖适量，顿服。每日1剂。（中医验方）

■ 选购要点 以粒饱满、完整、色黄白者为佳。

莱菔子

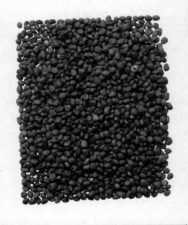

● 莱菔子为十字花科植物萝卜的成熟种子，又名萝卜子、杜卜子。莱菔子是消食顺气、清除宿便的常用药，在化痰方面也有很好的功用，而且见效极快，「有推墙倒壁之功」。

性味归经

味辛、甘，性平。归脾、胃、肺经。

本草语录

「破气，除痰，消食。」——《本草从新》

「顺气开郁，消胀除满。」——《医学衷中参西录》

主要功效

◎中医认为，莱菔子有消食除胀、降气化痰的作用，对改善消化不良和宿便堆积有很好的功效。

◎现代研究表明，莱菔子的主要成分为脂肪油。它能增强肠道的收缩性，促进肠道蠕动，还能对抗肾上腺素对肠道的抑制作用，从而促进排便。此外，莱菔子的制剂还能使机体胃幽门部环形肌紧张性和收缩幅度增高，延迟胃排空时间，使食物不至于过快地进入小肠，减轻小肠的消化负担，实现"消食除胀"的功用。

◎莱菔子主要适用于如下病症及表现：肠胃功能异常所致的便秘、腹胀、消化不良、饮食减少；气机郁结所致的咳嗽、多痰、哮喘。

其他功效

1.杀菌。莱菔子对链球菌、葡萄球菌、肺炎双球菌、大肠杆菌等病菌均有抑制作用。

2.降低血压。莱菔子的水煎液浸膏具有明显地降低体动脉压的作用，还能明显地降低肺动脉压，对体血管阻力和肺血管阻力也有降低作用。

3.解毒。莱菔素用于体外，与细菌外毒素混合之后具有明显的解毒作用。

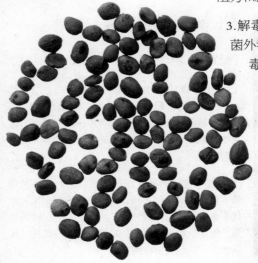

莱菔子

◎ 注意事项

1.本品辛散耗气，气虚而无食积、痰滞者慎用。2.不宜与人参等补气药同用，以免抵消补气作用。

◎ |选购要点|以颗粒饱满、无杂质、油性大、色红者为佳。

佐治小儿口疮

◎莱菔子、白芥子、地肤子各10克，食醋适量。前3味以文火用砂锅炒至微黄，研成细末，加醋调成膏状，涂于2厘米见方纱布或白布上，贴于患儿足心稍前涌泉穴处，胶布固定，每日1次，连用3~5天。（中医验方）

缓解腹痛

◎莱菔子、艾叶各30克，盐10克。上方共炒热，以布包裹熨脐腹部，痛止为度。（中医验方）

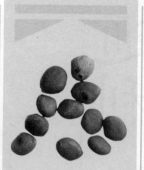

防止老年便秘

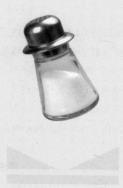

◎莱菔子（文火炒煮）30~40克，温开水送服，每日2~3次。（中医验方）

◎炒莱菔子120克，研细末，盐开水送服。每次10克，每日2次，早、晚分服，连服3日。（中医验方）

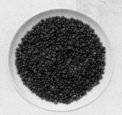

消除气滞引起的便秘

◎ 养生药膳

【配方】山楂9克，莱菔子、麦芽、神曲、陈皮、茯苓各6克，苍术、藿香、甘草各3克，猪肚200克，姜片、料酒、葱段、盐各适量。

【制作】❶ 猪肚洗净，切条；前10味药材用纱布袋装好，扎紧口。❷ 锅内放入猪肚、药袋、姜片、葱段、料酒、盐，加水1 000毫升，大火烧沸，改用小火炖煮30分钟即成。

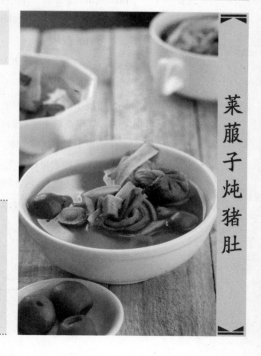

菜菔子炖猪肚

【功效】

◎莱菔子有较强的祛痰止咳、行气除胀、消食导滞的功效。猪肚含有蛋白质、糖类、维生素及多种微量元素，具有补虚损、健脾胃的功效。山楂可消食导滞，活血散瘀，行气散积，有较强的抗菌作用。这道药膳有助于健脾胃，行气散积，消除便秘。

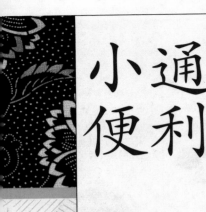
小通便利

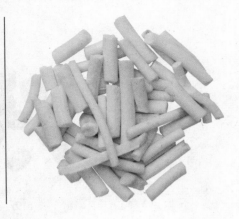

什么是通利小便

一般来说，一个健康的成年人每天排尿量应为1 500~2 500毫升。如果出现尿量太少、排尿困难，甚至尿路不通的状况，那人体健康就会受到极大的威胁。因为尿液中含有大量的毒素，如果它们不能被及时排出，就会被人体再次吸收，对人体的消化、循环、神经等系统造成损害，使人患上各种相关疾病。小便不利的状况持续越久，对人体的伤害就越大，就好比下水道堵塞越久，污染就越严重一样。

因此，要使身体保持健康，清爽无毒，我们就必须重视小便的排出，如果出现了小便不利的病症，就应该积极地进行治疗。

中医认为，造成小便不利的原因有很多，像湿热蕴结、热邪壅肺、肝郁气滞、肾气虚弱、热病伤津、中气下陷等症都能引起小便不利，所以在治疗前必须先辨别病因，然后采取或疏通，或发散，或补益的办法来进行辅助治疗。

西医则认为，小便不利与泌尿系统疾病有关，前列腺炎、尿路感染、膀胱炎、肾炎等疾病或相关的结石病，都能引起小便不利，在治疗上应以抗菌消炎为主。

病症表现

排尿异常的主要表现：排尿困难、小便滴沥、尿潴留、尿量少。

养生建议

一、出现小便不利现象时，首先应明确病因，然后使用一些相应的中药材如渗湿药、利水道药、通淋药等来进行调养。

二、小便不利者适宜常吃以下蔬果：苋菜、冬瓜、西瓜、苹果、花生、木瓜。

三、小便不利者可经常做上提、收缩肛门的动作，这样可以加速会阴处的血液循环，提高肌肉张力，使症状得到缓解。

四、戒除烟酒，少吃或不吃有刺激性的食物。

主要功效

◎中医认为，猪苓能渗湿气，利水道，分解阴阳，可以用来改善小便不利等病症。

◎现代研究表明，猪苓主要含有蛋白质、多糖等成分。其水煎剂有明显的利尿作用，能抑制肾小管对水及电解质，特别是钾、钠、氯等物质的重吸收，减轻尿液毒素对身体的伤害。

◎猪苓主要适用于如下病症及表现：脾脏运化失常或湿热蕴结所致的小便不利、四肢水肿；寒湿侵袭所致的妇女白带异常。

其他功效

1.抗菌。猪苓的醇提取液对金黄色葡萄球菌、大肠杆菌有抑制作用。

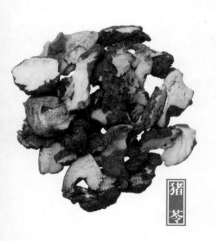

猪苓

2.保护肝脏。猪苓多糖能阻止肝脏病变，降低谷丙转氨酶，抑制乙肝病毒的复制，对肝组织损伤有一定的修复作用。

3.增强免疫力。猪苓多糖能提高机体细胞的免疫功能，调节体液免疫作用，使身体虚弱者的抗病能力得到增强。

4.抗辐射。猪苓能调节垂体—肾上腺系统的功能，使机体处于应激状态，从而增强其抗辐射损伤的能力。

5.抗诱变。猪苓能抑制突变细胞的有丝分裂，减少微核的产生，起到稳定和促进DNA修复的作用。

6.猪苓在现代临床医学上被用于银屑病、肺癌等疾病的辅助治疗。

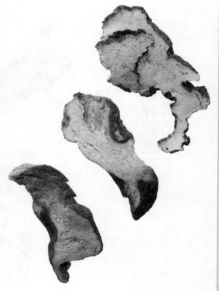

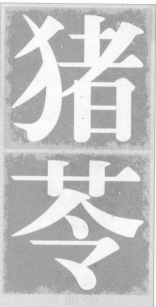

猪苓

● 猪苓为多孔菌科真菌猪苓的菌核，又名地乌桃，通常寄生于桦树、枫树或柞树的腐根上。古代医家认为，猪苓『行水之功多』，是很好的利尿药材。

性味归经

味甘、淡，性平。归肾、膀胱经。

本草语录

『主痎疟，解毒……利水道。』——《神农本草经》

『开腠理，治淋肿脚气，白浊带下，妊娠子淋，小便不利。』——《本草纲目》

◎ 注意事项

无水湿者忌服。

◎ **选购要点** 以个大、皮黑、肉白者为佳。

疗疾千金方

◎猪苓150克，研末。用开水送服1匙，每日3次。（《本草纲目》）

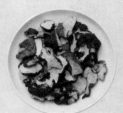

缓解通身肿满，小便不利

缓解各种原因引起的口渴不止

◎猪苓汤：猪苓、茯苓、泽泻、滑石、阿胶各9克，以水400毫升，煮取200毫升。分3次，1日服。（《伤寒论》）

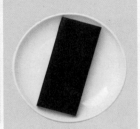

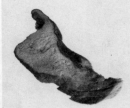

妊娠期间浮肿，从脚至腹，小便不利

◎猪苓研末，开水送服半匙，每日3次。（《子母秘录》）

提高机体免疫力，杀死癌细胞

◎将八月札、白术、猪苓、茯苓、生薏米、菝葜、半枝莲、白花蛇舌草各30克，柴胡、枳壳、郁金、干蟾皮、鸡内金各10克，生山楂15克一同置锅内，用水煎煮。每日1剂。（中医验方）

◉ 养生药膳

猪苓茶

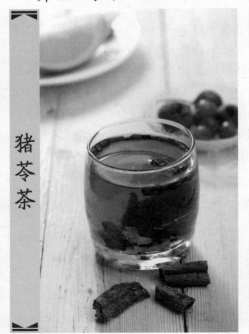

【配方】猪苓20克，桂枝10克，茯苓25克，白术15克，白砂糖适量。

【制作】❶ 将4味药材洗净。❷ 炖锅中放入4味药材，加适量水，用中火煎煮25分钟，去渣取汁。❸ 取一碗，倒入药液，加入白砂糖，搅匀即成。

【功效】◎猪苓、茯苓都有通利小便之功效，可祛除膀胱中蓄水。这道药饮可有效减轻小便次数少、无尿意的症状，还能温暖肠胃，缓解腹泻，对尿少口干、腹中胀痛、恶心呕吐等症有一定功效。此外，它也可以作为肠道炎症患者的日常调养品。

【配方】猪苓15克，牛黄10克，白砂糖20克。

【制作】❶ 猪苓洗净；牛黄敲碎。❷ 砂锅中放入猪苓、牛黄，加适量清水，大火烧沸，改用小火煎煮20分钟，去渣取汁。❸ 取一碗，倒入药汁，加入白糖，搅匀即成。

◎这道药膳能利尿渗湿，通利水道，改善泌尿系统炎症引起的尿痛、尿等待、尿滴沥、尿潴留等症，还可清热解毒，促使体内毒素随小便排出体外。此外，它还可作为肝病患者的调养品，缓解肝病患者在夏季常有的口干口渴、小便深黄、肝区不适等症。　【功效】

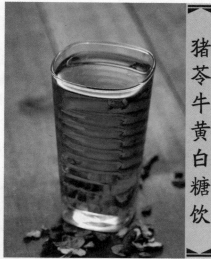

猪苓牛黄白糖饮

【配方】猪苓10克，红花6克，羊肉300克，料酒、盐、味精、姜块、葱段、胡椒粉各适量。

【制作】❶ 猪苓、红花分别洗净，去杂质；羊肉洗净，切块；姜块拍松。❷ 炖锅中放入羊肉、红花、猪苓、姜块、葱段、料酒，加800毫升水，大火烧沸，改用小火炖35分钟，加入盐、味精、胡椒粉，搅匀即成。

◎猪苓渗湿利尿；红花通经化瘀；羊肉温补元阳。这道药膳对前列腺炎症引起的小便不畅有很好的效果，能够促进血液循环，给前列腺补充营养，并将积压在前列腺内的毒素带走，从而缓解前列腺炎症，使尿频、尿潴留的症状得到缓解。　【功效】

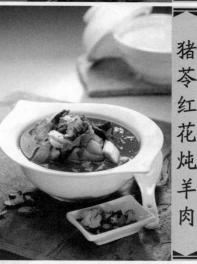

猪苓红花炖羊肉

【配方】猪苓15克，薏米20克，猪胰100克，料酒、葱段、姜块、盐、味精、胡椒粉各适量。

【制作】❶ 猪苓洗净，润透；薏米淘净；猪胰洗净，切块；姜块拍松。❷ 炖锅中放入猪胰、猪苓、薏米、料酒、姜块、葱段，加适量清水，大火烧沸，改用小火煮50分钟，撒入胡椒粉、盐、味精，搅匀即成。

◎这道药膳有利尿渗湿、健脾补肺的功效，能补益脾脏，有助于提高脾脏对水分的运化功能，进而达到通利水道、缓解排尿困难的作用。此外，它还能清肝利胆，祛除体内湿热，适合作为肝炎患者在春季的调养品。　【功效】

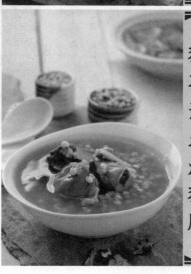

猪苓薏米炖猪胰

车前子

● 车前子为车前科多年生草本植物车前或平车前的成熟种子，又名车前头、猪耳穗子、凤眼前仁等。古代医家认为它『利水道而不动气』，即通利小便的同时又不损害肾气，是一味利尿良药。

性味归经

味甘，性寒。归肾、肝、肺、膀胱经。

本草语录

『主气癃，止痛，利水道小便，除湿痹。』——《神农本草经》

『男子伤中，女子淋沥，不欲食，养肺强阴益精……明目疗赤痛。』——《名医别录》

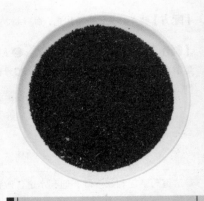

主要功效

◎中医认为，车前子有利尿通淋、渗湿止泻、清肝明目、清肺化痰的功效，可以用来缓解多种原因引起的小便不利症。

◎现代研究表明，车前子含有大量黏液质、琥珀酸及胆碱，能促进尿液中尿素、氯化钠、尿酸等对人体有害的物质的排出。其作用主要通过使输尿管蠕动频率增加及升高输尿管上段的腔内压力来实现。此外，车前子对泌尿系统炎症也有一定的抑制作用，并能用于辅助治疗泌尿系统的结石病。

◎车前子主要适用于如下病症及表现：湿热蕴结所致的小便不通、量少或灼热；口渴心烦、舌苔白腻；肝火上扰所致的眼睛肿痛、视物模糊、白内障。

其他功效

1.止咳化痰。车前子能促进呼吸道的黏液分泌，稀释痰液；还能使呼吸运动加深变缓，起到止咳化痰的作用。

2.抗炎。车前子提取液能明显降低机体皮肤及腹腔毛细血管的通透性，降低红细胞膜的通透性，起到抑制炎症的作用。

3.抑制病菌。车前子水煎液对金黄色葡萄球菌、大肠杆菌、铜绿假单胞菌等病菌有不同程度的抑制作用。

4.车前子在现代临床医学上还被用于充血性心力衰竭、上消化道出血、急性黄疸型肝炎等疾病的辅助治疗。

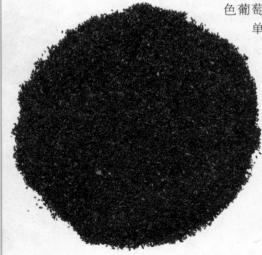

车前子

◎ 注意事项

1.无湿热者及孕妇慎用。2.肾虚精滑者慎用。

◎ |选购要点| 以子粒饱满、质坚硬、色棕红者为佳。

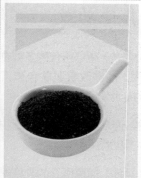

疗疾**千金方**

◎驻景丸：车前子、熟地（酒蒸后火焙）各90克，菟丝子（酒浸）150克，共研为末，炼蜜为丸，如梧桐子大。每服30丸，温酒送下，1日2次。（《本草纲目》）

佐治肝肾亏虚引起的眼睛昏暗、流泪及白内障

佐治虚劳引起的梦遗

◎鹿角胶散：鹿角胶（研碎，炒令黄燥）、车前子、覆盆子各30克，共研为末。每服6克，饭前温酒调下。（《太平圣惠方》）

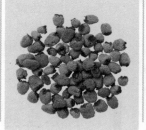

控制高血压

◎每日取车前子9~18克，水煎2次，代茶饮。（中医验方）

缓解小便出血，疼痛

◎车前子晒干为末，每服6克，以车前叶煎汤送服。（《普济方》）

◎ 养生药膳

【配方】车前子30克，红枣10颗，田螺1 000克。

【制作】❶ 田螺洗净，去壳；红枣洗净，去核。❷ 将车前子、红枣、田螺装入纱布袋内，扎紧口。❸ 锅内放入纱布袋、适量清水，大火煮沸，改用小火煲2小时即成。

【功效】

◎车前子利水通淋，渗湿止泻，田螺清热利水，除湿解毒。这道药膳有助于改善小便不利，尿潴留的症状，对泌尿系统感染或结石的改善有一定的效果，故在预防和改善前列腺炎方面功效尤佳。此外，它还有清除肝火的功能，能够很好地保护肝脏。

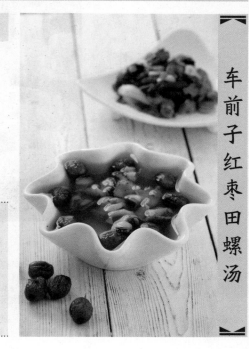

车前子红枣田螺汤

通草

通草为五加科灌木通脱木的茎髓，又名寇脱、白通草、通脱木、大叶五加皮等。它有「引热下降而利小便」的功效，能够改善湿热侵扰引起的小便不利。

性味归经

味甘、淡，性微寒。归肺、胃经。

本草语录

「引热下降而利小便」而下乳汁。」——《本草纲目》通气上达

「利小便……兼解诸药毒。」——《本草图经》

主要功效

◎中医认为，通草有泻肺利小便、清热缓阴血、通气下乳的功效，对湿热蕴结所致的小便不利功效尤佳。

◎现代研究表明，通草含有葡萄糖、脂肪、蛋白质、多糖等营养成分。它有很明显的利尿作用，并能促进尿液中钾离子的排出，预防因小便不利，钾离子沉积而引起的钾中毒。

◎通草主要适用于如下病症及表现：湿热蕴结所致的小便不利、滴沥不止、小便色黄、尿道涩痛；身体沉重乏力、发热、胸闷气喘；水分代谢异常引起的身体浮肿。

其他功效

1.延缓肌肤衰老。通草所含的多糖有抗氧化作用，能够改善肌肤色素沉积及缺水的症状。

2.保护肝脏。通草能增强肝脏的脂肪代谢功能，预防脂肪肝。

3.调节肠道功能。通草所含的乳糖能够调节肠道中的肠道菌丛数，维护肠道平衡。

4.调节免疫力。通草多糖对机体免疫力有一定的调节作用。

5.降低血脂。通草可降血脂，能预防动脉粥样硬化和冠心病的发生。

养生药膳

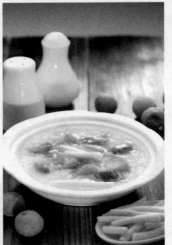

通草桂圆丝瓜粥

【配方】通草10克，桂圆肉20克，丝瓜100克，大米50克，白砂糖适量。

【制作】❶ 通草、桂圆肉分别洗净；丝瓜洗净，去皮，切块。❷ 砂锅中放入大米、桂圆肉、通草，加适量清水，大火烧沸，加入丝瓜，改用小火煮30分钟，加入白砂糖，搅匀即成。

【功效】通草性凉，味甘、淡，入肺、胃二经，能利小便，下乳汁；桂圆肉能益心脾，补气血，安神。两者与清热化痰、凉血解毒之丝瓜，健脾养胃、除渴止烦之大米同烹，具有通利尿道、补养气血的功效。

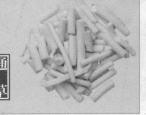

疗疾千金方

适用于产后缺乳	适用于乳汁不行
◎通草10克，绿茶2克，小麦25克。通草和小麦加水350毫升，煮沸15分钟后加入绿茶。分3次服，宜复煎续饮，每日1剂。（中医验方）	◎通草（细切）240克，猪蹄（熟炙捶碎）2只，清酒1 000毫升。前2味用清酒浸，再加水1 000毫升，煮取800毫升。适量饮酒食肉。（《千金要方》）

◎ │选购要点：以条粗、色洁白者为佳。

主要功效

◎中医认为，海金沙有利尿通淋、清热解毒的功效，适用于湿热蕴结、肾气虚弱所致的小便不利。

◎现代研究表明，海金沙的主要成分为脂肪油、海金沙素等物质。它对泌尿系统结石引起的小便不利有很好的功效，能促进输尿管蠕动频率的增加，升高输尿管上段腔内的压力，使结石更易于下移。此外，它对前列腺肥大也有一定的功效，能够改善前列腺肥大引起的尿频而量少、尿潴留等症状。

◎海金沙主要适用于如下病症及表现：尿路结石引起的小便不利；湿热肿满引起的小便不利。

其他功效

1.抗菌。海金沙对金黄色葡萄球菌、铜绿假单胞菌、福氏痢疾杆菌等病菌均有抑制作用。

2.消炎。海金沙对上呼吸道感染、扁桃体炎、肺炎、支气管炎及流行性腮腺炎均有抑制作用。

3.利胆保肝。海金沙中的某些成分可促进胆汁中水分的分泌，所包含的咖啡酸有保护肝脏的作用。

4.海金沙在现代临床医学上还被用于痢疾、急性或慢性肾炎的辅助治疗。

海金沙

● 海金沙为海金沙科植物海金沙的成熟孢子，亦名海金沙砂，竹园荽等。它是「小肠、膀胱血分药……热在二经血分者宜之」，具有通利尿道的作用，常被用来预防和佐治各类泌尿系统结石。

性味归经

味甘淡，性寒。归膀胱、小肠经。

本草语录

「主通利小肠，得栀子、马牙硝、硼砂共疗伤寒热狂，或丸或散。」——《嘉祐本草》

「利水通淋，治男子淫浊，女子带下。」——《本草正义》

养生药膳

海金沙烤鲫鱼

【配方】海金沙20克，鲫鱼500克，料酒、葱段、姜片、酱油、白砂糖、盐、味精各适量。

【制作】❶ 海金沙洗净；鲫鱼处理干净。❷ 砂锅中放入海金沙，加适量清水，煎煮25分钟，去渣取汁，备用。❸ 取一大盆，放入鲫鱼，加料酒、海金沙汁、酱油、白砂糖、盐、味精、姜片、葱段拌匀，腌1小时。❹ 烤箱放入腌好的鲫鱼，烤熟即成。

【功效】海金沙利水通淋，清热解毒；鲫鱼和中开胃，活血通络。这道药膳对老年人有很好的补益作用，有助于缓解老年人的前列腺增生、肥大或发炎，对改善尿路结石所致的尿道涩痛、尿血、排尿困难有很好的效果。

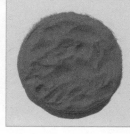

疗疾千金方

佐治小便不通	佐治小便膏淋如油
◎海金沙30克，蜡南茶15克，共捣碎。每服9克，生姜、甘草煎汤送下，每日2次。（《本草纲目》）	◎海金沙、滑石各30克，甘草梢7.5克，共研为末。每服6克，麦门冬煎汤调服，每日2次。（《本草纲目》）

◎ |选购要点|以身干、粒细、质轻、能浮于水、燃之爆响者为佳。

金钱草

● 金钱草为报春花科草本植物过路黄（神仙对坐草）的全草，又名大叶金钱草、过路黄。它是一味常用的排石利尿药，其制剂已被广泛地应用于泌尿系统结石的临床医疗上。

性味归经

味甘、咸，性微寒。归肝、胆、肾、膀胱经。

本草语录

「去风散毒。煎汤洗一切疮疥。」——《本草纲目拾遗》

「主跌打损伤、疟疾、产后惊风，肚痈、便毒、痔漏，擦鹅掌风；汁漱牙疼。」——《百草镜》

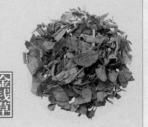

金钱草

主要功效

◎中医认为，金钱草有除湿退黄，解毒消肿的功效，能用来改善湿热蕴结所致的小便不利，身体浮肿。

◎现代研究表明，金钱草主要含有酚性成分。它的水煎液能促进输尿管蠕动频率增加，并使输尿管上段腔内压力升高，从而促进排尿，增加排尿量。此外，它还有辅助治疗尿路结石的作用，这一作用主要通过将尿液变为酸性，使只能存在于碱性环境中的结石溶解来实现。

◎金钱草主要适用于如下病症及表现：尿路结石所致的排尿困难、尿量减少、尿潴留、尿血及各种激发性感染；各类疮痈肿毒。

其他功效

1. 利胆排石。金钱草能明显促进胆汁分泌和排泄，促进黄疸消退，并减少胆石新生。

2. 保护心血管系统。金钱草能使冠脉血流量增加、动脉压降低、心率减慢，还能减少心肌耗氧量和冠脉阻力，并对脑垂体后叶素所引起的冠脉流量减少和血压升高有一定的缓解作用。

3. 消炎抗菌。金钱草对肺炎双球菌和金黄色葡萄球菌有抑制作用，其所含的总黄酮及酚酸物具有抗炎作用。

4. 金钱草在现代临床医学上还被用于痔疮、非细菌性胆道感染、痢疾、带状疱疹等疾病的辅助治疗。

养生药膳

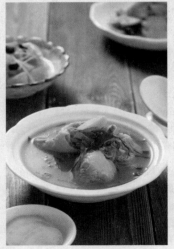

金钱草鸭汤

【配方】鲜金钱草50克，白条鸭1只，葱段、姜块、料酒、盐、味精、胡椒粉各适量。

【制作】❶ 金钱草洗净，切段；白条鸭洗净，切块；姜块拍松。❷ 取一大盆，放入鸭块、盐、料酒，腌20分钟。❸ 炖锅内放入鸭块、葱段、姜块、鲜金钱草，加水，大火烧沸，改用小火炖2小时，撒入盐、味精、胡椒粉，搅匀即成。

【功效】金钱草利尿排石，鸭肉清热解毒。这药膳可通利小便、止痛排石，适用于各类泌尿系统结石，并能缓解尿路不畅、尿痛、尿潴留、尿不尽等症，对结石引起的炎症有抑制作用。

·疗疾千金方·

佐治膀胱结石

◎化石汤：金钱草、龙须草、车前草各15克，水煎服。（《浙江民间草药》）

佐治胆、肾结石

◎金钱草10克，绿茶1克，沸水冲泡，加盖，5分钟后可饮。每日饮服，饮后杯中略留余汁，再泡再饮，直至冲淡为止。（中医验方）

◎ |选购要点| 以叶片肥大、植株完整、干燥无杂质者为佳。

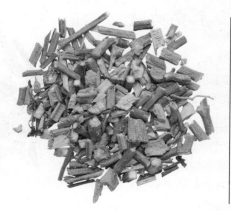

消除腹胀

● 什么是腹胀

腹胀是一种常见的消化系统病症。腹胀可能是一种主观上的感觉,如腹部的一部分或整个腹部有胀满感;也可能是一种客观上的存在,如腹部可见有明显的膨胀。

西医认为,腹胀是由胃肠功能不正常,胃肠道内产生的气体无法排出,发生积气所致。例如,如果消化不良,有剩余食物堆积在肠道中,那么这些食物将与肠道中的细菌发生化学反应,从而产生大量气体,使人产生腹部胀满感。

中医则认为,腹胀与气滞有很大关系,湿阻气机、肝气郁滞、脾虚气滞均可引起腹胀,在治疗上应以疏导气机为主。

导致腹胀的气体是由人体新陈代谢产生的,其中含有大量的毒素。首先,它含有氨气等有害气体,如果被肠道再次吸收,会给某些器官带来极大的危害;其次,这些废气会降低肠胃的消化吸收功能,使食物大量堆积,产生更多的有害气体,形成恶性循环。因此,当身体出现腹胀、排气过多或过少等现象时,应积极进行调养和治疗,切不可掉以轻心。

● 病症表现

腹部长期有胀满感或肉眼可见腹部膨胀,严重者会出现腹痛、口臭、恶心、食欲不振、皮肤粗糙、粉刺、暗斑增多、脸色黯淡等症状。

● 养生建议

一、可使用一些能祛除湿热、寒湿或积滞,调理气机,补益脾脏的中草药进行调养。

二、腹胀者应注意调整饮食结构,减少膳食纤维的摄入,少吃面食、豆类等食物;吃饭应细嚼慢咽,使其易于吸收;夜晚,肠胃的消化能力较弱,应少吃夜宵。

三、注意调节情绪,放松心情,焦躁、忧伤、抑郁等不良情绪会刺激胃部分泌大量胃酸,使胃气增多,腹胀加剧。

陈皮

● 陈皮为芸香科常绿小乔木橘及其栽培变种的干燥成熟果实的外皮，又名头红、贵老、红皮、橘皮等，是常用的中药材之一，古代医家称赞它「能散能泻，能温能补能和」。

性味归经

味辛、苦，性温。归脾、肺经。

本草语录

「治胸膈间气，开胃，主气痢，消痰涎，治上气咳嗽。」——《药性论》

「橘皮，苦能泄能燥，辛能散，温能和，其治百病，总是取其理气燥湿之功。同补药则补，同泻药则泻，同升药则升，同降药则降。」——《本草纲目》

主要功效

◎中医认为，陈皮有理气健脾、燥湿化痰的功效，可用来祛除脾虚气滞引起的脘腹胀满。

◎现代研究表明，陈皮主要含有挥发油等化学成分。它消除腹胀的功能主要通过两个方面来实现：一是其挥发油对肠胃有温和的刺激作用，能促进消化腺分泌，增强消化功能，从而减少肠道内食物的堆积，使腹腔废气的生成量减少；二是其水煎液能提高人体唾液的淀粉酶活性，使唾液的消化功能增强，从而减轻肠胃的消化负担。

◎陈皮主要适用于如下病症及表现：寒湿中阻、脾虚气滞或肝气乘脾引起的腹胀、消化不良、食欲不振；痰湿壅肺引起的咳嗽、气喘、痰多。

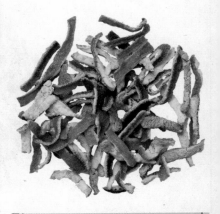

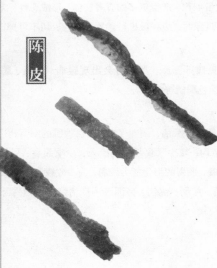

陈皮

其他功效

1.保护肝脏。陈皮的甲酸甲醇提取物对机体肝脏损害有缓解作用，可起到保护肝脏的作用。

2.保护血管。陈皮所含的橙皮苷与甲基橙皮苷均有维生素P样作用，能降低毛细管脆性，防止微血管出血。

3.抑制病菌。陈皮的某些成分对葡萄球菌、卡他夸菌、溶血性嗜血菌等病菌有抑制作用。

4.降低血压。陈皮中含有橙皮苷、胡萝卜素、维生素C及大量的B族维生素，对于血管出血、血栓塞及动脉硬化有预防作用，从而有效抑制血压上升。

5.增强心肌收缩。陈皮中含挥发油、黄酮苷、川皮酮，以及肌醇、维生素、胡萝卜素、对羟福林，使心肌收缩增强，输出量增加。

◎ 注意事项

1.吐血者慎用。2.气虚及阴虚燥咳者不宜用。

◎ **选购要点** 以皮薄、外皮色深红、内皮白色、陈旧、油性大、气浓香者为佳。

理气活血、通经止痛

◎将陈皮15克，玄胡、穿山甲、丹参各30克，牵牛、田七各6克，白芍、赤芍各24克，甘草、土元、甘草、土元各12克置锅内，用水煎煮。日服2次，每日1剂。（《龚凤平方》）

佐治疟疾

◎姜橘饮：陈皮（去白）120克，生姜（去皮）60克，共研粗末，用水3碗，煎取1碗，去滓，分作2服，当发日五更服。（《魏氏家藏方》）

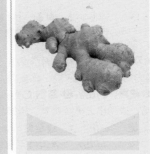

佐治溃疡性结肠炎

◎陈皮15克，荷叶10克，砂仁2克。上药制散剂，每次1剂，每日2次，早晚开水冲服。里急后重甚者加木香5克，腹泻甚者加参苓白术散，有脓血者加秦皮6克。（中医验方）

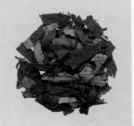

◎陈皮30克，甘草6克，水煎服。（《本草纲目》）

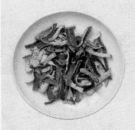

佐治急性乳腺炎未化脓者

◎ 养生药膳

【配方】青鱼1条，圆白菜半个，党参15克，草果、陈皮各5克，植物油、盐、胡椒粉、葱段、姜片各适量。

【制作】❶ 青鱼处理干净；圆白菜洗净，切块。❷ 炒锅放植物油烧热，下入青鱼炸至金黄色，捞出控油。❸ 锅中倒入清水，下入葱段、姜片、青鱼、草果、陈皮、党参，大火煮沸，改小火慢煲1小时，加入圆白菜略煮，撒上盐、胡椒粉，搅匀即可。

【功效】◎陈皮中带有一种特殊的苦味，是以柠檬苷和苦味素为代表的"类柠檬苦素"。这种"类柠檬苦素"性味平和，易溶于水，具有促进消化的作用。它所含的挥发油对胃肠道有温和刺激作用，可促进消化液的分泌，排除肠内积气，消除腹胀，增加食欲。草果味辛，性温，归脾、胃经，不仅可健胃消食，消宿食，而且对疟疾也有一定的食疗作用。

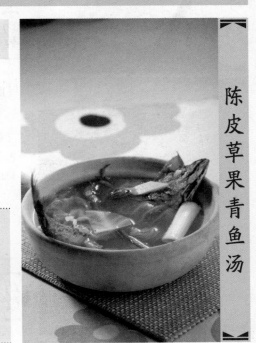

陈皮草果青鱼汤

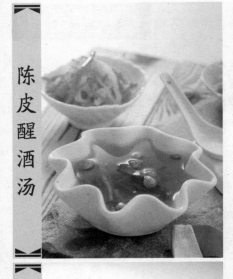

陈皮醒酒汤

【配方】陈皮、香橙皮（去白）各500克，檀香200克，葛花、绿豆花各250克，人参、白豆蔻各100克，盐适量。

【制作】❶ 将前7味药材分别洗净，切碎，共同研成末。❷ 取一瓷罐，倒入药末、盐，混合均匀。❸ 取1汤匙药末，放入杯中，倒入白开水，搅匀即可。

【功效】◎这道饮品有解酒提神的作用，能够有效改善酒后气积于腹、胀满不适的症状。它还有醒酒功能，适合饮酒过多、酒醉不醒、头痛欲裂者饮用。此外，它还可保护肝脏，对大量饮酒引起的肝脏损伤有缓解作用。

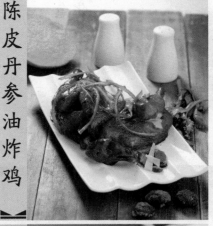

陈皮丹参油炸鸡

【配方】陈皮15克，丹参20克，白条公鸡1只，姜块、葱段、盐、花椒粒、冰糖、植物油、味精、香油各适量。

【制作】❶ 取一半陈皮切粒；丹参切片；白条公鸡洗净；姜块拍松。❷ 砂锅内加清水，放入鸡、陈皮粒、姜块、葱段、花椒粒、盐，煮至鸡六成熟，捞出。❸ 原锅洗净，放入丹参片，加水，中火烧沸，放入鸡，改用小火煮至鸡熟，捞出。❹ 炒锅烧热，倒入少许清水，下入冰糖、味精、盐，烧至黏稠，涂抹在鸡身上。❺ 原锅洗净，放香油烧至八成热，下入鸡炸至色红亮，捞出，下入余下陈皮，炸酥出锅。❻ 油炸鸡切块，炸陈皮切丝，装入盘中即可。

【功效】◎这道药膳有理气健脾、温中益气、活血化瘀的功效，能够缓解消化不良引起的胸腹胀满、排气不畅、不思饮食、饭量减少等症，对气滞于内所致的恶心反胃也有一定的效果。此外，它还能活血化瘀，清心除烦，使心悸不宁、夜间失眠的症状得到缓解。

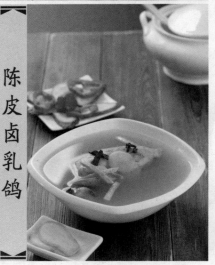

陈皮卤乳鸽

【配方】陈皮、大料、肉桂各6克，橄榄1颗，丁香3粒，白条乳鸽1只，鸡汤、酱油、盐、红糖、姜块、葱段、植物油各适量。

【制作】❶ 陈皮洗净，切丝；乳鸽洗净；姜块拍松。❷ 炒锅放植物油烧热，放入姜、葱爆香，加入红糖、酱油、鸡汤、陈皮、大料、橄榄、丁香、肉桂，煮30分钟，放入乳鸽、盐，再煮30分钟即成。

【功效】◎这道药膳有芳香行气的作用，有助于改善湿阻气机、肝气郁滞或脾虚气滞等症，缓解体内气滞引起的腹部胀满感。此外，它还有保护心脏、对抗心律不齐的作用，适合气虚心悸者和各类心脏疾病患者食用。

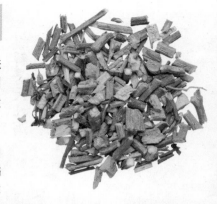

主要功效

◎中医认为，藿香有芳香化浊、祛湿行气、解暑止呕的功效，常被用来调理胃气，排除脾胃间毒素，适用于湿阻脾胃引起的脘腹胀满。

◎现代研究表明，藿香含有挥发油等化学成分。其挥发油有刺激胃黏膜、促进胃液分泌、帮助消化的作用，能改善消化不良引起的食物堆积、气滞腹胀。藿香的某些成分还能防止肠道内的异常发酵，减少腹腔内废气的产生。

◎藿香主要适用于如下病症及表现：湿阻中焦引起的脘腹胀满、饮食不振、食量减少、疲倦乏力、恶心呕吐；暑湿引起的发热、恶心、腹泻。

其他功效

1.抗真菌。藿香制剂对许兰毛癣菌、趾间毛癣菌及足跖毛癣菌均有抑制作用，能预防和辅助治疗相关的皮肤病。

2.抗病毒。藿香中的黄酮类物质有抗病毒作用，能够抑制上呼吸道病原体——鼻病毒的增殖，目前已被广泛应用于对鼻病毒感染者的临床治疗。

3.止咳化痰。藿香挥发油能够促进机体气管酚红的排泌，起到止咳化痰的作用。

4.藿香制剂在现代临床医学上还被广泛应用于皮炎、婴幼儿腹泻、阴道炎、流行性感冒、胃痉挛等疾病的辅助治疗。

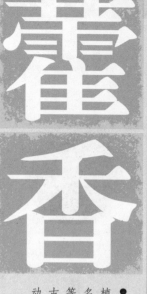

藿香

● 藿香为唇形科多年生草本植物广藿香的地上部分，又名枝香、火香、正香、排香草等。藿香对脾胃很有益处，被古代医家称为「醒脾快胃，振动清阳之妙品」。

性味归经

味辛，性微温。归脾、胃、肺经。

本草语录

「补卫气，益胃气，进饮食，又治吐逆霍乱。」
——《珍珠囊》

「藿香，其气芳香，善行胃气……若脾胃不和，用之助胃而进饮食，有醒脾开胃之功。」
——《药品化义》

◎ 注意事项

阴虚火旺，舌质深红光滑者不宜用。

◎ |**选购要点**|以茎枝粗壮结实、断面发绿、色青绿而叶多、香气浓郁者为佳。

疗疾千金方

◎藿香洗净煎汤，随时含漱。（《本草纲目》）

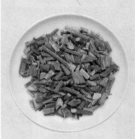

佐治口臭

缓解胎动不安

◎香附、藿香、甘草各6克，共研为末。每服6克，加少许盐，以开水调下。（《本草纲目》）

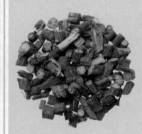

缓解暑天吐泻

◎滑石（炒）60克、藿香7.5克、丁香1.5克，共研为末。每服3克，淘米水调服。（《本草纲目》）

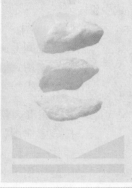

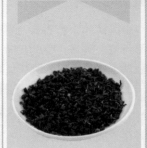

佐治烂疮

◎藿香叶、细茶各等份，细茶烧成灰，用油调匀涂于藿香叶片上，贴在患处。（《本草纲目》）

◉ 养生药膳

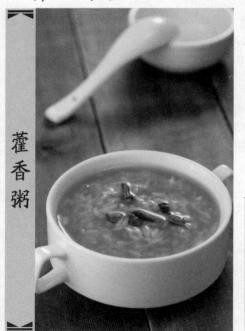

藿香粥

【配方】藿香15克（鲜品30克），大米50克。

【制作】❶藿香洗净；大米淘净。❷锅中倒入适量清水，放入藿香，小火煎5分钟，去渣取汁，即得药液。❸另取锅，倒入适量清水，放入大米，大火烧沸，改用小火熬煮至粥熟，加入药液，煮沸即可。

【功效】◎这道药膳有开胃行气的作用，有助于疏导肠胃间的积滞废气，缓解腹部胀满的症状。它对改善体内废气积滞所引起的皮肤粗糙、暗斑、粉刺等症也有很好的效果。此外，它还能解热消暑，改善夏季常见的烦闷不安、食欲不佳、精神疲乏等症状。

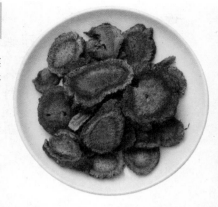

主要功效

◎中医认为，木香有行气止痛、健脾消食的功效，适用于脾胃受寒所致的消化不良、脘腹胀满。

◎现代研究表明，木香的主要化学成分为挥发油、木香碱及菊糖。它对胃肠有刺激作用，能增强胃和肠道的蠕动频率，增加肠胃分泌，促进胃排空，从而提高消化功能，改善积食的症状；木香还能抑制肠道内的某些细菌（如大肠杆菌），减少积食与肠道内细菌作用后产生的废气，使腹腔胀气的现象得到缓解，对胃肠胀气所致的腹痛也有一定的缓解作用。

◎木香主要适用于如下病症及表现：胃肠气滞引起的腹部胀满、饮食减少、恶心反胃；脾虚所致的腹泻、水肿。

其他功效

1.抗菌。木香对葡萄球菌、痢疾杆菌、皮肤癣菌均有不同程度的抑制作用。

2.降压。木香所含的酯类化合物等多种成分均有降压作用，能用于高血压的预防和控制。

3.保护呼吸道。木香能扩张支气管平滑肌，对抗支气管收缩，对哮喘等呼吸道疾病有一定的功效。

4.木香在现代临床医学上还被用来辅助治疗胆石症、胆绞痛、急性腰扭伤等疾病。

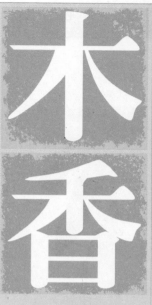

木香

● 木香为菊科多年生草本植物云木香、越西木香或川木香的根，又名蜜香、南木香、云木香等。木香「专泄决胸腹间滞塞冷气」，对气滞腹胀有很好的缓解功效。

性味归经

味辛、苦，性温。归脾、胃、肺、肝经。

本草语录

「治气之总药，和胃气，通心气，降肺气，疏肝气。」——《本草汇言》

◎ 注意事项

木香辛温香燥，易伤阴血，故阴虚、津液不足者慎服。

◎ |选购要点|以条匀、体质坚实、香气浓郁、油性大、无须根者为佳。

疗疾千金方

◎木香、郁金各9克。上药水煎，每日1剂，分2次服，连用5～9日。（中医验方）

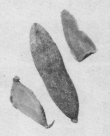

缓解神经痛间性肋

消除小肠疝气

◎木香120克，酒1 500毫升，煮过。每日取酒饮3次。（《本草纲目》）

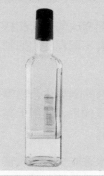

佐治各种痈疽、疗疮

◎木香、黄连、槟榔各等份，研为末，油调搽患处。（《本草纲目》）

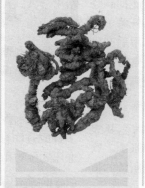

缓解牙痛

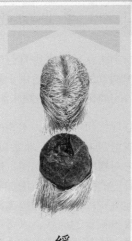

◎木香末加少许麝香揩牙，同时以盐汤漱口。（《本草纲目》）

◉ 养生药膳

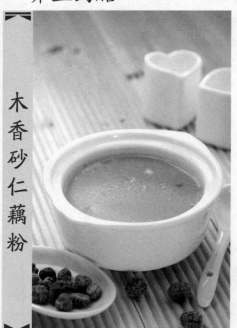

木香砂仁藕粉

【配方】木香1克，砂仁2克，藕粉30克，白砂糖适量。

【制作】❶ 将木香、砂仁研成细末。❷ 取一碗，放入砂仁粉、木香粉、藕粉，倒入开水调匀，放入白砂糖调味即成。

【功效】

◎这道药膳有醒脾胃、消食清热的作用，有助于调理肠胃间积气，祛除热气，缓解腹胀、腹痛、食欲不振、消化不良、食量减少、恶心反胃等症。此外，藕粉富含淀粉、蛋白质、维生素C等营养元素，且易于消化吸收，很适合老人、儿童及体弱多病者食用，是滋补佳品。

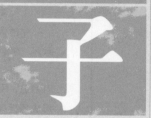

川楝子

◎ 川楝子为楝科乔木川楝的成熟果实，又名金铃子、苦楝子、川楝等。它有「舒肝行气」的作用，常被用来调养肝脏。

性味归经

味苦，性寒；有小毒。归肝、胃、小肠、膀胱经。

本草语录

「主温疾，伤寒大热烦狂，杀三虫，疥疡，利小便水道。」——《神农本草经》

「楝实导小肠膀胱之热，因引心包相火下行，故心腹痛及疝气为要药。」——《本草纲目》

主要功效

◎ 中医认为，川楝子有理气止痛的功效，有助于治疗湿阻气机、肝气郁滞、脾虚气滞等原因引起的腹胀、腹痛。

◎ 现代研究表明，川楝子的主要成分为川楝素、楝树碱及脂肪油等。它有兴奋肠道平滑肌的作用，能够使肠道的张力和收缩力增强，蠕动频率加大，从而提高肠道消化吸收的效率，减少肠道内积食，使腹部的胀满感得到缓解。

◎ 川楝子主要适用于如下病症及表现：由肝胃气滞引起的脘腹胀痛，胁肋疼痛；疝气引起的腹胀、腹痛、便秘；各种原因引起的头皮癣。

其他功效

1. 驱除蛔虫。川楝子的有效成分川楝素对寄生虫有明显的驱杀作用，能够预防各类寄生虫在人体内繁殖。它可阻断虫体的能量供给，使虫体出现收缩性痉挛和疲劳，不能附着于肠壁而被驱出体外。

2. 利胆。川楝子能收缩胆囊，促进胆汁排泄，起到利胆的作用。

3. 川楝子在现代临床医学上还被用于胃痛、胆石症、急性乳腺炎、冻疮、滴虫性阴道炎、细菌性痢疾等疾病的辅助治疗。

养生药膳

川楝菠菜鸡蛋羹

【配方】川楝子15克，菠菜100克，鸡蛋3个，虾皮20克，盐、葱花、胡椒粉、香油各适量。

【制作】❶ 川楝子洗净；菠菜洗净，焯水，放冷水中，捞出，剁成泥；鸡蛋磕碗内打散；虾皮洗净。❷ 砂锅中放川楝子、水，煎煮25分钟，去渣取药汁。❸ 碗中倒蛋液、温水、药汁，放菜泥、盐、胡椒粉、虾皮、葱拌匀，蒸12分钟，淋香油即可。

【功效】这道药膳有清除湿热、平抑肝火、滋阴润燥、补虚益气的功效，适用于改善湿热侵袭、气滞不通所致的腹部胀满，也适合作为乙肝患者在春季养肝护肝的调养品。此外，它还有杀虫的作用，能帮助小儿预防和杀灭各种蛔虫。

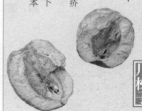

疗疾千金方

缓解胃痛	佐治灰指甲
◎川楝子9克，杭白芍9克，神曲5克，谷芽15克，麦芽15克，蒲公英15克，木香6克，水煎服。（中医验方）	◎川楝子10枚，去皮浸泡至软，捣成糊状后加凡士林适量敷患指（趾），2日后取下。一般连用2次见效。（中医验方）

◎ | **选购要点** | 以外皮金黄、个大、果肉厚者为佳。

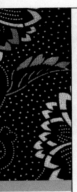

风祛湿除

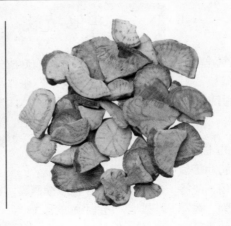

● 什么是风湿

中医认为，风湿是痹症的一种，主要由水湿侵扰，感受风邪或外感风邪，兼以夹湿，以致风、寒湿病邪结合引起的。

风湿病初期会表现出怕冷发热、全身沉重、骨节酸痛及个别部位水肿等症状。若不及时治愈，风湿就会侵入经络关节之间，使关节出现疼痛、筋脉痉挛及麻木，进一步发展则形成慢性风湿病。慢性风湿病会使人体经络闭阻，血液循环出现障碍，导致肌肉因失养而老化加快，变得僵硬，严重者会出现肌肉萎缩，甚至有残疾和内脏功能衰竭的可能。

中医对风湿病的治疗方法：若风湿存在于肌表，则用祛风湿药与解表药来发散；若风湿存在于筋骨和经络之间，则用活血祛瘀药来疏通瘀滞，祛除风湿。

西医将损害关节、肌肉、韧带、肌腱等部位，在临床上以局部疼痛为主要表现的全身性疾病统称为风湿病。其病因既包括中医通常所说的风、寒、湿侵袭，也与免疫学、感染、内分泌等诸多方面有关，在治疗上以消炎镇痛为主。

● 病症表现

肢体关节和肌肉疼痛、肿胀、酸软、麻木、变形、僵直、屈伸不利，严重者有肌肉萎缩、残疾、内脏功能衰竭等症状。

● 养生建议

一、可使用一些祛风湿药来进行调养，必要时配伍一些活血化瘀药、发散表邪药。

二、脂肪在体内氧化时，会形成酮体，而酮体对关节有刺激作用，会加重病情；海产品大多含有尿酸，尿酸会在关节中形成尿酸盐结晶，使关节炎症加重。风湿症患者应减少脂肪和海鲜的摄入。

三、经常使用热水洗澡和泡脚可以促进肢体的血液循环，缓解风湿带来的肿胀、疼痛，对祛除风湿也有好处。

四、居室内应保持干燥清爽，避免生活在潮湿阴冷的环境中。

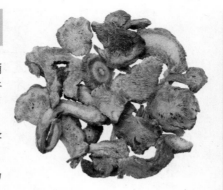
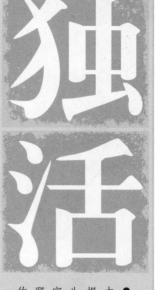

主要功效

◎中医认为，独活有祛除风湿、消除痹痛、解表发散的功效，适用于各种原因引起的风湿病。

◎现代研究表明，独活的主要化学成分为当归素、当归醇及挥发油。它与桑寄生配伍制成的独活寄生汤的抗关节炎功效已得到实验证明，对风湿性关节炎症有明显的改善作用。此外，它还具有镇痛作用，能减轻风湿病带来的关节疼痛感。

◎独活主要适用于如下病症及表现：风湿引起的腰膝疼痛、脚足关节疼痛；肾气虚弱所致的身体瘦弱、畏寒怕冷；外感风寒引起的咳嗽、发烧、流涕。

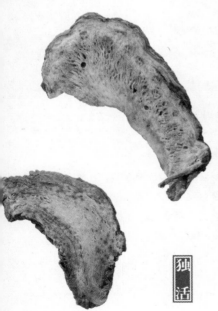

其他功效

1.保护胃脏。独活所含的呋喃香豆精类化合物有抗胃溃疡作用。

2.保护心脏。独活的某些分离物质对心律失常有明显的对抗作用。

3.抗肿瘤。独活所含的东莨菪素对乳腺肿瘤有一定的抑制作用；所含的花椒毒素、佛手柑内酯对艾氏腹水癌细胞有杀灭作用。

4.镇静安神。独活水煎液能够抑制中枢神经，改善烦躁不安、失眠等症。

5.保护心血管。独活的某些成分对血小板凝聚有明显的抑制作用，能预防血栓的形成。

6.独活在现代临床医学上还被用于软组织损伤、白癜风等疾病的辅助治疗。

独活

● 独活为伞形科多年生草本植物重齿毛当归的干燥根，又名独滑、独摇草、长生草、九眼独活等，古代医家认为它「能散肌表八风之邪，利周身百节之痛」，是佐治风湿的要药。

性味归经

味辛、苦，性微温。归肝、肾、膀胱经。

本草语录

「理下焦风湿，两足痛痹，湿痒拘挛。」——《景岳全书·本草正》

「治中诸风湿冷，奔喘逆气，皮肌苦痒，手足挛痛，劳损，主风毒齿痛。」——《药性论》

◎ 注意事项

独活药性温燥，故阴虚血亏及实热内盛者不宜用。

◎ |选购要点| 以条粗壮、油润、香气浓郁者为佳。

疗疾**千金方**

◎独活、羌活、松节各等份，酒煮过。每天空腹饮1杯。（《本草纲目》）

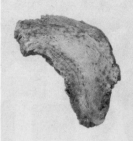

缓解关节痛

佐治中风口噤（浑身发冷，不省人事）

◎独活120克，好酒1 000毫升，煎取500毫升服。（《本草纲目》）

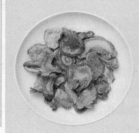

缓解风牙肿痛

◎独活、地黄各90克，共研为末。每取9克，加水1碗煎服，连渣服下，睡前再服1次。（《本草纲目》）

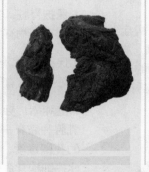

佐治眩晕

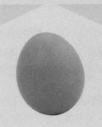

◎独活30克，鸡蛋6个。二料加水适量一起烧煮，待蛋熟后敲碎蛋壳再煮15分钟，使药液渗入蛋内。去汤与药渣，单吃鸡蛋。每次2个，每日1次，3日1疗程。（中医验方）

◉ 养生药膳

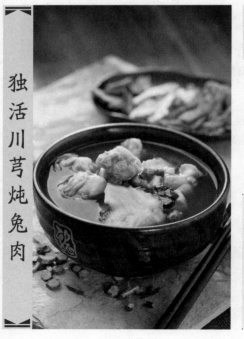

独活川芎炖兔肉

【配方】独活、川芎、蔓荆子、防风、当归、赤芍各10克，没药、肉桂各6克，兔肉400克，料酒、葱段、姜块、盐、味精、胡椒粉、鸡油各适量。

【制作】❶ 将前8味药材洗净，装入纱布袋内，扎紧口；兔肉洗净，剁块；姜块拍松。❷ 炖锅内放入药袋、兔肉、姜块、葱段、料酒，加2 500毫升水，大火烧沸，改小火炖煮30分钟，加入盐、味精、胡椒粉、鸡油，搅匀即成。

【功效】◎川芎为"血中气药"，有活血行气之功，能够通过促进气血运行来加快体内风湿的发散；独活除了能祛除肌表间风湿外，还能缓解风湿引起的麻痹和疼痛感；兔肉则能补中益气，凉血解毒，增强身体对风寒湿邪的抵御能力。因此，这道药膳对风湿有预防和辅助治疗的功效。

主要功效

◎中医认为，防己祛风除湿，利水消肿，适用于各类风湿痹痛。

◎现代研究表明，防己主要含有生物碱、挥发油等化学成分。它对关节炎症有一定的抑制作用，这一作用是通过刺激垂体一肾上腺系统，兴奋肾上腺皮质，使肾上腺皮质功能得到增强来实现的，发挥功效的主要活性成分为汉防己甲素和汉防己乙素。此外，防己所含的汉防己总碱有明显的镇痛作用，能够缓解风湿引起的各种疼痛。

◎防己主要适用于如下病症及表现：风湿引起的四肢麻痹、疼痛；脾脏运化失常所致的水道不畅，四肢水肿。

其他功效

1.抗过敏。防己所含的汉防己甲素具有广泛的抗过敏作用，既是过敏介质的拮抗剂，又是过敏介质的阻滞剂。

2.抗肿瘤。汉防己甲素具有抗肿瘤的作用，这一作用主要通过抑制肿瘤细胞的生长和放疗增敏，逆转肿瘤细胞的耐药性来实现。

3.护肝。汉防己甲素能促进肝细胞的增殖，提高受损伤的肝细胞的活力，对肝细胞有保护作用。

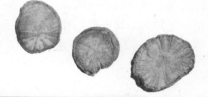

养生药膳

防己炖狗肉

【配方】 防己、防风、苍术、桂枝、羌活、独活各10克，川乌5克，麻黄3克，狗肉500克，盐、味精、胡椒粉、鸡油、料酒、姜片、葱段各适量。

【制作】 ❶ 将前8味药材洗净，切碎，装纱布袋内，扎口；狗肉洗净，略焯，切块。❷ 炖锅放狗肉、药袋、料酒、姜、葱，加水，烧沸，改小火炖煮50分钟，加盐、味精、胡椒粉、鸡油，搅匀即成。

【功效】 这道药膳能发散瘀滞于肌表或侵入经络关节间的风湿，通畅经络，改善风湿引起的经络闭阻和气血不畅，还能温肾助阳，适用于风湿发展到中期时出现的肝肾不足、腰膝酸痛症。

防己

● 防己为防己科木质藤本植物粉防己（汉防己）或马兜铃科缠绕草本植物广防己（木防己）的根，又名倒地拱、白木香、猪大肠等，古代医家认为它"通可去滞"，是"疗风水要药"。

性味归经

味苦，性寒。归膀胱、肾、脾经。

本草语录

"疗水肿、风肿，去膀胱热，伤寒寒热邪气，中风手脚挛急，止泄，散痈肿恶结……"——《名医别录》

"汉防己，治湿风，口面喎斜，手足疼，散留痰，主肺气嗽喘。木防己，治男子肢节中风，毒风不语，主散结气痈肿，温疟，风水肿，治膀胱。"——《药性论》

佐治夏天吐泻	佐治咯血多痰
◎防己汤：防己30克，白芷60克，共研细末。每服3克，新汲水调下，不拘时候。（《杨氏家藏方》）	◎粉防己、葶苈各等份，共研为末。每服3克，糯米汤送下。（《本草纲目》）

疗疾千金方

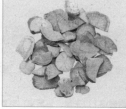

● **选购要点**｜以质坚实、粉性足、去净外皮者为佳。

海藻

海藻为马尾藻科植物海蒿子或羊栖菜的干燥藻体，前者习称大叶海藻，后者习称小叶海藻。它是一味营养极为丰富的药食两用的药材。

性味归经

味苦、咸，性寒。归肝、肺、脾、肾经。

本草语录

「主瘿瘤气，颈下核，破散结气，痈肿，癥瘕坚气，腹中上下鸣，下十二水肿。」——《神农本草经》

「疗疝气下坠疼痛，核肿。」——《药性论》

主要功效

◎中医认为，海藻有消痰软坚、利水消肿、祛除风毒湿热的功效，适用于脚气、水肿、疝气等疾病。

◎现代研究表明，海藻含有丰富多样的维生素。它能维护人体上皮组织的健康生长，预防和辅助治疗脚气等各种维生素缺乏症。此外，它还有抑制真菌的作用，能够抑制真菌感染引起的脚气，对脚气的继发性感染也有一定的功效。

◎海藻主要适用于如下病症及表现：湿热或风毒所致的脚气；湿热蕴结所致的小便不利；肝气郁结；睾丸肿痛。

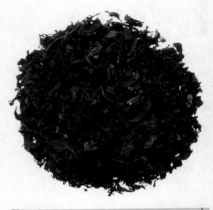

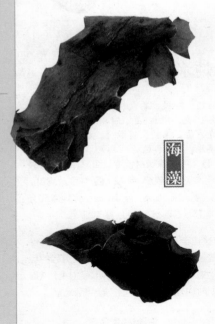

海藻

其他功效

1.美容。海藻含有丰富的蛋氨酸和胱氨酸，这两种物质能滋润皮肤，防止皮肤干燥，使干性皮肤富有光泽，同时还对皮肤油脂的分泌有抑制作用，能改善油性皮肤。

2.预防甲状腺功能减退。海藻中含有丰富的碘，能改善缺碘引起的甲状腺功能减退症。

3.预防白血病。海藻所含的藻胶酸能与体内的放射性元素锶结合生成不溶物，并排出体外，从而防止锶滞留体内，诱发白血病。有白血病家族病史的人适宜常吃海藻。

4.海藻制剂在现代临床医学上还被用于单纯性肥胖、颈淋巴结结核、甲状腺良性肿瘤等疾病的辅助治疗。

◎ 注意事项

1.海藻反甘草。2.气血两亏、脾胃虚寒者忌用。

◎ |选购要点|以干燥、色黑褐、盐霜少、枝嫩、无泥沙等杂质者为佳。

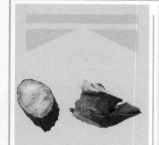

佐治甲状腺肿痛

◎海藻、昆布各15克，黄药子、柴胡各10克，夏枯草18克，生牡蛎30克，水煎服。（中医验方）

佐治淋巴结核

◎海藻、生牡蛎各30克，玄参15克，夏枯草10克；或海藻、夏枯草、香附、浙贝母各10克，水煎服。（中医验方）

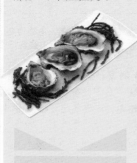

佐治食道癌、直肠癌

◎海藻、黄药子各30克，水蛭6克，共研细末。每次6克，每日2次，料酒冲服。（中医验方）

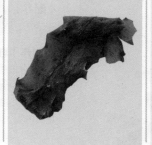

◎海藻适量，水煎服。（中医验方）

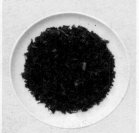

防治高血压、动脉硬化

◎ **养生药膳**

【配方】黄连3克，黄芩、海螵蛸各6克，当归、金银花各10克，海浮石12克，黄芪15克，海藻20克，昆布、墨鱼（带骨）、猪瘦肉各100克，料酒、姜片、葱段、盐、味精各适量。

【制作】❶ 墨鱼洗净，切4厘米长的块；前9味药材放入纱布袋内，即得药包；猪瘦肉洗净，切薄片。❷ 炖锅内放入墨鱼、猪瘦肉、药包、姜片、葱段、料酒，加入适量清水，大火烧沸，改用小火炖煮35分钟，加入盐、味精，搅匀即可。

【功效】

◎这道药膳可滋阴清热，祛除风湿，消肿散结，软坚，还有改善甲状腺功能的作用，甲状腺癌患者食用尤佳。

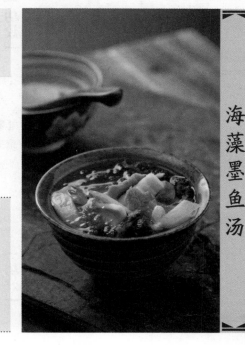

海藻墨鱼汤

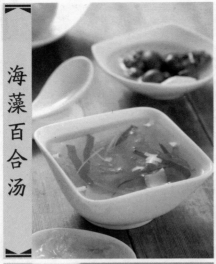

海藻百合汤

【配方】海藻30克，百合50克，海带15克，葱花、姜丝、盐、味精各适量。

【制作】 ❶ 海藻用温水浸泡，洗净，撕成碎块；百合用温水浸泡，洗净，切片；海带洗净。❷ 海带放入蒸笼中，大火蒸30分钟，捞出放入水中浸泡4小时，切成小碎片。❸ 砂锅内加入适量清水，倒入百合、海藻、海带，大火烧沸，撇去浮沫，改用小火煮30分钟，加入盐、味精、葱花、姜丝调味即成。

【功效】 ◎这道药膳有清除湿热、发散风毒的功效，适用于湿热下注或风毒侵扰所致的脚气，缓解脚趾糜烂、痒痛等症状，还有养颜明目、提高视力的功效，适合处于青春期的青少年食用。

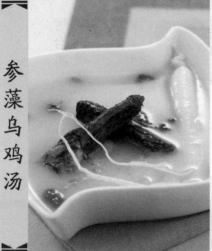

参藻乌鸡汤

【配方】海藻、绿豆各100克，乌鸡肉450克，水发海参150克，猴头菇50克，蜜枣4颗，香油、盐各适量。

【制作】 ❶ 海藻、猴头菇、绿豆、蜜枣分别用温水洗净；乌鸡洗净，切成大块；海参洗净，切块。❷ 锅中加适量清水煮沸，放入乌鸡块、海参略煮，捞出备用。❸ 砂锅中倒入清水，大火烧沸，放入乌鸡块、海参、海藻、猴头菇、绿豆、蜜枣，再次煮沸后改用小火煲3小时，加入盐、香油调味即可。

【功效】 ◎这道药膳有疏风清热的作用，能够祛除湿热风毒，对脚气引起的痒痛感有缓解作用，还能促进脑部的血液循环，松弛身体肌肉，缓解精神压力，适宜工作强度较大的脑力工作者食用。

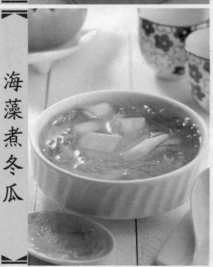

海藻煮冬瓜

【配方】海藻30克，冬瓜300克，料酒、姜片、葱段、盐、鸡精、鸡油各适量。

【制作】 ❶ 海藻洗净；冬瓜去皮、瓤，洗净，切块。❷ 炖锅中放入海藻、冬瓜、姜片、葱段、料酒，加适量清水，大火烧沸，改用小火煮30分钟，加入盐、鸡精、鸡油，搅匀即成。

【功效】 ◎海藻软坚消痰，清热解毒；冬瓜清热解暑，利尿消肿。这道药膳对改善外感湿邪、风毒或积湿生热、流注腿脚所致的脚气有一定效果，对脚气的继发性感染也有一定的抑制作用。此外，冬瓜中含有的丙醇二酸能抑制体内糖分向脂肪转化，因此这道药膳又有减肥塑身的功效。

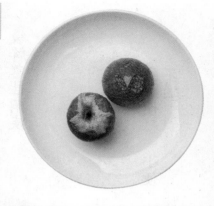

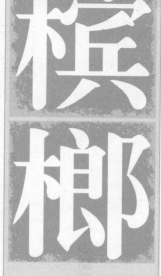

槟榔

● 槟榔为棕榈科常绿乔木槟榔的成熟种子,又名大腹子、海南子、大白片宾门等,是一种药食两用的药材,为我国「四大南药之二」。

主要功效

◎中医认为,槟榔驱虫消积,行气利水,适用于外感湿邪、风毒或积湿生热引起的脚气。

◎现代研究表明,槟榔的主要成分为槟榔碱、鞣质和氨基酸等物质,它具有广谱抗真菌、抗病毒的作用,能抑制堇色毛癣菌等皮肤真菌,预防和辅助治疗皮肤真菌引起的脚气、手癣、头癣等疾病,对脚趾糜烂面的继发性感染也有一定的抑制作用。

◎槟榔主要适用于如下病症及表现:脚气肿痛、糜烂流脓、瘙痒;腹胀水肿;食积气滞,腹胀便秘。

其他功效

1.促进消化。槟榔能促进唾液分泌,加大肠胃蠕动频率,从而提高消化系统的工作效率,改善食欲不佳、食积腹胀等症。

2.预防流行性感冒。槟榔对流感病毒有抑制作用,能帮助人体抵御流感病毒的侵袭。

3.利胆。槟榔能收缩胆囊,促进胆汁排出,起到利胆的作用。

4.驱除寄生虫。槟榔还具有驱杀绦虫、蛔虫、姜片虫、蛲虫等多种肠道寄生虫的功效。

5.槟榔在现代临床医学上常被用于乳糜尿等疾病的辅助治疗。

性味归经

味苦、辛,性温。归胃、脾、大肠经。

本草语录

「主消谷,逐水,除痰癖,杀三虫,疗寸白。」——《名医别录》

「宣利五脏六腑壅滞,破坚满气,下水肿,治心痛,风血积聚。」——《药性论》

◎ 注意事项

1.本品气虚下陷者慎用,病属气虚者忌之。 2.孕妇慎用。

◎ |选购要点| 以个大,体重,质坚实,无破碎,无虫蛀,切面有明显棕、红色交错的花纹者为佳。

疗疾千金方

◎槟榔十多枚，研为末，先以水2.5升煮槟榔皮至1升，用此汤调末1匙，空腹服。一般一天内有虫排出，如未排尽，可再次服药。（《本草纲目》）

◎槟榔、高良姜各4.5克，陈米百粒，水煎服。（《本草纲目》）

佐治肠寄生虫病

防止便秘、小便不通

◎槟榔研为末，蜜汤调服6克。或以童便、葱白同煎服亦可。（《本草纲目》）

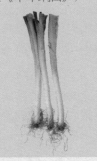

缓解急性痢疾

◎槟榔、马齿苋各10克，共煎取汁，代茶饮。有清热、化湿、解毒之效，可用于急性菌痢。（中医验方）

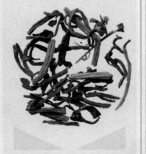

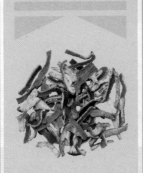

佐治口吐酸水

◎槟榔120克、陈皮30克，共研为末。每服1匙，空腹以生蜜汤调下。（《本草纲目》）

◉ 养生药膳

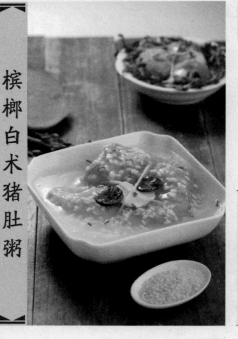

槟榔白术猪肚粥

【配方】槟榔1颗，白术60克，姜45克，猪肚1副，大米60克，小茴香、胡椒粉、盐、葱花各适量。

【制作】❶ 槟榔、白术、姜分别切成粗末；猪肚洗净；大米淘净。❷ 将槟榔、白术、姜末装入猪肚内，缝口。❸ 炖锅内放入猪肚，加适量清水，大火烧沸，改用小火炖熟，捞出猪肚，原汤备用。❹ 砂锅内放入大米，加入原汤，大火烧沸，改用小火熬煮成粥即可。

【功效】

◎这道药膳健脾和胃，顺气散毒，对风毒积滞，湿热、湿邪侵扰所致的脚气有缓解作用，还能够固表止汗，使脚部出汗的状况得到改善。它还适用于脾胃虚弱、肝脾大、恶心呕吐、食欲不振、四肢无力等症。

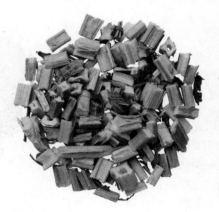

活血化瘀

什么是活血化瘀

活血化瘀是中医独有的医学概念，是指通过消散体内瘀滞、通利血脉、促进血液循环来治疗疾病的方法。

血液循环流畅运行是身体健康的基本条件，东汉名医华佗就曾提出"血脉流通，病不得生。譬如户枢，不朽是也"的观点。如果出现血行不畅，瘀血阻滞，也就是"血瘀"的情况，人就会很容易生病，因为血液的主要作用在于向身体的各个部分运送氧气和营养物质，并排出新陈代谢产生的废弃物。如果血行不畅，身体器官就会因为无法得到及时的补给而变得功能低下；同时，血液中的废弃物和毒素就会大量堆积，诱发疾病。

所以，用活血化瘀的方法来调理身体，使身体器官供养充足，体内毒素能及时排出，对维护身体健康大有益处。

病症表现

中医通常将瘀血分为三类：

1.瘀滞之血。指因循环不畅而凝滞于血管中的血，它通常与血栓形成或动脉粥样硬化有关，很容易诱发各种心血管疾病。

2.离经之血。指体内出血后，未能及时排出的积血。如各种内伤瘀血、宫外孕出血、肿瘤出血等。

3.污秽之血。指由于体内某些器官出现病变，其新陈代谢产生的毒素在血管中堆积而形成的瘀血。

这三类瘀血瘀滞于体内会引发各种各样的病症，如瘀滞于子宫会导致妇女痛经、月经不调；瘀滞于四肢会导致疼痛、肿胀；瘀滞于内脏会导致脏腑功能低下等。

养生建议

一、可使用活血化瘀药进行调养。值得注意的是，气血之间关系密切，气行则血行，气滞则血凝，所以最好行活血化瘀时可适当配伍行气药，以增强行血散瘀的作用。

二、寒冷、压力、不良的饮食结构都有可能导致血瘀证的出现，平时应注意保暖，放松心情、改善饮食结构，减少动物性蛋白质和脂肪的摄入量。

三、经常运动、洗热水澡或用热水泡脚均有助于促进血液循环。

红花

红花为菊科一年生草本植物红花的干燥管状花，又名红蓝花、草红花、刺红花、云红花等，是我国传统的治血药，《本草汇言》称它为"破血、行血、和血、调血之药"。

性味归经

味辛，性温。归心、肝经。

本草语录

"活血润燥，止痛，散肿，通经。"——《本草纲目》

"红花，破留血，养血。多用则破血，少用则养血。"——《本草衍义补遗》

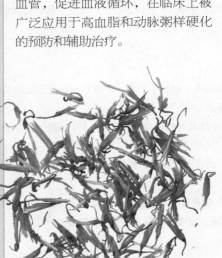

主要功效

◎中医认为，红花活血通络，祛瘀止痛，可用来促进血液循环，清除瘀滞于体内的各种毒素。

◎现代研究表明，红花的化学成分主要为黄酮和脂肪油两大类。其中，黄酮类化合物中的红花黄色素是红花的主要活性成分，有抗心肌缺血、抑制血小板聚集、扩张冠状动脉的功效。此外，它还有清除自由基、抑制脂质过氧化反应的作用，而由自由基引发的氧化反应正是促使血液循环障碍加剧的重要原因，因此，红花黄色素在改善血液循环方面有很好的功效。而红花脂肪油中富含亚油酸，亚油酸能扩张血管，防止血栓的形成，还能软化血管，促进血液循环，在临床上被广泛应用于高血脂和动脉粥样硬化的预防和辅助治疗。

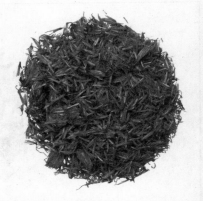

◎红花主要适用于如下病症及表现：血瘀证引起的月经不调、闭经、痛经及胸口麻痹疼痛；跌打损伤引起的瘀血疼痛；血瘀于四肢引起的关节酸痛；热郁血瘀引起的斑疹、脸色黯淡。

其他功效

1.降低胆固醇。日本科学家发现，高脂血症患者在连续食用红花一周后，血液中的胆固醇含量明显下降。

2.保护心脏。红花中含红花醌苷、新红花苷和红花苷等苷类，又含红花黄色素、脂肪酸类、β-谷甾醇，具有兴奋心脏，增加冠脉血流量，减轻心肌缺血，减慢心率的作用。

3.红花在现代临床医学上还被用于胃及十二指肠溃疡、神经性皮炎、扁平疣等疾病的辅助治疗。

红花

◎ 注意事项

孕妇忌服。

◉ **选购要点** ┃以花瓣长，色红黄、鲜艳，质柔软者为佳。

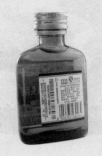

疗疾**千金方**

◎红花酒：单味红花适量，加酒煎服。（《金匮要略》）

缓解痛经

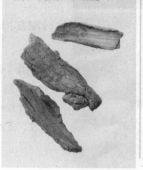

佐治鸡眼

◎金莲稳步膏：地骨皮、红花各等份，共研细末，香油调敷。若已割者敷之，次日即痂落。（《疡医大全》）

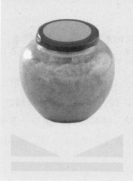

缓解产后腹痛、便秘

◎单味红花10克，以米酒1碗煎减余半，分2次温服。（中医验方）

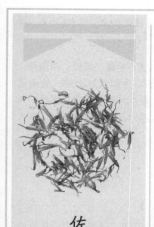

佐治一切肿块

◎红花5克，隔水蒸10分钟，捣汁服用，每日1次。（中医验方）

◎ 养生药膳

【配方】 红花、全蝎各6克，鸽肉250克，黄瓜、洋葱各50克，姜片、葱段、盐、水淀粉、植物油各适量。

【制作】 ❶ 红花、全蝎分别洗净；鸽肉洗净，切块；黄瓜洗净，去皮，切块；洋葱洗净，切块。❷ 取一碗，加入水淀粉，放入红花、全蝎调匀，上浆。❸ 锅放植物油烧至六成热，放入红花、全蝎炸香，捞出备用。❹ 原锅留底油烧热，放入葱段、姜片爆香，下入鸽肉、盐炒匀，加300毫升水，小火煲35分钟，下入黄瓜、洋葱、炸香的全蝎和红花，略煮即成。

【功效】 ◎红花具有活血通经、祛瘀止痛的作用。全蝎可熄风镇痉，消炎攻毒，通络止痛。鸽肉营养丰富，易于消化，有补肝壮肾、益气补血、清热解毒、健脑等功效。本道药膳可祛风，活血，止痛，适于头痛患者食用。

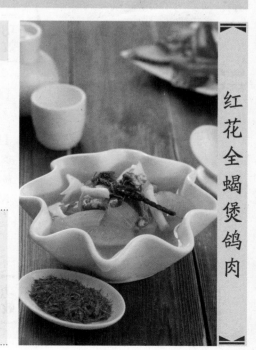

红花全蝎煲鸽肉

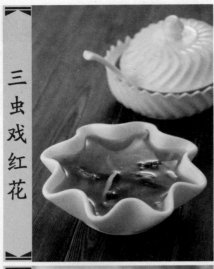

三虫戏红花

【配方】红花、全蝎各6克，蜈蚣2条，白僵蚕10克，鸡肉150克，蒜片、姜片、葱段、盐、植物油各适量。

【制作】❶ 鸡肉洗净，切丝。❷ 炖锅内放入全蝎、蜈蚣、白僵蚕、部分红花，加水200毫升，大火烧沸，改小火煎煮25分钟，去渣留汁。❸ 炒锅放植物油烧至六成热，下入姜片、葱段、蒜片爆香，再下入鸡肉、盐炒匀，加水600毫升，放入药汁，小火煮35分钟，下入剩余红花即成。

【功效】◎这道药膳食之可活血祛瘀，消痛镇痛，通经活络，祛风止痛。适用于经闭、痛经、恶露不止、腹部肿块等症。

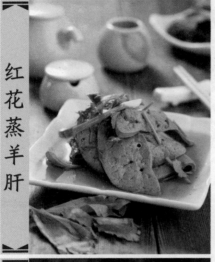

红花蒸羊肝

【配方】红花10克，羊肝400克，料酒、盐、味精、酱油、五香粉、白砂糖、姜片、葱段、香菜段各适量。

【制作】❶ 红花洗净，去杂质；羊肝洗净，切薄片。❷ 取一大碗，放入羊肝片，加入料酒、盐、味精、酱油、白砂糖、五香粉、姜片、葱段抓匀，腌40分钟。❸ 取一蒸碗，放入腌好的羊肝片，加入红花，上笼，大火蒸35分钟，撒上香菜段即成。

【功效】◎红花活血祛瘀，通经活络。羊肝补养气血，清热明目。这道药膳能够疏通血管，促进血液循环，改善血瘀引起的妇女经闭和痛经，对跌打损伤引起的关节疼痛、皮下瘀血、青紫有辅助治疗作用。它还可作为更年期妇女的日常调养品。

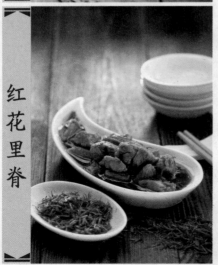

红花里脊

【配方】红花6克，猪里脊肉300克，清汤、酱油、花椒油、料酒、盐、味精、姜末、植物油各适量。

【制作】❶ 红花洗净，去杂质；猪里脊肉洗净，切成食指粗的长条，放酱油拌匀。❷ 取一小碗，放入酱油、花椒油、料酒、清汤、盐、味精，调匀成味汁。❸ 炒锅放植物油烧热，下入姜末爆香，放入猪里脊肉划散，倒入红花、味汁，炒熟即成。

【功效】◎这道药膳有活血通经、消肿止痛的功效，能够促进人体血液循环，降低血液中的胆固醇含量，扩张和软化血管，预防动脉粥样硬化和高脂血症。它对缓解妇女经闭、痛经、产后血瘀腹痛及更年期综合征均有良好的效果。

【配方】红花6克，枸杞子10克，核桃仁50克，鸡肉100克，青柿子椒半个，蛋清1个，蒜末、盐、胡椒粉、干淀粉、植物油、葱花、酱油、白砂糖、料酒各适量。

【制作】❶ 核桃仁、红花、枸杞子分别洗净；青柿子椒去蒂、子，洗净，切块；鸡肉洗净，切成2厘米见方的丁，加入盐、胡椒粉、蛋清、干淀粉拌匀，腌制30分钟。❷ 炒锅放植物油烧热，下核桃仁炸脆，捞出控油；下鸡丁滑熟，捞出控油。❸ 原锅留底油烧至六成热，放蒜末、葱花爆香，下鸡丁、核桃仁、红花、枸杞、青椒，加入料酒，放盐、酱油、白砂糖炒匀，撒入核桃仁，炒匀即成。

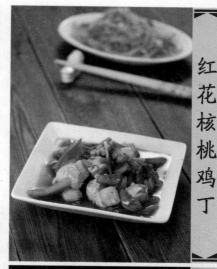

红花核桃鸡丁

◎这道药膳具有补虚强身、滋补肝肾、补脑祛瘀的功效。适宜脑痹型冠心病及骨质增生症患者食用。　【功效】

【配方】红花10克，猪瘦肉50克，大米100克，料酒、盐、姜片、葱段各适量。

【制作】❶ 红花洗净；猪瘦肉洗净，切块；大米淘净。❷ 砂锅内放入大米、姜片、葱段、猪瘦肉、料酒、红花、盐，加1 200毫升水，大火烧沸，改用小火煮35分钟即成。

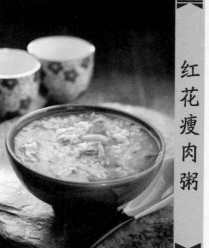

红花瘦肉粥

◎这道药膳有活血化瘀、通经止痛的功效，能改善血瘀引起的妇女月经不调、经闭、痛经，对缓解产后血瘀腹痛也有一定的效果。此外，它还可作为跌打损伤后的调养品，能加快损伤处瘀血的发散，并有缓解疼痛的功效。　【功效】

【配方】红花6克，鱼头（肥大者）1个，豆腐、白菜各200克，料酒、盐、姜片、葱段、鸡汤各适量。

【制作】❶ 鱼头处理干净；红花洗净；豆腐切块；白菜洗净，切段。❷ 炖锅内放入所有食材，大火烧沸，改用小火炖煮50分钟即成。

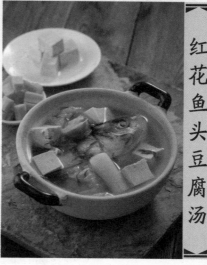

红花鱼头豆腐汤

◎这道药膳有行血散瘀，通经活络的功效。能够以养气来益血，以行气来活血，促进身体血液循环，加快体内毒素的排出，还能降低血液中的胆固醇含量，防止动脉粥样硬化等心血管疾病的发生，对瘀阻心络型的冠心病也有一定的效果。　【功效】

延胡索

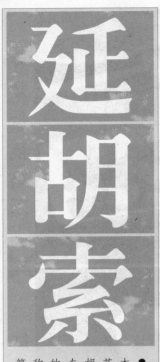

● 延胡索为罂粟科草本植物延胡索的干燥块茎，又名玄胡索、玄胡、醋元胡、元胡等，专用于调理血瘀证引起的各种疼痛，古代医家称赞它「能活血化气，第一品药也」。

性味归经

味辛、苦，性温。归肝、脾、胃经。

本草语录

「延胡索，能行血中气滞，气中血滞，故专治一身上下诸痛。」——《本草纲目》

「主破血，产后诸病因血所为者，妇人月经不调，腹中结块，崩中淋露，产后血运，暴血冲上，因损下血，或酒摩及煮服。」——《开宝本草》

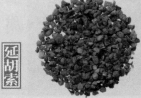

延胡索

主要功效

◎中医认为，延胡索既能活血，又可行气，适用于气滞血瘀所致的多种疼痛。

◎现代研究表明，延胡索的主要化学成分为各种生物碱和挥发油，其活血、利血的功效十分显著，对人体心血管有很好的保健作用。其中，延胡索的某些提取物能明显扩张冠状血管，降低冠状动脉阻力，增加冠脉流量，促进人体的血液循环；延胡索所含的去氢延胡索甲素能增加心肌营养性血流量，保护缺血心肌。

◎延胡索主要适用于如下病症及表现：气滞血瘀引起的胸胁疼痛、脘腹疼痛、肢体关节疼痛；妇女痛经、产后血瘀腹痛。

其他功效

1.镇痛。延胡索总碱有显著的镇痛作用，并有一定的催眠功效。

2.保护胃脏。延胡索所含的去氢延胡索甲素有抗胃溃疡的作用。

3.调节内分泌系统。延胡索所含的延胡索乙素有促肾上腺皮质分泌的作用，还可影响甲状腺功能，使甲状腺重量增加，对性腺功能也有一定的影响。

4.延胡索在现代临床医学上还被用于急慢性扭伤、内脏痉挛性或非痉挛性疼痛等疾病的辅助治疗。

养生药膳

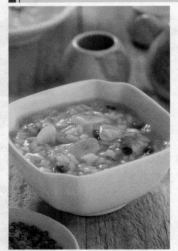

延胡索蒜粥

【配方】延胡索15克，蒜30克，大米150克，白砂糖适量。

【制作】❶延胡索润透，切薄片，烘干，研成细末；蒜去皮，切片；大米淘净。❷炖锅内放入延胡索、大米、蒜片，加800毫升水，大火烧沸，改用小火煮35分钟，放入白砂糖，搅匀即成。

【功效】这道药膳有活血行气的功效，能够促进血液循环，缓解气血瘀滞，加快体内毒素的排出，还能够降低血压，减少血液中的胆固醇含量，预防高血压病和动脉粥样硬化。此外，它对冠心病、脑血管病、心绞痛等疾病也有一定的辅助治疗作用。

疗疾千金方

缓解腰部疼痛

◎延胡索、当归、桂心各等份，共研为末。每服12克，温酒送下。（《本草纲目》）

改善妇女痛经

◎延胡索（去皮，醋炒）、当归（酒浸、炒）各30克，橘红60克，共研为末，酒煮米糊和药制梧桐子大的药丸。每服100丸，空腹以艾醋汤送下。（《本草纲目》）

◎ |选购要点|以个大饱满，质坚硬而脆，断面黄色发亮、角质化、有蜡样光泽者为佳。

寒凝血瘀所致的上肢和肩臂疼痛。

主要功效

◎中医认为，姜黄有活血行气，通经止痛的功效，有助于治疗气滞血瘀或跌打损伤所致的瘀血。

◎现代研究表明，姜黄的药用有效成分主要为姜黄素和姜黄油，这两者可明显减少血清中的脂肪含量，防止脂肪沉积于血管内壁上形成斑块，造成动脉硬化，因此有"血管清道夫"的美誉。此外，姜黄素还能有效增加心脏冠状动脉的血流量，降低全血和血浆的黏度，抑制血小板聚集，预防血栓的发生。

◎姜黄主要适用于如下病症及表现：气滞血瘀引起的各种疼痛，如心腹痛、胸胁痛、痛经、产后腹痛等；跌打损伤所致的瘀血；风湿侵袭，

其他功效

1.预防癌症。姜黄所含的姜黄素对癌细胞有抑制作用，并能抑制某些物质对癌症的诱发作用。

2.利胆。姜黄的水煎剂及浸剂能促进胆汁分泌，增强胆囊收缩功能。

3.降压。姜黄的醇提取液有降压作用，对高血压有一定的控制作用。

4.抗菌。姜黄素挥发油能明显抑制金黄色葡萄球菌，姜黄水浸剂能杀灭多种皮肤真菌。

5.姜黄在现代临床医学上还被用于鼻炎、肩周炎、颈椎病、牙痛等疾病的辅助治疗。

养生药膳

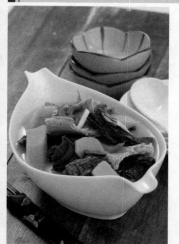

姜黄乌蛇汤

【配方】姜黄100克，熟地、枸杞子、牛膝、何首乌各20克，当归、白芍、丹参、鸡血藤各10克，木瓜20克，乌梢蛇1条，乌鸡肉300克，料酒、盐、葱段、姜片、蒜片各适量。

【制作】❶将前10味药材装入纱布袋中，扎紧口；乌梢蛇处理干净；乌鸡肉洗净，切块。❷炖锅内放入乌梢蛇、乌鸡肉、药袋、料酒、姜片、葱段、蒜片、盐，倒入800毫升水，大火烧沸，改用小火煮50分钟即成。

【功效】这道药膳有活血散瘀的功效，能够扩张和软化血管，通畅经络，促进血液循环，降低血清中的胆固醇含量，防止动脉硬化。

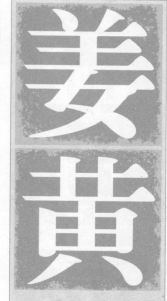

姜黄为姜科多年生草本植物姜黄的干燥根茎，又名宝鼎香、黄姜等。姜黄是一味气血兼理的良药，古代医家称赞它『破血立通，下气最速』。

性味归经

味辛、苦，性温。归肝、脾经。

本草语录

『治癥瘕血块，痈肿，通月经，治扑损瘀血，消肿毒，止暴风痛，冷气，下食。』——《日华子本草》

『总其辛苦之力，破血除风热，消痈肿，其能事也。』——《本草经疏》

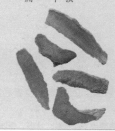

姜黄

佐治闭经	佐治扭伤、软组织挫伤
◎鸡蛋2个，鲜姜黄20克，料酒50毫升。将鸡蛋煮熟，去皮壳，加入姜黄同煮20分钟即成。不食药汤，以料酒送服鸡蛋。每日1次，服食4~5日。（中医验方）	◎姜黄、丁茄、韭菜根各适量，共捣烂，外敷患处。（中医验方）

疗疾千金方

◎ |选购要点|以圆柱形、外皮有皱纹、断面棕黄色、质坚实者为佳。

益母草

● 益母草为唇形科一年生或二年生草本植物益母草的全草，又名益明、茺蔚、鸡母草、郁臭草等。它是传统的妇科要药，"其功宜于妇人及明目益精，故有益母之称"。

性味归经

味苦、辛，性微寒。归肝、心包、肾经。

本草语录

「主浮肿，下水，兼恶毒肿。」——《本草拾遗》

「活血，破血，调经，解毒。」——《本草纲目》

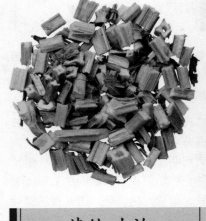

主要功效

◎中医认为，益母草有活血调经，利水消肿的功效，有助于治疗气滞血瘀所致的各种妇科疾病。

◎现代研究表明，益母草主要含有生物碱、挥发油等化学成分，其活血化瘀的功效主要是通过改善血液流变学，改善血液的浓、黏、凝、集等状态来实现的。此外，它还能增加冠脉流量和心肌营养性血流量，改善微循环，对抗心肌缺血，并有扩张外周血管，降低血脂和血压，缩短血栓长度的作用。

◎益母草主要适用于如下病症及表现：气滞血瘀所致的经闭、痛经、经行不畅、身体水肿、小便不利；产后瘀滞引起的腹痛。

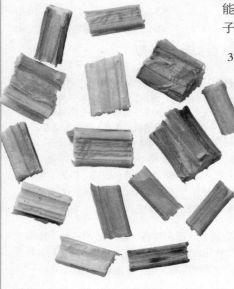

其他功效

1.增强免疫力。益母草含有人体必需的多种微量元素，如能增强免疫细胞活力，提高肌体抗病能力的硒，能抗氧化、抗疲劳、抗衰老、抑制癌细胞复制的锰等。

2.补益子宫。益母草所含的生物碱能兴奋子宫，增强子宫张力，促进子宫收缩，有助于孕妇生产。

3.改善肾脏功能。益母草能改善和增加肾脏血流量，使肾小球或肾小管的病变得到修复，并有逆转肾脏纤维化，抑制炎性病变，恢复肾脏功能的功效。

◎ 注意事项

1.孕妇忌服。2.阴虚血少者忌服。

◎ |选购要点| 以质嫩、叶多、色灰绿者为佳。

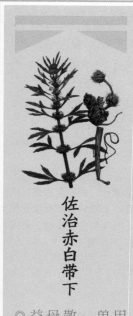

佐治赤白带下

◎益母散：单用益母草（开花时采），研为细末。每服6克，空心温酒下，每日3次。（《证治准绳》）

佐治腹痛、骨质疏松等症

◎益母草、生山楂各50克，红糖100克。山楂去核，切片，加水500毫升，与益母草同煎，煎取400毫升，入红糖，搅匀，浓缩收膏。每服20毫升，每日2次。（中医验方）

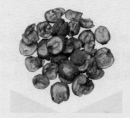

佐治产妇诸疾及内脏受伤瘀血等

◎益母膏：将益母草全草洗净晒干，用竹刀（忌铁刀）切为小段，放入锅中，用水浸泡后煎煮至水减2/3，去草取汁，约得50~60升。澄清半日后，滤去药渣，以清汁在慢火上煎取10升，收存瓶中。每取1杯，和酒内服，每日2次。（《本草纲目》）

疗疾千金方

◎每日取益母草15~20克，水煎服。（中医验方）

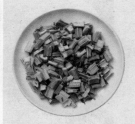

佐治月经不调

◎ 养生药膳

【配方】益母草10克，西芹300克，料酒、盐、味精、姜片、葱段、香油各适量。

【制作】❶益母草洗净，切段；西芹去叶，洗净，切段。❷锅内放入益母草，加500毫升水，煎煮25分钟，去渣取汁，备用。❸炖锅中放入益母草液、西芹、姜片、葱段、料酒，加1500毫升水，大火烧沸，改用小火煮25分钟，加入盐、味精、香油，搅匀即成。

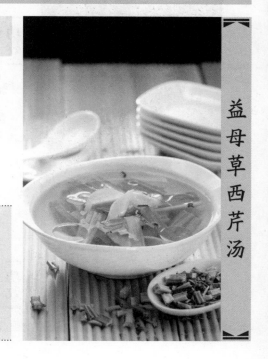

益母草西芹汤

【功效】

◎这道药膳能够活血化瘀，缓解妇女血瘀所致的经闭、痛经、产后腹痛等症，还能降低血压，适用于高血压病，并有利尿消肿的功效。此外，芹菜含有丰富的铁元素，能够增强人体的造血功能，帮助妇女补充经血损失，常吃还能使皮肤滋润细腻，眼睛明亮有神，头发乌黑。

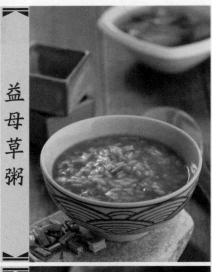

益
母
草
粥

【配方】鲜益母草120克，大米50克，红糖适量。

【制作】❶ 益母草洗净，去根，切碎；大米淘净。❷ 锅内放益母草，加适量清水，煎煮25分钟，去渣，放入大米，加适量清水，煮至米烂，加红糖，拌匀即可。

【功效】◎这道药膳能够活血化瘀，降低血脂和血压，经常食用能促进身体的血液循环，预防高血脂、高血压、心脏病、动脉硬化等疾病，还能调经止痛，改善月经不调、长年痛经的症状，对缓解产后血瘀、腹部冷痛也有很好的功效。

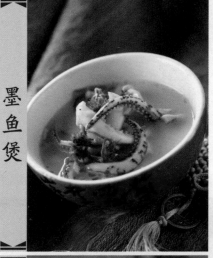

墨
鱼
煲

【配方】墨鱼300克，益母草10克，料酒、葱段、姜片、盐、味精、香油各适量。

【制作】❶ 墨鱼处理干净，切块；益母草洗净，用纱布袋装好，扎紧袋口。❷ 砂锅内放入益母草袋、墨鱼块、姜片、葱段、料酒，加入适量水，用大火烧沸，改用小火煲45分钟，放入盐、味精、香油调味即成。

【功效】◎这道药膳食之可益胃通气，活血调经。对血瘀所致的闭经、痛经、经行不畅、身体水肿、小便不利等症有一定的改善作用。

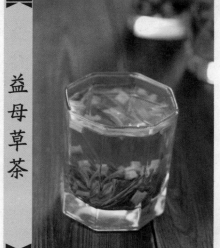

益
母
草
茶

【配方】绿茶1克，益母草（干品）20克。

【制作】取一杯，放入以上2种原料，用沸水冲泡，加盖闷泡5分钟即可。

【功效】◎这道药膳适用于原发性痛经、功能性子宫出血兼高血压。益母草性微寒、味苦、辛，有去瘀生新、活血调经、利尿消肿之效，对改善痛经、难产、血晕、尿血、泻血、内损瘀血、水肿、慢性肾炎、肾衰竭、月经不调、大小便不通等病症有很好的效果。

中 草 药

改善精神状态的

第三章

◎精神状态是指人的意识、思维、心理所处的状态。精神状态良好时，人们心态平和，精力充沛，反应敏捷，思维能力得到充分发挥，能够很好地处理好生活和工作上的各种问题。如果精神状态不佳，人就会产生烦躁易怒、悲观失落、抑郁不乐等不良情绪，并可能出现失眠、健忘、精神萎靡、注意力不集中、逻辑思维混乱等症状，给生活和工作带来极大的困扰。

◎西医通常将精神上无明显病变、大脑过于疲劳或受到外界刺激有关。在治疗上除了强调心理辅导外，还可使用一些镇静或抗抑郁类药物来进行调节。但长期处于不良状态中的现象称为『精神亚健康状态』，认为它的产生与压力过大、

◎中医则认为，人的精神状态与心的状态密切相关。因为心主神志，心强则神明，心宁则神静，心乱则神扰，因此，要想改善人的精神状态，就必须先改善的心的状态。

◎心的状态由人的情绪、气血及五脏的运行状况来决定。如果喜、怒、忧、思、悲、恐、惊等七情攻心，且得不到及时排解，人就会沉溺于某种情绪中无法自拔，并表现出相应的精神状态；如果气血不足，血脉不畅，心就会因为得不到充分的补养而失去对『神』的控制，使『神』无所依附，产生表现出神情恍惚、惊狂、烦躁、焦虑等神经衰弱症状，甚至发展为精神错乱症；如果五脏不调，产生肝气郁结、脾胃失和、肾阳不足、肺气亏虚等症状，心就会受到痰湿、痰火等邪毒的侵扰，使心神无法安宁。

◎因此，中医在改善人体精神状态方面，强调以内养为主，主要使用具有养心、养气、养血、养五脏等几种功效的中草药来进行调理。

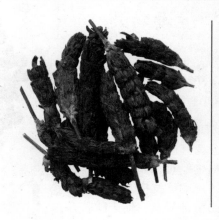

失减
眠轻

什么是失眠

失眠是一种常见的睡眠障碍疾病，失眠者通常有入睡困难、早醒易醒、睡眠质量低下、睡眠时间明显减少等症状。

中医将失眠分为实证和虚证两类。实证失眠是指七情攻心、肝气郁结、心火亢盛、气血瘀滞、痰火侵扰、胃气失和等原因导致体内阴阳失和、脏腑失调，以致心神被扰，魂不守舍引起的失眠。虚证失眠是指气血不足、阴阳失调、思虑过度、心脾劳损、虚火上亢引起的失眠。

在失眠的调理上，中医一般采用调理脏腑功能，祛除体内阻滞邪气，平衡体内阴阳，补养气血，安神静心的方法。

西医认为，失眠与精神活动有密切的关系，紧张、焦虑、忧郁等不良情绪和抑郁症、神经衰弱、精神分裂症、强迫症等精神疾病都有可能导致失眠的发生；各种全身性疾病，如心肺疾病、肠胃疾病、肾脏疾病等也有可能引发失眠。

在失眠的治疗上，西医注重对患者进行心理上的干预和调节，在用药上则多选择安定、利眠宁等有镇静催眠作用的药物。

病症表现

入睡困难，严重者甚至彻夜不眠；易醒早醒，出现白天困乏、夜晚失眠的恶性循环。

养生建议

一、可选用一些有助于调理身心、促进睡眠的中药进行调养，也可以使用安定、利眠宁等药物进行催眠。但要注意，催眠类西药容易使人产生依赖性，而且会加重肝肾负担，甚至会诱发呼吸功能障碍。因此，应在医生指导下服用这类药物。

二、睡前不进食有刺激性和兴奋作用的饮料或食物，如咖啡、可乐、茶等饮品。有助于睡眠的食物有牛奶、蜂蜜、燕麦、小米等。

三、失眠的产生与人的精神活动有密切的关系，在睡前调整自己的精神状态，缓解各种不良情绪，将有助于睡眠质量的提高。

酸枣仁

● 酸枣仁为鼠李科植物酸枣的成熟种子,又名枣仁、山酸枣、酸枣核、山枣仁等,是一味改善失眠的重要药材,被古代医家称为「调睡参军」,西方人则称之为「东方睡果」。

性味归经

味甘、酸,性平。归心、脾、肝、胆经。

本草语录

「(主)烦心不得眠……久泄,虚汗烦渴,补中,益肝气,坚筋骨,助阴气,令人肥健。」——《名医别录》

「酸枣仁,仁甘而润,故熟用疗胆虚不得眠,烦渴虚汗之证。」——《本草纲目》

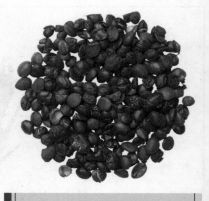

主要功效

◎中医认为,酸枣仁有养心益肝、安神敛汗的功效,可用来平心静气,调节睡眠。

◎现代研究表明,酸枣仁的主要化学成分为脂肪油、蛋白质等。它对中枢神经有抑制作用,能够镇静、抗焦虑、抗痉挛,从而调节机体的精神状态,促进睡眠并提高睡眠质量。此外,它的水煎剂还能对抗咖啡因等刺激性物质对大脑的兴奋作用。

◎酸枣仁主要适用于如下病症及表现:心火上扰所致的失眠、惊悸多梦、烦躁不安;表虚不固引起的自汗、盗汗。

其他功效

1.抗心律失常。酸枣仁能对抗多种原因引起的心律失常,降低心率。

2.降压。酸枣仁所含的黄酮类成分和酸枣仁总皂苷能扩张血管,降低血压,抑制肾性高血压的形成。

3.保护心血管系统。酸枣仁中的总皂苷和枣仁油能降低血脂,促进胆固醇从血管壁上剥落,从而起到预防动脉硬化的作用。此外,酸枣仁所含的三烯脂肪酸还能抗血小板聚集,防止血栓形成。

4.酸枣仁在现代临床医学上还被用于神经衰弱、不射精症等疾病的辅助治疗。

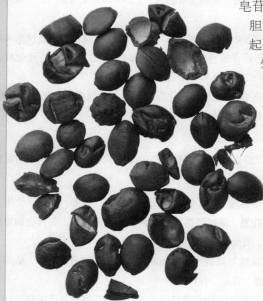

◎ 注意事项

实邪郁火及素有滑泄症者慎服。

◎ |选购要点|以粒大、饱满、有光泽、外皮红棕色、无核壳者为佳。

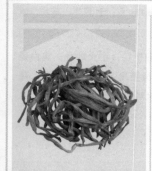

佐治神经衰弱

◎酸枣仁20粒，黄花菜20根，共炒至半熟，捣碎研成细末。温水冲服，睡前1次服完，连服10~15日。（中医验方）

防止盗汗

◎酸枣仁、人参、茯苓各等份，共研细末。每用6克，米汤调服。（《普济方》）

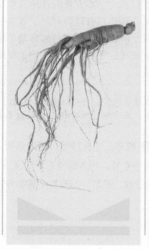

佐治虚烦不眠

◎酸枣仁汤：酸枣仁150克，知母、干姜、茯苓、川芎各60克，炙甘草30克。先以水2 000毫升煮枣仁，得汁1 400毫升，再放入其余各药同煮，最后得汁600毫升。分次服。（《本草纲目》）

◎酸枣仁30克炒香，捣为散。每服6克，竹叶汤调下。又方：再加人参30克、朱砂15克、乳香7.5克，炼蜜为丸服。（《本草纲目》）

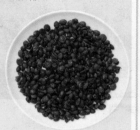

佐治惊悸不眠

◎ 养生药膳

【配方】酸枣仁10克，牛奶250毫升，白砂糖适量。

【制作】❶酸枣仁洗净。❷锅内放入酸枣仁，小火炒香，研成粉。❸炖锅放入牛奶，大火烧沸，加入酸枣仁粉、白砂糖，搅匀即成。

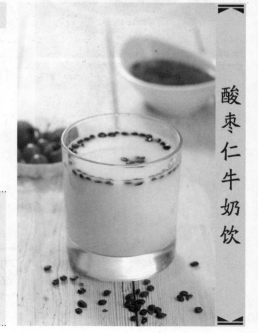

酸枣仁牛奶饮

【功效】◎酸枣仁具有养心益肝、安神催眠、镇静止痛等作用，能对抗咖啡因引起的兴奋状态，而且人体吸收率高，功能成分发挥作用快。牛奶中富含色氨酸，它不仅有抑制大脑兴奋的作用，还能促进睡眠。白砂糖在体内可转化为大量血清素，使大脑皮层受抑制而使人易入睡。此膳可宁心安神，养肝，适用于失眠、惊悸怔忡、烦渴虚汗等症。

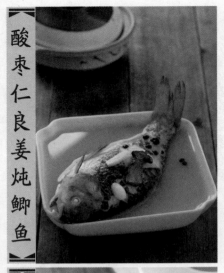

酸枣仁良姜炖鲫鱼

【配方】酸枣仁30克，高良姜20克，鲫鱼150克，干姜片、蒜片、味精、盐、料酒、鸡油各适量。

【制作】❶ 鲫鱼处理干净；锅内放入酸枣仁，小火炒香；高良姜洗净，切片。❷ 炖锅内放入酸枣仁、高良姜片、干姜片、鲫鱼、蒜片、800毫升清水，大火烧沸，改用小火炖煮25分钟，加入盐、味精、鸡油、料酒，搅匀即成。

【功效】◎酸枣仁具有宁心安神的作用，可缓解焦虑不安、心烦、失眠等状况。鲫鱼具有健脾利湿、和中开胃、活血通脉、温中下气之功效，所含不饱和脂肪酸有助于缓解焦虑和不良情绪。此膳可养肝敛汗，宁心安神，适用于焦虑不安、虚烦不眠、惊悸、虚汗等。

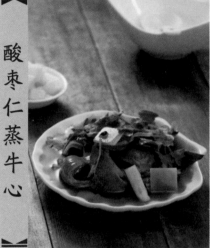

酸枣仁蒸牛心

【配方】酸枣仁20克，牛心400克，料酒、盐、酱油、味精、姜片、葱段、五香粉、白砂糖、香菜段各适量。

【制作】❶ 酸枣仁小火炒香，研成细粉；牛心洗净，切薄片。❷ 取一碗，放入牛心片，加入酸枣仁粉、姜片、葱段、料酒、盐、酱油、五香粉、白砂糖，抓匀，入笼大火蒸35分钟，撒上香菜段即成。

【功效】◎这道药膳养心益肝，安神敛汗。中医认为，肝虚则阴伤，阴伤则心烦，心烦则不能藏魂，导致失眠，因此这道药膳能够通过补益肝脏，调节阴阳来达到改善失眠的目的。此外，它对心慌惊悸、口渴不止、盗汗及更年期综合征也有一定的效果。

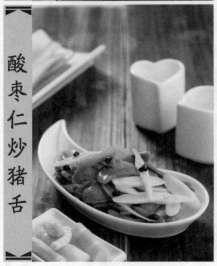

酸枣仁炒猪舌

【配方】酸枣仁15克，猪舌1条，嫩竹笋50克，料酒、盐、味精、姜片、葱段、植物油各适量。

【制作】❶ 猪舌洗净；竹笋洗净，切薄片。❷ 锅内放入酸枣仁炒香，加100毫升清水，小火煎煮10分钟，去渣取汁，备用。❸ 锅内放适量清水，大火煮沸，放入猪舌，煮至六成熟时捞起，刮去舌苔，切成薄片。❹ 炒锅放植物油烧至六成热，下入姜片、葱段爆香，放入猪舌片、药汁、竹笋片、料酒、盐、味精，炒熟即成。

【功效】◎酸枣仁养肝宁心，安神敛汗。猪舌滋阴润燥，且富含蛋白质、维生素A、烟酸、铁、硒等营养元素。这道药膳能够平衡体内阴阳，改善阴虚心烦引起的失眠症，还能发挥镇静作用，对抗抑郁、焦虑等不良情绪，对妇女更年期综合征也有很好的效果。

主要功效

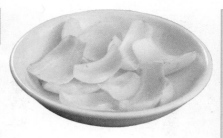

◎中医认为，百合有祛除心头邪热、养阴清肺、润燥止咳的功效，适用于失眠和焦虑症。

◎现代研究表明，百合含有生物碱、皂苷、磷脂、多糖等活性成分，具有催眠的作用。它所含的百合苷能明显促进睡眠，提高睡眠质量；所含的矿物质、维生素等营养物质，能促进机体的营养代谢，使机体抗疲劳、耐缺氧的能力得到增强，从而缓解长期失眠所带来的困倦感。

◎百合主要适用于如下病症及表现：气阴不足所致的烦躁失眠、心悸多梦、精神恍惚；肺阴虚所致的燥热咳嗽、痰中带血、久咳咯血。

炎症的功效。

2.预防癌症。百合所含的秋水仙碱等多种生物碱对癌细胞的增殖有抑制作用。

3.提高机体免疫力。百合所含的蛋白质、氨基酸和多糖可提高机体免疫力。实验证明，连续服用百合水提取液10天后，机体活力明显增强，外周血液的白细胞数明显增加。

4.抑制关节疼痛。百合含有的秋水仙碱还能抑制白细胞的活动及吞噬细胞的作用，减少尿酸形成的尿酸盐沉积，可起到减轻炎症、缓解疼痛的作用。

其他功效

1.保护胃脏。百合所含的果胶及磷脂类物质有保护胃黏膜、抑制肠胃

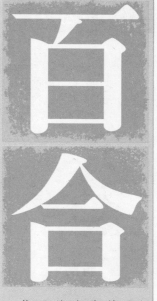

● 百合为百合科多年生草本植物百合或细叶百合的干燥肉质鳞茎，又名中庭、重迈、山丹、夜合花等。古代医家认为百合「得土金之气，而兼天之清和」，能够祛除心头邪热，使人易于入睡。

性味归经
味甘、微苦，性微寒。归肺、心经。

本草语录
「百合能安心、定胆、益智、养五脏。」
——《日华子本草》
「除心下急满痛，治脚气热咳逆。」
——《药性论》

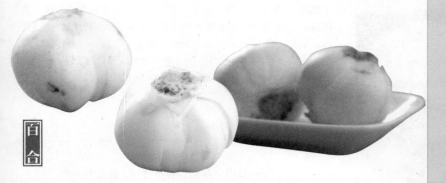

百合

◎ 注意事项

风热咳嗽，脾胃虚寒便溏者不宜使用。

◎ **选购要点** 以肥厚、瓣匀、色白而微黄、质细腻而硬、筋少、味微苦者为佳。

疗疾千金方

◎百合30克，白芍、白薇、白芷各12克，水煎服，每日1剂。（中医验方）

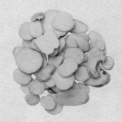

防止神经衰弱、失眠

减轻口干舌燥、脸色萎黄

◎百合15克，鸡蛋黄1个，水煎服，每次20毫升，每日3次。（中医验方）

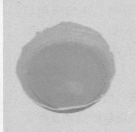

佐治肺病吐血

◎用鲜百合捣汁，水送服。煮百合吃亦可。（《本草纲目》）

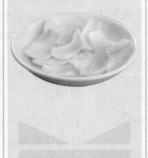

佐治疱疮

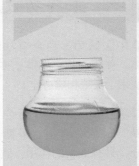

◎取生百合捣涂患处，2日即安；或将百合花晒干研为末，调菜油涂搽亦有效。（《本草纲目》）

◎ 养生药膳

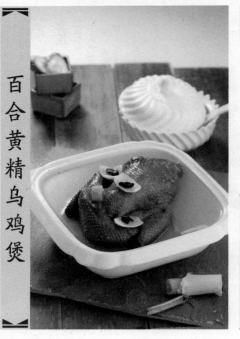

百合黄精乌鸡煲

【配方】水发百合30克，黄精20克，白条乌鸡1只（约500克），棒骨汤、料酒、盐、姜块、葱段、胡椒粉、鸡油各适量。

【制作】❶百合洗净，沥水；黄精洗净；乌鸡洗净，剁块；姜块拍松。❷锅中放入黄精，加适量水，大火煮10分钟，捞出黄精，切片。❸高压锅内放入百合、黄精、乌鸡、料酒、盐、鸡油、姜块、葱段、胡椒粉、棒骨汤，大火烧沸，盖上压阀，煮7分钟后关火，放冷，倒入砂锅内，大火烧沸即成。

【功效】◎这道药膳滋肾润肺，补脾健胃，能够补养气血，改善气血不足、心脾劳损、血不归脾引起的失眠，还能强壮身体，提高免疫力，对抗长期失眠导致的困倦乏力、精神恍惚、头晕眼花、心悸耳鸣等症。此外，它对糖尿病和更年期综合征也有很好的调养作用。

【配方】百合30克，枸杞子15克，大米100克，冰糖适量。

【制作】❶ 百合、枸杞子分别洗净；大米淘净。❷ 砂锅内放入百合、枸杞子、大米，大火烧沸，改小火熬至黏稠即成。

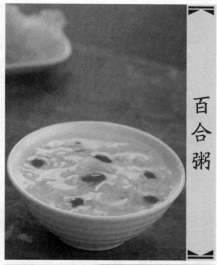

百合粥

◎百合具有润肺止咳、养心安神、明目的功效，枸杞子可滋补肝肾，益精明目。二者合用，有安神补脑、益精补肾、明目等的作用，对肺热或肾虚型失眠有一定的效果。【功效】

【配方】百合30克，红枣10颗，鸡翅1个。高汤、姜片、葱花、料酒、盐各适量。

【制作】❶ 百合掰小瓣，洗净；红枣洗净，去核；鸡翅洗净，剁成两半。❷ 砂锅中倒入适量水，大火烧沸，放入百合、红枣、鸡翅、姜片、料酒，汤再沸时，改小火煲1小时。❸ 煲至鸡翅熟烂后，放盐、葱花，搅匀即可。

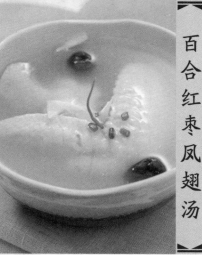

百合红枣凤翅汤

◎百合具有安神、助眠、止咳、润肺的作用，红枣具有补元气、润泽皮肤、促进血液循环和保养心脏的作用，鸡肉具有润泽肌肤、保护内脏、补充血气、强固筋骨等作用。各料合而为汤，具有益气活血、补虚暖阳、宁心助眠的效果。【功效】

【配方】水发百合50克，核桃仁25克，鲜贝肉300克，料酒、姜片、葱段、盐、鸡精、植物油各适量。

【制作】❶ 百合洗净，沥水；鲜贝肉洗净，去杂质，大者切片。❷ 炒锅放植物油烧热，放入核桃仁炸香，捞起备用。❸ 原锅留底油烧至六成热，下入姜片、葱段爆香，放入鲜贝肉、料酒、核桃仁、百合、盐、鸡精，炒熟即成。

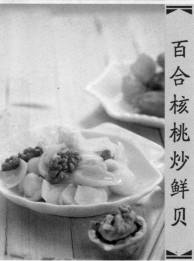

百合核桃炒鲜贝

◎这道药膳能够补养气血，使五脏安和，从而达到促进睡眠、提高睡眠质量的目的，还能祛除燥热，缓解烦躁不安、精神恍惚等症，有宁神定志、补养大脑的作用。此外，它还能润肠通便，适用于各种原因引起的便秘。【功效】

蝉蜕

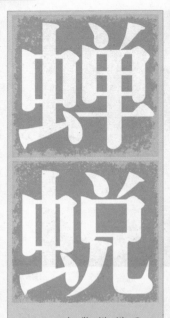

● 蝉蜕为蝉科昆虫黑蚱羽化后的蝉壳，又名蝉壳、枯蝉、蝉退、蝉衣、热皮、金蝉蜕等。它外能散风逐热，内能定神解痉，是一味常用的传统虫药。

性味归经

味甘、咸，性寒。归肺、肝经。

本草语录

「治头风眩运，皮肤风热，破伤风及疔肿毒疮，大人失音，小儿噤风天吊，惊哭夜啼，阴肿。」——《本草纲目》

「主小儿浑身壮热，惊痫、兼能止渴。」——《药性论》

主要功效

◎中医认为，蝉蜕有疏散燥热、透疹止痒、明目退翳、定神解痉的作用，对改善心火亢盛、烦热不安所致的夜不能寐有很好的效果。

◎现代研究表明，蝉蜕含有大量的甲壳质，并含蛋白质、氨基酸等营养成分。它具有显著的镇静作用，其醇提取物能明显拮抗咖啡因等刺激性物质对大脑的兴奋作用，与临床常用的催眠镇静药——巴比妥类药物有协同作用，能够诱导睡意，提高睡眠质量。

◎蝉蜕主要适用于如下病症及表现：心火亢盛引起的失眠、早醒易醒，睡眠质量低下；风热郁肺所致的喉咙痒痛、声音嘶哑、咳嗽；风邪外郁所致的皮肤瘙痒；肝火亢盛所致的烦躁不眠、口臭、眼睛红肿干涩。

其他功效

1.抗惊厥。蝉蜕各部分对中枢神经系统均有广泛的抑制作用，能够对抗各种惊厥。

2.抗癌。蝉蜕的某些成分能选择性地抑制癌细胞生成且不影响正常细胞。

3.保护泌尿系统。有研究者发现，蝉蜕和益母草、苏叶配伍后能恢复受损肾脏的功能，并有抗过敏的作用。

养生药膳

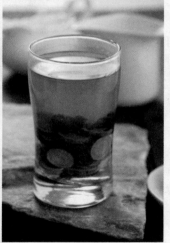

蝉蜕牛蒡酒

【配方】蝉蜕30克，牛蒡根500克，白酒1 500毫升。

【制作】❶ 蝉蜕洗净，牛蒡根洗净，切片。❷ 取一玻璃瓶，放入蝉蜕、牛蒡根，加入白酒，密封，浸泡5天，去渣取汁即成。

【功效】这道饮品散风宣肺，清热解毒，适用于风热攻心、烦闷不安引起的失眠症，还能利咽散结，改善咽喉肿痛、咳嗽、瘙痒、吐痰不利等症状。此外，它还能促进血液循环，清除肠胃垃圾，延缓机体衰老，预防中风和高血压，对老年人很有益处。

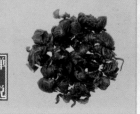

疗疾千金方	缓解胃热引起的恶心、呕吐	佐治小儿夜啼
	◎清膈散：蝉蜕50只（去泥）、滑石30克，共研为末。每次取6克，用水1碗，加蜜调服。（《本草纲目》）	◎用蝉蜕49只，去前截，将后截研为末。分4次服，钩藤汤调下。（《本草纲目》）

◎ **选购要点** 以色红黄、体轻、完整、无泥沙者为佳。

主要功效

◎中医认为，夏枯草有清除肝火、平息肝阳的作用，可用来改善肝火亢盛引起的烦躁失眠。

◎现代研究表明，夏枯草主要含有三萜类、黄酮类和皂苷等化学成分。它具有镇定和催眠作用，其醇提物能够使人镇静，并能诱导睡意，还能提高睡眠质量，延长睡眠时间，减轻失眠者早醒易醒的症状。

◎夏枯草主要适用于如下病症及表现：肝火亢盛引起的烦躁失眠、头痛眩晕、眼睛红肿干涩、分泌物多；肝阴不足引起的夜间眼珠疼痛；肝气郁结引起的痰多、淋巴结核、颈部囊肿。

其他功效

1.抗菌。夏枯草的水煎剂有广谱抗菌活性，对痢疾杆菌、大肠杆菌、铜绿假单胞菌、葡萄球菌及链球菌均有抑制作用。

2.消炎。夏枯草能够增强肾上腺皮质中糖皮质激素的合成和分泌，抑制各种早期炎症的发展。

3.抗癌。夏枯草对肿瘤细胞的增殖有抑制作用，并可诱导肿瘤细胞凋亡。

4.帮助消化。夏枯草能促进人体肠道的蠕动，使消化速度加快。

5.降低血压。夏枯草的果穗、茎、叶均有降压作用。

夏枯草

● 夏枯草为唇形科多年生草本植物夏枯草的干燥带花果穗，又名燕面、铁色草、大头花、棒槌草等，夏枯草是清肝火，散郁结的要药，常被用来治疗肝火上亢引起的烦躁失眠。

性味归经

味苦、辛，性寒。归肝、胆经。

本草语录

「行肝气，开肝郁，止筋骨疼痛，目珠痛。」——《滇南本草》

「治瘰疬、鼠瘘、瘿瘤、症坚、乳痈、乳岩。」——《本草从新》

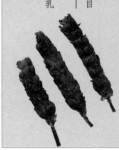

养生药膳

夏枯草炖猪肺

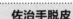

【配方】夏枯草50克，猪肺1个，料酒、葱段、姜块、盐、味精各适量。

【制作】❶夏枯草洗净，去杂质；猪肺用盐水洗净，放入沸水中汆去血水，捞出切块；姜块拍松。❷炖锅中放入夏枯草、猪肺、姜块、葱段、料酒，加3 000毫升水，大火烧沸，改用小火炖煮45分钟，加入盐、味精，搅匀即成。

【功效】这道药膳有清火功效，能够祛除心、肝、肺间的热邪，起到安神静气、平抑肝阳、润肺益气的作用，对改善心火亢盛、肝火上扰引起的烦躁失眠，肺虚火盛引起的痰多、咳嗽、气短等症均有良好的效果。

佐治手脱皮	佐治急性黄疸型肝炎
◎夏枯草100克，水煎2次，泡洗双手。每日2次，每次30分钟，连用10~15日。（中医验方）	◎夏枯草60克，红枣30克，白砂糖30克，水煎服。（中医验方）

疗疾千金方

◎ |选购要点| 以粗长，色棕红，无叶梗杂质，果穗大而干燥者为佳。

提醒神脑

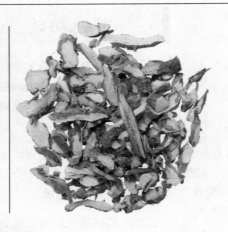

● 什么是醒脑提神

醒脑提神，即通过食用具有开窍、醒神作用的药材，调理大脑功能，以达到提振精神、清醒大脑、缓解大脑疲劳的目的。

现代人面临着巨大的生活压力和工作压力，精神时刻处于高度紧张的状态之中，往往容易出现大脑疲劳的症状。而大脑如果长期处于疲劳状态中，除了会使记忆、思考、推理、判断等能力下降，影响工作和学习效率外，还会直接给身心健康带来巨大危害。例如，它可能会诱发心脏病、支气管炎、哮喘、非特异性结肠炎、消化性溃疡、性功能障碍等身体疾病，也可能会影响人的心理健康，使人产生厌世、偏执、绝望等不良情绪，导致各种心理疾患。

因此，及时有效地缓解大脑疲劳，使大脑保持在健康清醒的状态中，对维护我们的身体健康有着重要的意义。

● 病症表现

大脑疲劳的主要表现：精神萎靡，健忘，思维混乱，注意力下降，无法集中精神进行思考或做事；时常有疲倦感，懒得说话，早晨很难起床，四肢无力，脚步沉重，眼睛疲劳等。

● 养生建议

一、中医认为，心藏神，主神明，心窍开则神明有主，进而神志清醒，思维有序敏捷，因此大脑疲劳者应选用一些有芳香开窍、醒脑提神之功效的中草药来进行调理。

二、能够缓解大脑疲劳的食物：豆类、芹菜、胡萝卜、苦瓜、香蕉、酸奶、茶叶等。

三、梳头按摩法是一种简单而有效的缓解脑疲劳的方法，只要闭目凝神，用梳子在头皮上来回轻刮即可。由于头皮下藏有丰富的神经末梢，梳子的刺激会使其变得活跃起来，梳头还能促进脑部的血液循环，从而发挥消除大脑疲劳的作用。

主要功效

◎中医认为，麝香有开窍醒神，活血通经，止痛催产的功效，可用来提振精神，缓解大脑疲劳。

◎现代研究表明，麝香主要含有麝香酮、麝香醇、甾族化合物等化学成分。它能通过兴奋中枢神经来使人大脑清醒，精神振奋；所含的麝香酮还可明显拮抗大脑疲劳造成的思维能力衰退，提高大脑的工作效率。

◎麝香主要适用于如下病症及表现：大脑疲劳，精神萎靡；神志不清，中风昏迷；瘀血阻滞，经闭，跌打损伤引起的瘀血疼痛。

其他功效

1.保护心脏。麝香的乙醚提取物有强心作用，能使人体心率加快，呼吸频率和深度增加。此外，它对血栓引起的缺血性心脏障碍也有预防作用。

2.抗菌消炎。麝香所含的麝香酊能抑制大肠杆菌及金黄色葡萄球菌的增殖，对关节炎等身体炎症也有一定的改善作用。

3.提高免疫力。麝香中的水溶性蛋白质对人体的体液免疫能力和细胞免疫能力均有增强作用。

4.通汗利尿。麝香能促进身体腺体的扩张和分泌，缓解前列腺炎症或结石症，从而起到发汗和利尿的作用。

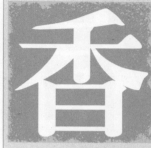

麝香

● 麝香为鹿科哺乳动物林麝、马麝或原麝的成熟雄体香囊中的干燥分泌物，又名脐香、臭子、香脐子等。它是一味有着特殊香气的名贵中药材，具有兴奋中枢神经的功效，古代医家认为它「通关透窍，上达肌肉，内入骨髓」。

性味归经

味辛，性温。归心、脾、肝经。

本草语录

「通诸窍，开经络，透肌骨，解酒毒，消瓜果食积。治中风，中气，中恶，痰厥，积聚症瘕。」——《本草纲目》

「麝香之用，其要在能通诸窍一语。盖凡病于为壅、为结、为闭者，当责其本以疗之。」——《本草述》

养生药膳

麝香鸡蛋羹

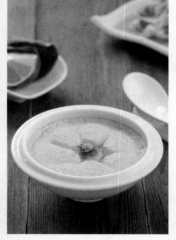

【配方】麝香0.1克，鸡蛋1个，盐、鸡精、鸡油各适量。

【制作】❶麝香研成细末，备用。❷取一蒸碗，磕入鸡蛋打散，加入麝香、盐、鸡精、鸡油、少许清水，搅匀。❸蒸碗上笼，大火蒸9分钟即成。

【功效】麝香开窍醒神，活血通经。鸡蛋富含卵磷脂、甘油三酯、卵黄素等营养物质，对神经系统有很好的补益作用，尤其是卵磷脂，它被人体消化后，可释放出一种叫胆碱的物质，胆碱能够改善大脑的记忆功能。因此，这道药膳有很好的补脑提神作用，尤其适宜正处于发育期的中学生食用。

疗疾千金方

小儿受惊啼哭，久不停息	中风不省人事
◎麝香少许研末，清水调服，每天3次。（《广利》）	◎麝香6克研末，入清油60克调匀，灌服。（《济生方》）

◎ | 选购要点 以质柔软、有油性、香气浓烈者为佳。

薄荷

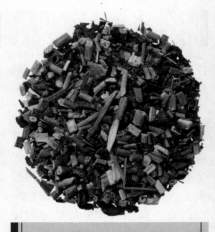

主要功效

◎中医认为，薄荷油有清利头目、疏散风热、清肝解郁的功效，可用来醒脑提神，缓解大脑疲劳。

◎现代研究表明，薄荷的主要有效成分为挥发油。它具有特殊而强烈的清凉感，其制剂如薄荷茶、薄荷糖等均能够醒脑提神，舒缓情绪，减轻大脑疲劳；其中的薄荷脑和薄荷酮可直接影响人体的中枢神经，起到兴奋作用。

◎薄荷主要适用于如下病症及表现：困倦疲乏，精神不振；肝火上炎所致的眼睛红热肿痛、视物模糊、头痛头晕；风热所致的瘙痒、麻疹；风热引起的感冒发烧。

其他功效

1.抑制女性体毛生长。英国科学家发现，雄性激素含量过高是导致女性体毛过长的主要原因，而如果坚持每天喝两杯薄荷茶，就能在很短的时间内降低女性体内的雄性激素水平，从而抑制体毛生长。

2.抗菌。薄荷对结核分枝杆菌和伤寒杆菌有抑制作用。

3.发汗。薄荷能使人体皮肤毛细血管扩张，汗腺分泌加快，从而起到发汗解热的作用。

4.保护口腔。薄荷能清新口气，预防口臭，并能杀灭口腔中的各种病菌。

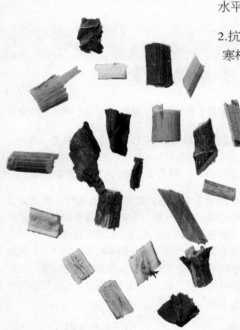

● 薄荷为唇形科多年生草本植物薄荷菜或家薄荷的茎叶，又名蕃荷菜、人丹草、升阳菜、夜息花等。它是一味有着特殊香气和清凉感的中药材，调病和保健功效俱佳。

性味归经

味辛，性凉。归肺、肝经。

本草语录

【薄荷，不特善解风邪，尤善解忧郁。】——《本草新编》

【消散风热，清利头目，治头痛头风，中风失音痰嗽……眼耳咽喉口齿诸病，皮肤瘾疹，瘰疬疮疥。】——《本草备要》

◎ 注意事项

阴虚血燥、肝阴偏亢、表虚汗多者忌用。

◎ |选购要点|以无根、叶多、色深绿、味清凉、香气浓者为佳。

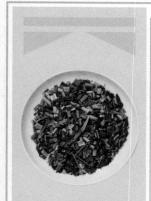

佐治痢疾，便中带血

◎薄荷叶适量，煎汤常服。（《本草纲目》）

佐治急性乳腺炎未溃脓者

◎薄荷、橘叶各60克，水煎，过滤，用毛巾浸汤热敷患处。每日1剂，早、晚各敷1次。（中医验方）

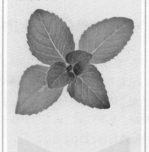

佐治鼻血不止

◎薄荷汁滴入鼻中，或以干薄荷煎水，以棉球裹汁塞鼻。（《本草纲目》）

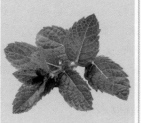

◎薄荷5克、丹参20克，制成溶剂。洗脸后，将药涂于患处，每日3次。（中医验方）

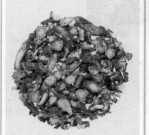

佐治痤疮

◉ 养生药膳

【配方】薄荷叶3片，猕猴桃3个，苹果1个。

【制作】❶ 薄荷叶洗净，放入榨汁机中打碎，去渣取汁；猕猴桃去皮，切成小块；苹果洗净，去皮、核，切成小块。❷ 榨汁机中放入猕猴桃、苹果，搅打成汁。❸ 取一杯，倒入薄荷汁和猕猴桃汁、苹果汁，混合均匀即可。

【功效】◎这道饮品有醒脑提神、生津止渴、健胃消食的功效，能够振奋精神，清醒头脑，改善疲倦昏沉的症状，还能缓解上火等原因引起的口干口渴，并有增进食欲的功效。此外，猕猴桃素有"维C之王"的美誉，一个猕猴桃所能提供的维生素C是人体一天需求量的两倍，因此这道饮品还能为身体补充足够的维生素C。

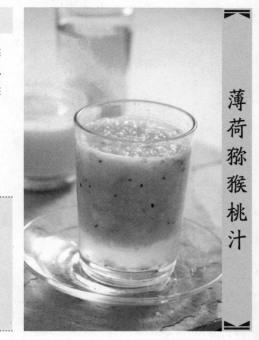

薄荷猕猴桃汁

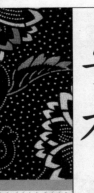

镇静安神

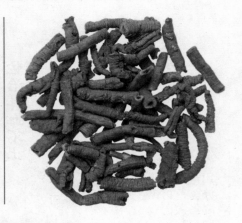

● 什么是镇静安神

镇静安神是中医独有的一个概念，是指通过祛除心火来安定神志，使人情绪稳定，心态平和的一种医疗方法。

中医认为，心藏神，肝藏魂，人体神志的变化与心、肝的功能活动息息相关。而且，心还主血脉，"血脉和利，精神乃居"，只有当气血充足，血脉顺畅时，"神"才能安居于"心"中，而一旦出现心肝血虚、心阴不足、热扰心神、肝火亢盛、痰热扰心、阴血不能养心等情况时，"神"就会脱离"心"的控制，无所依附，从而引发各种相关的精神或心理疾病。因此，要想安神，就必须先养心，并调理好体内的气血。

● 病症表现

"心不藏神"所引发的病症有：心悸、多梦、烦躁、神情恍惚、惊狂、头晕头痛、抑郁、焦虑、失眠、健忘、更年期综合征、神经衰弱、精神错乱、癫狂等。

● 养生建议

一、可使用有镇静安神功效的中草药进行调养。

二、有镇静安神功效的食物：小麦、芝麻、红枣、桂圆、葡萄、牛奶、蜂蜜、猪心、黄鱼等。

三、要安神就必须先静心，要学会用豁达大度、乐观开朗的心态去面对生活；要善于调节自己的情绪，有空时多闭目养神；还要善于静坐，静则神安，哪怕是很短时间的入静，也对神志大有益处。

四、可多参加钓鱼、散步、气功、太极等能陶冶情操、使人平静的运动。

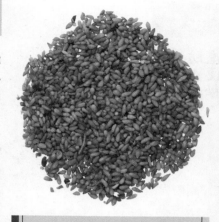

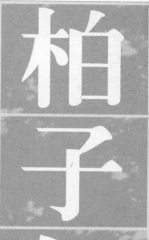

柏子仁

主要功效

◎中医认为，柏子仁滋阴养血，能改善心阴不足、心血亏虚以致心神失养的状况，起到养心安神的作用。

◎现代研究表明，柏子仁的主要化学成分为脂肪油及少量的柏子仁皂苷、挥发油等。它具有显著的镇静安神的作用。其醇提取物对各种原因引起的惊厥均有抑制作用；其制剂能使机体的慢波睡眠加深，并有恢复体力的作用。

◎柏子仁主要适用于如下病症及表现：阴血不足引起的烦躁不安、心悸、焦虑。

其他功效

1.改善记忆。柏子仁对大脑损伤所致的记忆障碍有明显的改善作用。

2.润肠通便。柏子仁含有高达74%的脂肪油，能够润滑肠道，起到通便的作用。

3.降脂减肥。柏子仁含有的亚油酸为一种不饱和脂肪酸，能够降低人体内的血脂，对减肥很有好处。

4.止汗生津。柏子仁有很强的收敛作用，能够收缩毛孔，减少排汗，缓解多汗口渴的症状，常被用来辅助治疗自汗、盗汗等症。

5.柏子仁在现代临床医学上还被用于病毒性心肌炎、习惯性流产、斑秃、口舌生疮等疾病的辅助治疗。

● 柏子仁为柏科常绿乔木侧柏的种仁，又名柏仁、侧柏仁、柏子仁霜等。它『香气透心，体润滋血』，是一味古老的镇静安神药，经常食用还能强壮身体，滋养肌肤。

性味归经

味甘，性平。归心、肝、脾经。

本草语录

『主惊悸，安五脏，益气，除湿痹。』——《神农本草经》

『柏子仁性平而不寒不燥，味甘而补，辛而能润，其气清香，能透心肾，益脾胃。』——《本草纲目》

◎ 注意事项

阴寒泄泻，体虚火盛者忌服。

◎ |选购要点| 以粒大、饱满、色黄白、油性大而不泛油、无皮壳杂质者为佳。

疗疾千金方

佐治失眠

◎柏子仁10克，猪心1个。先将猪心用清水洗净血污，再把洗净的柏子仁放入猪心内，二者放入瓷碗中，加少量水上锅隔水蒸至肉熟。加食盐调味，每日分2次食完。（中医验方）

防止老人体虚便秘

◎通便丸：柏子仁、麻子仁、松仁各等份，同研为末，制丸如梧桐子大。每服20~30丸，饭前服。《本草衍义》）

防止盗汗

◎柏子仁丸：新柏子仁（研）、半夏曲各60克，牡蛎（甘埚内火煅，用醋淬7次，焙）、人参（去芦）、白术、麻黄根（慢火炙，拭去汗）、五味子各30克，净麸15克（慢火炒）。上8味共研为末，枣肉为丸如梧桐子大。空腹以米汤送下三五十丸，日2服。作散调亦可。（《普济本事方》）

佐治斑秃

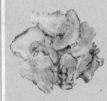

◎柏子仁、当归各500克，共研细末，炼蜜为丸如黄豆粒大。每服9克，每日3次，饭后服。（中医验方）

缓解劳欲过度，心血亏损所致的精神恍惚、惊悸、怔忡、健忘

◎将柏子仁（蒸晒去壳）120克、熟地（酒蒸）60克置石器内捣泥；再将枸杞子（酒洗晒）90克、麦冬、当归（酒浸）、石菖蒲、茯神各30克，玄参60克，甘草15克研末，炼成丸。每日40丸，早晚灯心汤送下。（《体仁汇编》）

◉ 养生药膳

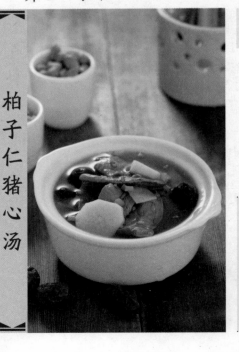

柏子仁猪心汤

【配方】柏子仁、山药10克，红枣10颗，猪心1个，鸡汤、料酒、姜片、葱花、盐各适量。

【制作】❶ 柏子仁、山药分别洗净，切片；猪心洗净，焯水，切片；红枣去核。❷ 取一大碗，放入猪心、料酒、姜片、葱花、盐，腌30分钟。❸ 锅内倒入鸡汤，大火烧沸，放入柏子仁、红枣、山药，改用小火煎煮25分钟，放入猪心片，煮10分钟即成。

【功效】

◎ "以脏补脏"是中医的传统治疗手段之一，猪心在过去常常被用来调理心悸、失神等与心有关的病症。现代研究也表明，猪心富含大量的营养元素，能够补充心肌营养，提高心肌的收缩力。这道由猪心和柏子仁配伍制成的药膳能够改善心血不足、心神失养的症状，起到安神的作用。

【配方】柏子仁20克，羊心400克，料酒、酱油、盐、味精、白砂糖、五香粉、姜片、葱段、香菜段各适量。

【制作】❶ 柏子仁洗净，研成细粉；羊心洗净，切薄片。**❷** 取一大碗，放入羊心，加盐、味精、料酒、酱油、白砂糖、五香粉、姜片、葱段抓匀，腌35分钟。**❸** 取一蒸碗，放入腌好的羊心，加入柏子仁粉，拌匀，上笼，大火蒸35分钟，撒上香菜段即成。

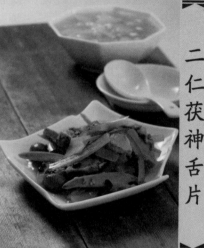

◎羊心味甘，性温，有解郁补心的功效，过去常被用来改善"郁结不乐"的症状，能振奋精神，改善各种原因引起的心情不佳、情绪低落的状况。它与柏子仁配伍制成的这道药膳能养心安神，适用于心悸、心烦、失眠等症，对更年期综合征和心脏病也有很好的效果。　**【功效】**

【柏子仁蒸羊心】

【配方】柏子仁、酸枣仁各9克，茯神6克，红枣6颗，猪舌1个，西芹200克，料酒、姜片、葱段、酱油、盐、植物油各适量。

【制作】❶ 柏子仁、酸枣仁、茯神分别洗净；红枣去核，洗净；西芹洗净，切4厘米长的段。**❷** 锅中加水烧沸，放入猪舌焯透，捞出沥干，去膜，洗净。**❸** 砂锅中放入猪舌、柏子仁、酸枣仁、茯神、红枣，加水500毫升，大火烧沸，改小火煮35分钟，捞出猪舌沥干，切薄片。**❹** 炒锅大火烧热，加入植物油烧至六成热，加入姜片、葱段爆香，放入猪舌片、料酒、酱油、盐、西芹段，炒熟即可。

◎柏子仁、酸枣仁、茯神均有安神定志的功效，酸枣仁和茯神还能促进睡眠，提高睡眠质量。这道药膳能补心气，宁心神，改善心阴不足引起的神经衰弱症，对心律不齐、失眠、心悸患者也很有益处。　**【功效】**

【二仁茯神舌片】

【配方】柏子仁10克，核桃仁30克，豇豆300克，姜片、葱段、盐、味精、植物油各适量。

【制作】❶ 柏子仁磨成粉；核桃仁用植物油炸香；豇豆洗净，切段。**❷** 炒锅放植物油烧热，下入姜片、葱段爆香，放入豇豆、柏子仁粉炒熟，加入核桃仁、盐、味精炒匀即成。

◎柏子仁具有镇静、改善记忆的功效，能够适度缓解紧张、心烦焦虑等抑郁情绪。豇豆富含多种维生素及矿物质，能够调节大脑神经系统功能，有助于使人保持愉快的情绪。核桃仁含有不饱和脂肪酸及多种微量元素，对脑神经具有良好的调节作用。本道药膳可补中益气、宁心安神，适合抑郁症患者食用。　**【功效】**

【柏子仁核桃炒豇豆】

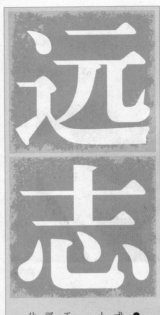

远志

远志为远志科植物远志或卵叶远志的根皮，又名小草、细草、棘菀等。它是一味传统的养心安神药，善于「宣泄通达」，是交通心肾、安定神志、益智强识的佳品。

性味归经

味苦、辛，性微温。归心、肾、肺经。

本草语录

「凡痰涎伏心，壅塞心窍，致心气实热，为恍惚惊怖，为健忘，为梦魇，为小儿客忤，暂以此豁痰利窍，使心气开通，则神魂自宁也。」——《药品化义》

「治心神健忘，安魂魄，令人不迷。」——《药性论》

主要功效

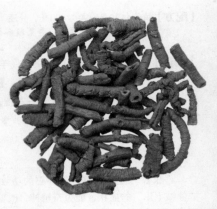

◎中医认为，远志有补益心血、祛痰开窍、消散痈肿的功效，可以用来辅助治疗阴血不足、心不藏神所致的多种病症。

◎现代研究表明，远志主要含有皂苷、生物碱及糖类等成分。它具有镇静和抗惊厥的作用，能有效改善心神不宁的症状，使人平心静气，且对受惊过度、癫痫等症也有疗效。此外，它对睡眠有一定的改善作用，能催眠并延长睡眠时间。

◎远志主要适用于如下病症及表现：心血不足、心肾不交引起的惊悸、失眠、健忘；痰迷心窍引起的癫痫；热毒引起的各种肿痛。

其他功效

1.祛痰。远志所含的皂苷能刺激胃黏膜，反射性增加支气管分泌，因而有祛痰作用。

2.抗菌。远志的乙醇提取液在体外对痢疾杆菌、伤寒杆菌、人型结核杆菌、革兰氏阳性细菌均有抑制作用，其水煎剂还能抑制肺炎双球菌的增殖。

3.催产。远志能使子宫收缩增强，肌张力增加，帮助孕妇生产。

4.消肿。远志所含三萜类、生物碱、皂苷等成分具有消肿之功效。

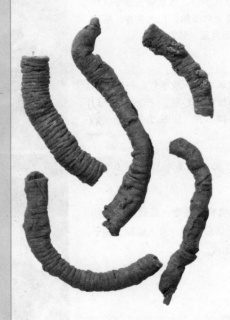

◎ 注意事项

1.本品易引起恶心，胃溃疡、胃炎患者慎用。2.心肾有火，阴虚阳亢者忌服。

◎ | 选购要点 以皮厚、条粗者为佳。

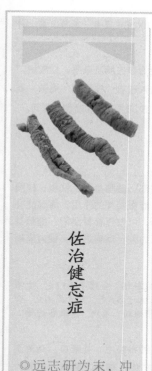

佐治健忘症

◎远志研为末，冲服。（《本草纲目》）

缓解胃痛

◎远志汤：远志（去心）、菖蒲各30克，共研为末。每用6克，水煎去渣服。（《圣济总录》）

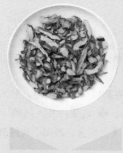

缓解小便色黄、色深

◎远志（甘草水煮过）250克，茯神、益智仁各60克，共研为末，加酒、糊做成丸，如梧桐子大。每服50丸，空腹以枣汤送服。（《本草纲目》）

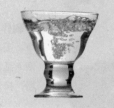

疗疾千金方

◎远志研为末，吹入喉中，以涎出为度。（《本草纲目》）

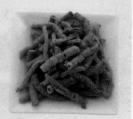

佐治喉咙麻痹、疼痛

◎ 养生药膳

【配方】远志5克，猪肝、牛肝、鸡肝各20克，猪瘦肉、大米各50克，盐、味精、料酒、胡椒粉各适量。

【制作】❶ 大米淘净，冷水浸泡30分钟，沥干备用；远志研成粉末。❷ 动物肝脏、猪瘦肉分别洗净，去筋膜，切碎，剁成泥状，加远志粉、盐、胡椒粉、料酒及适量水搅匀。❸ 砂锅内加水适量，放入大米，大火煮沸，改用小火熬煮，粥将成时，放入肝泥和肉泥煮熟，加入盐、味精调味即可。

【功效】◎远志可养心补肾、益智安神，《神农本草经》中，就载它"补不足，除邪气，利九窍，益智慧，耳目聪明，不忘，强志倍力。"鸡肝、牛肝、猪肝都富含蛋白质、卵磷脂，可补肝益肾、养血，增强脑部功能、延缓衰老。此道药膳可安神益智、祛痰散瘀，对于记忆力减退、惊悸、咳嗽等症有较好的改善作用。

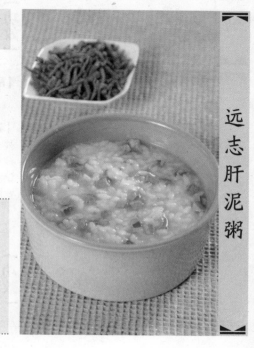

远志肝泥粥

远志桂圆海参汤

【配方】远志10克，桂圆5颗，水发海参100克。姜片、葱段、盐、料酒各适量。

【制作】 ❶ 远志洗净；桂圆去皮；水发海参去肠及杂质，切成块，冲洗干净。❷ 砂锅中倒入适量清水，放入远志、桂圆肉、海参、姜片、葱段、料酒，大火烧沸，改小火煲1.5小时。❸ 加盐调味即可。

【功效】 ◎远志性味苦、辛，温，能安神解郁、健脑益智、祛痰；桂圆肉性味甘平而质润，有补益心脾、养血安神的作用；海参能补肾益精、养血润燥。各料合而为汤，可发挥补肾温阳、健脑益智、安神宁心等功效，适用于记忆力差、反应迟钝、视力模糊等症。

远志锁阳炖乌鸡

【配方】远志5克，锁阳20克，煅龙骨、煅牡蛎、金樱子各12克，党参25克，砂仁、黄柏、生甘草、五味子各6克，炙黄芪30克，白条乌鸡1只，料酒、盐、味精、胡椒粉、姜块、葱段各适量。

【制作】 ❶ 将前11味药材洗净，放入纱布袋中，扎紧口；乌鸡洗净；姜块拍松。❷ 炖锅内放入乌鸡、药袋、姜块、葱段、料酒，倒入适量水，大火烧沸，改用小火炖35分钟，加入盐、味精、胡椒粉，搅匀即成。

【功效】 ◎这道药膳有补益肾阳、滋阴养血的功效，能改善心肝血虚、阴血不能养心导致的心神不宁、失眠健忘、焦虑忧郁等症，还能交通心肾，适用于心不摄肾引起的梦遗、滑精。此外，它还有运脾健胃的功效，能够促进消化，使人食欲旺盛，身体强健。

远志炒菜心

【配方】远志、水发木耳、酸枣仁各10克，鸡肝、白菜心各100克，植物油、料酒、酱油、葱花、姜末、盐各适量。

【制作】 ❶ 远志、枣仁入锅加清水煎成汁，去渣；鸡肝洗净，切片，加入料酒拌匀；菜心洗净，切段；木耳洗净，撕瓣。❷ 锅中放植物油烧热，下入葱花、姜末爆香，下入鸡肝片，用大火爆炒后出锅。❸ 原锅加植物油烧热，放入菜心、木耳，用大火略煸，再加入鸡肝片、药汁、盐、酱油，大火快炒，出锅即成。

【功效】 ◎远志具有较强的宁心安神、镇静、催眠、抗惊厥等功能。炒酸枣仁可养心、安神、催眠。木耳具有益气强身、滋肾养胃、活血等功能。白菜可清热除烦、解渴利尿、通利肠胃。本道药膳可安神益智、镇静催眠，适用于失眠多梦、健忘惊悸、神志恍惚、咳痰不爽。

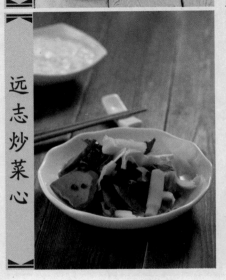

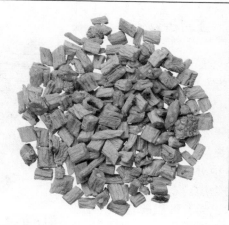

增强记忆力

什么是记忆力

记忆力是指记住事物的形象或事情经过的能力。人的记忆力主要与先天遗传及后天训练有关，此外还受到年龄因素的影响。通常年纪越大，记忆能力就越弱，所以许多老年人会有健忘的毛病。但是近年来的一些研究却发现，记忆力衰退人群开始呈现低龄化趋势，不少人在年轻时期就开始遭受记忆力衰退的困扰，这种现象应该引起我们的重视。

从中医的角度来看，这种记忆力早衰的现象与人们工作压力过大，身体过于疲劳有关。疲劳和压力会引发气血不足、心脾劳损、肾虚精亏等病症，而气血及心、脾、肝、肾等器官都直接或间接地影响着人的记忆水平。例如，肾精是脑髓的构成物质之一，如果肾精亏虚，脑髓质量就会低下，大脑的记忆功能也会随之减退。

因此，要想增强记忆力，预防记忆力早衰，就必须从调理气血及心、脾、肝、肾等脏腑入手，从根本上保护大脑的记忆功能。

病症表现

记忆力早衰的症状表现：未满40岁便有记忆力明显下降的感觉，经常忘记事物或事情，即使主动识记也无法保证能记住；精神萎靡，身心疲倦，失眠多梦，头发枯萎、易于脱落。

养生建议

一、可使用一些能调理气血、补益心脾、滋养肝肾的强身益智药来进行调理。

二、可多食用一些含有胆碱的食物，因为胆碱是卵磷脂和鞘磷脂的重要组成部分，能帮助中枢神经传递信息，是大脑进行思考、判断等智力活动的物质基础。它与记忆力的关系尤为密切，科学实验发现，记忆力减退的人大脑中胆碱的含量也会明显减少，老年人尤为明显。含胆碱较多的食物有动物肝脏、蛋黄、红肉、奶制品等。此外，鱼类（鱼脑最佳）、胡萝卜、菠菜、麦芽、鸭梨等对提高记忆力也很有帮助。

党参

● 党参为桔梗科多年生草本植物党参、素花党参、川党参及其同属多种植物的干燥根，又名黄参、潞党参、中灵草、狮头参等。其功用与人参相似，具有很高的保健和医疗价值。

性味归经

味甘，性平。归脾、肺经。

本草语录

「补中益气，和脾胃，除烦渴。中气微虚，用以调补，甚为平妥。」——《本草从新》

「党参力能补脾养胃，润肺生津，健运中气，本与人参不甚相远。」——《本草正义》

主要功效

◎中医认为，党参有补中益气、健脾益肺的功效，能够使人气血充足，精力旺盛，从而改善人的记忆力。

◎现代研究表明，党参主要含有糖类、苷类及胆碱等成分。其中，胆碱是一种对人的记忆功能有重要影响的物质。它是合成乙酰胆碱的前体，而乙酰胆碱是神经细胞间进行信息传递的"通讯员"，当大脑中的乙酰胆碱含量充足时，人就会思维敏捷，记忆力旺盛。此外，党参制剂对中枢神经还有兴奋作用，能缓解某些物质对机体记忆功能的损害，改善各种原因引起的学习障碍。

◎党参主要适用于如下病症及表现：气血不足、心脾劳损引起的记忆力衰退、头发脱落、疲倦乏力、食欲不佳。

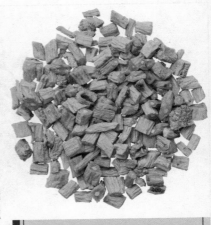

其他功效

1.延缓衰老。党参有清除体内自由基的作用，能抵抗细胞老化，延缓机体衰老。

2.保护心血管。党参能扩张血管，降低血压，抗心肌缺血，改善机体微循环，增强造血功能。

3.调整胃肠运动功能。党参为补中益气之要药，能纠正病理状态的胃肠运动功能紊乱。

4.抗溃疡。党参的水煎醇沉液对胃溃疡有缓解作用。

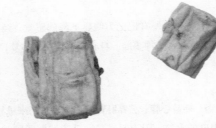

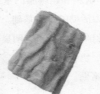

党参

◎ 注意事项

1.气滞、怒火盛者禁用。2.有实邪者不宜用。3.不宜与藜芦同用。

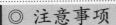

◎ **选购要点** 以条粗壮、质柔润、外皮细、断面黄白色、味甜、嚼之无渣者为佳。通常认为山西上党产者品质最优。

疗疾千金方

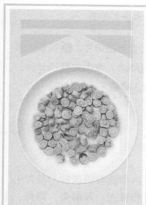

佐治肾炎

◎猪肾1个，党参、黄芪、芡实各20克。将猪肾剖开去其筋膜，洗净，与其余药共煮，至猪肾熟。酌情加少许酱油，吃肉饮汤。（中医验方）

调治各种低血压病

◎党参、黄精各30克，炙甘草10克，水煎服。每日1剂，分2次服。（中医验方）

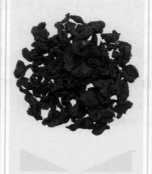

调治月经不调

◎党参15克，锦鸡儿根15克。水煎服。（中医验方）

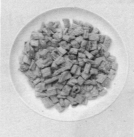

调治全身疲倦、乏力

◎党参膏：党参500克（切片），沙参250克（切片），桂圆肉120克，水煎浓汁收膏，每用1小酒杯，以沸水冲服，也可冲入煎剂里。（《得配本草》）

◉ 养生药膳

【配方】 党参、制首乌各30克，蜂蜜适量。

【制作】 ❶ 党参、制首乌分别洗净，切片。❷ 锅内放入党参、制首乌，加适量水，浓煎2次，每次40分钟，合并滤液，待滤液转温后加入蜂蜜，搅匀即成。

【功效】 ◎党参能补脾养胃、润肺生津、健运中气。何首乌具有补益精血、固肾乌须、增强免疫功能、健脑益智、抗衰老的功效。本道药膳补气养血，可显著改善记忆力，同时具有很好的补肾强身之功效，常饮可乌发固发。

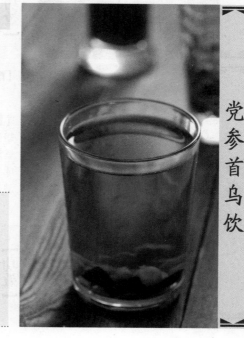

党参首乌饮

二参红枣饮

【配方】党参、北沙参各10克，红枣5颗，冰糖末适量。

【制作】❶ 红枣洗净，去核；党参、北沙参分别切片。❷ 炖锅内放入红枣、党参、北沙参、适量清水，中火烧沸，改小火煮15分钟，去渣取液。❸ 将煎好的液汁倒入杯中，加入冰糖末调匀即可。

【功效】◎党参可补中益气，健脾益肺。北沙参能养阴清肺，益胃生津。红枣含有机酸、三萜苷类、生物碱类、黄酮类、糖类、维生素类、氨基酸、挥发油、微量元素等成分，具有保护肝脏、增强记忆力的作用。此方可滋阴补肾，补气养血，增强记忆力。

党参牛排汤

【配方】党参20克，桂圆5颗，牛排1根，姜片、盐各适量。

【制作】❶ 党参洗净；桂圆去皮；牛排洗净，剁成小块。❷ 将党参、桂圆肉、牛排、姜片同放砂锅内，大火烧沸，改用小火煲3小时。❸ 加盐调味即可。

【功效】◎党参健脾补中、益气生血、宁心安神；桂圆长于养心安神，又可增加汤之甜味。牛肉富含蛋白质、氨基酸，能提高机体抗病能力，促进生长发育，有助于身体虚弱者补血益气、修复机体受损组织。各料合而为汤，既味美可口，又补气运脾、养心安神，适合心气不足、体虚多病、记忆力衰退者常服。

党参煲鸡心

【配方】党参、黄芪各15克，陈皮3克，鸡心300克，胡萝卜100克，料酒、盐、植物油、鸡汤各适量。

【制作】❶ 党参、黄芪、陈皮洗净，党参、黄芪切片，陈皮切块；胡萝卜洗净，去皮，切块；鸡心洗净，切两半。❷ 锅内放入鸡心、适量清水，煮熟，捞出沥水。❸ 炒锅置中火上，加植物油烧至六成热，放鸡心、胡萝卜、料酒、盐、党参、陈皮、黄芪、鸡汤，烧沸，改用小火煲至浓稠即成。

【功效】◎党参具有补中益气，健脾益肺的功效。胡萝卜含降糖物质，其所含的槲皮素能增加冠状动脉血流量，降低血脂，还有降压、强心作用。鸡心的营养价值丰富，可补心安神、镇静降压、理气舒肝。此道药膳具有补心气、益气血、疏肝解郁、提高记忆力之效。

【配方】党参20克，猪肚300克，料酒、酱油、姜片、葱段、盐、味精、白砂糖各适量。

【制作】❶ 党参洗净，润透，切段；猪肚洗净，切条。❷ 取一大碗，放入猪肚、盐、味精、酱油、料酒、白砂糖、姜片、葱段，抓匀，腌1小时。❸ 取一蒸碗，放入腌好的猪肚，加入党参，拌匀，上笼，大火蒸50分钟即成。

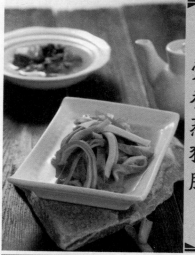

党参蒸猪肚

◎党参补中益气，健胃益脾，猪肚亦为补脾胃的佳品。这道药膳能通过补养脾胃，祛除脾胃内湿毒和寒热来达到增强记忆的目的，因为脾胃健康则精血充足，精血充足则大脑灵活，思维敏捷，记忆力强。【功效】

【配方】党参30克，鳜鱼1条（约500克），料酒、酱油、葱段、五香粉、姜片、盐、味精各适量。

【制作】❶ 党参洗净，切段；鳜鱼处理干净，去骨刺，切片。❷ 取一盆，放入鳜鱼片、盐、味精、料酒、酱油、五香粉、姜片、葱段，抓匀，腌30分钟。❸ 取一蒸盘，放入腌好的鳜鱼片、党参，上笼，大火蒸10分钟即成。

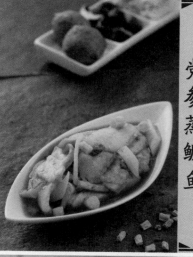

党参蒸鳜鱼

◎这道药膳能够补养气血，增强记忆力，缓解各种原因造成的记忆功能损害。此外，党参和鳜鱼都有补益脾胃的功效，能够改善人体脾胃功能，促进消化，适用于食欲不振、食量减少、营养不良等症。【功效】

【配方】党参20克，鲜贝、西芹各100克，料酒、姜片、葱花、盐、味精、植物油各适量。

【制作】❶ 党参洗净，切段；鲜贝洗净；西芹去叶，洗净，切段。❷ 炒锅放植物油烧至六成热，下入姜片、葱花爆香，加入鲜贝、西芹、料酒、党参、盐、味精，炒熟即成。

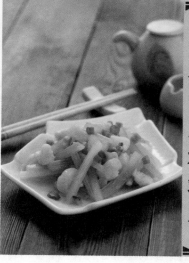

党参西芹炒鲜贝

◎这道药膳有补益气血、强神定志、提高记忆力的功效。此外，西芹是高纤维食物，它经肠内消化作用产生一种木质素，这类物质是一种抗氧化剂，高浓度时可抑制肠内细菌产生致癌物质，因此这道药膳还可以预防肠道癌症。【功效】

莲子

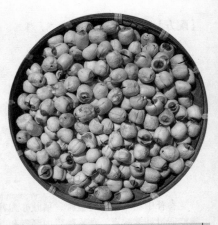

● 莲子为睡莲科多年生水生植物莲的成熟种子，又名莲米、莲实、藕实、莲蓬子、水芝丹等，是一味十分常见的滋补药材，古代医家认为经常服用它能够延年益寿。

性味归经

味甘，涩，性平。归脾、肾、心经。

本草语录

「补中养神，益气力。」——《神农本草经》

「交心肾，厚肠胃，固精气，强筋骨，补虚损。」——《本草纲目》

主要功效

◎中医认为，莲子有安神养心、健脑益智、消除疲劳、滋阴补肾、健脾止泻的功效。

◎现代研究表明，莲子含有莲子碱、棉子糖及淀粉、蛋白质、脂肪、磷、铁等多种营养元素，对改善心脾两虚所致的健忘有很好的功效；其所含的棉子糖，对身体虚弱，肾气不足者大有益处，可改善由肾虚精亏引起的记忆力减退等症状。脑力劳动者经常食用莲子，可以健脑、增强记忆力，提高工作效率，并能预防老年痴呆症的发生。

◎莲子主要适用于如下病症及表现：肾虚所致的身体虚弱、疲倦乏力、眼花头晕、记忆力减退；劳心过度所致的精神萎靡、心悸神慌、烦躁不眠。

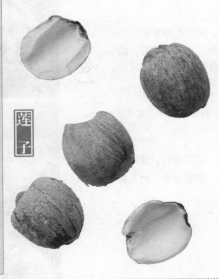

莲子

其他功效

1.防止遗精。莲子碱有平抑性欲的作用，能够缓解因性激素分泌失调而引起的性欲亢奋及频繁遗精的症状，起到止遗涩精的作用。

2.降低血压。莲子所含的某些生物碱具有降压作用。

3.保护心脏。莲子芯所含的某些生物碱有显著的强心作用，能抗心律失常，抗心肌缺血，抑制心肌收缩力。

4.预防鼻咽癌。莲子所含的氧化黄心树宁碱有抑制鼻咽癌细胞生长的作用。

5.孕妇常吃莲子能预防早产、流产。

6.莲子在现代临床医学上还被用于感染性多发神经炎、痔疮、痛经、小儿迁延性腹泻等疾病的辅助治疗。

◎ 注意事项

中满痞胀及大便燥结者忌用。

◎ |**选购要点**|以粒大饱满、完整、无破碎、无抽皱、色棕黄、质坚实者为佳。

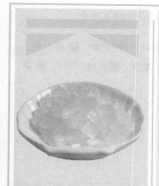

佐治湿疹

◎去心莲子50克，玉米须10克，冰糖15克。先煮玉米须20分钟后捞出，放入莲子、冰糖后，微火炖成羹服。（中医验方）

缓解脾气虚弱所致的消化不良、腹泻

◎莲子15克，研为末，陈米汤调下。适应证：面色萎黄，纳少腹胀，呕逆，久泻久痢等。（中医验方）

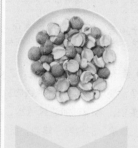

缓解腹泻

◎莲子肉、锅巴、白砂糖各120克。锅巴、莲子肉共研细末，与白砂糖和匀，装入瓶中，于饭后1小时用开水冲服4匙，每日3次。（中医验方）

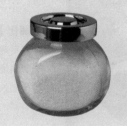

疗疾千金方

◎莲肉散：莲子、益智仁、龙骨各等份，共研细末，空腹用米汤送服。（《奇效良方》）

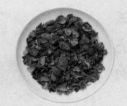

佐治小便白浊，梦遗泄精

◎ 养生药膳

【配方】莲子30克，丝瓜300克，猪胫骨500克，料酒、姜片、葱段、盐、鸡精、鸡油、胡椒粉各适量。

【制作】❶ 莲子用清水浸泡一夜，去心；猪胫骨洗净，锤破；丝瓜洗净，去皮、瓤，切片。❷ 炖锅内放入莲子、猪胫骨、姜片、葱段、料酒，加适量清水，大火烧沸，改用小火炖40分钟，加入丝瓜煮熟，放入盐、鸡精、鸡油、胡椒粉，搅匀即成。

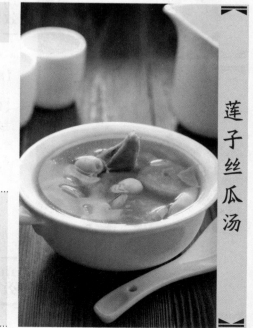

莲子丝瓜汤

【功效】◎这道药膳有补肾固精、养心安神的功效，既能够补养肾气、可减轻因肾虚引起的频繁遗精，缓解因劳心过度引起的"心不摄肾，以致失精"的症状。此外，它还有缓解精神压力，改善睡眠的功效。

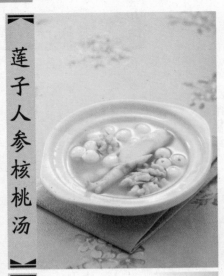

莲子人参核桃汤

【配方】莲子20颗，人参10克，核桃仁20克。冰糖末适量。

【制作】❶ 莲子去心，洗净；人参、核桃仁分别洗净。❷ 将人参、核桃仁、莲子放入炖盅内，加适量清水，加盖，隔水炖1小时。❸ 取出，开盖，加冰糖调味即可。

【功效】◎莲子健脾胃、养心神，人参大补元气、固脱生津、安神益智，核桃仁补脑、固精、润肠、温肺。各料合而为汤，可安神、养心、益气，适用于病后体虚、气弱、食少、疲倦、自汗、泄泻、脑力衰退等症，常食可改善记忆力。

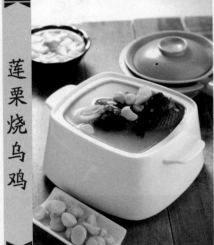

莲栗烧乌鸡

【配方】莲子30克，栗子50克，丹参15克，白条乌鸡1只，料酒、盐、味精、姜块、葱段、鸡油、胡椒粉各适量。

【制作】❶ 莲子用清水浸泡一夜，去心；栗子去壳、膜；丹参切片；乌鸡洗净；姜块拍松。❷ 炖锅内放入莲子、栗子、丹参片、乌鸡、料酒、姜块、葱段，加适量清水，大火烧沸，改用小火炖35分钟，加入盐、味精、胡椒粉、鸡油，搅匀即成。

【功效】◎莲子滋阴补肾，养心安神；栗子健脾益气，消除湿热；乌鸡补养气血，美容养颜。这道药膳适用于由肾虚或湿热下注引起的频繁遗精，还能调理性激素分泌，改善更年期综合征给妇女带来的各种不适。此外，经常食用还有补脑益智，改善记忆力衰退的功效。

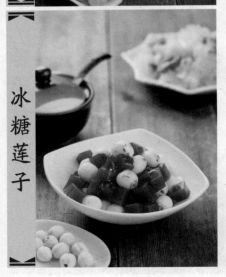

冰糖莲子

【配方】莲子300克，京糕25克，冰糖、白砂糖各200克，桂花适量。

【制作】❶ 莲子洗净，去心；京糕切丁。❷ 取一大碗，放入莲子，注入适量开水，上笼蒸50分钟左右。❸ 砂锅内倒入适量清水，大火烧沸，加入冰糖、白砂糖，撇去浮沫，取一净白布过滤糖汁。❹ 取一大碗，放入蒸好的莲子，撒上京糕、桂花，浇上过滤好的糖汁即成。

【功效】◎这道甜点有滋阴补肾、养心定志的功效，对体虚肾亏或劳心过度、心不摄肾所致的梦遗、滑精均有很好的效果。此外，它还能祛除心火，提高睡眠质量，改善心火上扬、烦躁易怒、失眠心悸等症引起的记忆力下降。

调理五脏机能的

◎五脏是心、肝、脾、肺、肾的总称。这几个器官对人体有着十分重要的作用，例如，肝主藏血，主谋虑，负责储藏和调节人体的血液；还负责在人体受到外界刺激时，动员人进行思考，并给出对策。脾主运化，负责将经过消化的水谷精微运化成气和血，为人体的生命活动提供能量；还负责调节人体的水分代谢。肺主气，负责呼吸，并将脾脏运化后的精微之物化成人体所需的宗气。因此，这几个器官的运转情况与人体健康有着密不可分的关系，我们在日常生活中应该做好五脏的调理工作。对五脏的调理主要使用以下几类中草药：

◎一、补益类中草药。这类中草药有强壮作用，能够增强五脏的运转功能，并提高其抵御疾病的能力。

◎二、活血行气类中草药。气滞或血瘀于脏腑间是导致脏器功能低下，甚至病变的重要原因，适当使用一些活血行气类药物来发散和祛除瘀滞的气血，既能提高脏器的工作效率，又能预防相关疾病的发生。

◎三、祛除毒邪类中草药。风、湿、热等邪气往往会瘀滞于脏器中，阻碍脏器的正常运行，并引发各种严重疾患，因此应当使用一些能发散邪气的中草药来进行调理。

◎四、温里类中草药。保暖不当或体内阴阳失调所致的阴盛阳衰都会使五脏受寒，引发其功能上的紊乱和机能上的衰退，因此必须使用一些能温暖五脏、祛除寒气、平衡体内阴阳的温里药来进行调理。

◎对肾的养护前文已经有所提及，因此本章将不再赘述。

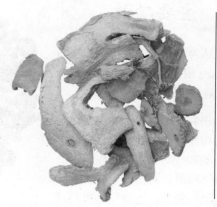

补益脾胃

● 脾胃养生谈

脾和胃是与人体消化功能息息相关的脏器，两者相辅相成，紧密联系。中医认为，胃为"水谷之海"。因为水谷（即饮食）进入人体后会先堆积于胃脏内，经过胃脏的消化和吸收后才变成可以进入脾脏接受"运化"的营养物质。

脾的主要工作是"运化"，分为运化水谷和运化水湿两种。运化水谷是指脾将胃脏消化过的营养成分运化成某种精微物质的过程。这些精微物质是全身组织器官进行功能活动的物质基础，它们中的一部分还会在心、肺、大脑这几个器官的作用下化为精、气、血及津液，所以脾又被称为"气血生化之源""后天之本"。运化水湿是指脾促进水分吸收、传输和排泄的过程。当水分进入人体后，脾会将其吸收并传送到全身，同时将各器官代谢后产生的水分输送至肾脏，使之成为尿液后排出，实现体内水分的平衡。

综上所述，如果脾胃出现问题，人体将无法得到正常的营养补给，并会出现气血不足、精血亏虚、津液干涸、水湿异常、水肿等症状，给身体健康带来巨大威胁。因此，我们应该重视脾胃的保健和补养工作，确保脾胃的健康。

● 病症表现

脾胃功能失常的直接表现：腹部坠胀，食欲不振或多食消瘦，消化不良；乏力消瘦；恶心呕吐，呃逆嗳气；久泄不止；水肿，便秘；易患口腔溃疡。

● 养生建议

一、可使用有运脾健胃功效的中草药进行调养。

二、适当补充维生素C。因为当胃液中含有充足的维生素C时，它保护胃脏和增强胃脏抗病能力的功能就会得到更好的发挥。含维生素C较多的食物有猕猴桃、苹果、橘子、柠檬、西红柿、油菜、雪菜、荠菜等。

三、实验证明，情绪对消化系统的活动有很大影响，不良情绪容易引发消化不良、食欲不振、腹胀等症。因此，保持良好情绪对脾胃健康大有好处。

苍术

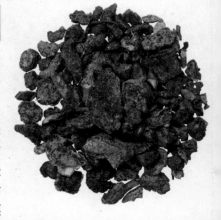

● 苍术为菊科多年生草本植物茅苍术或北苍术等的根茎，又名赤术、马蓟、青术、仙术等，是补益脾胃的要药，《珍珠囊》中称赞它「能健脾安脾，诸湿肿非此不能除」。

性味归经

味辛、苦、甘，性温。归脾、肺、肝经。

本草语录

「作煎饵，久服轻身延年不饥。」——《神农本草经》

「苍术，味辛主散，性温而燥，燥可去湿，专入脾胃，主治风寒湿痹，山岚瘴气，皮肤水肿，皆辛烈逐邪之功也。」——《药品化义》

主要功效

◎中医认为，苍术健胃安脾，祛除风湿，可用来温暖脾胃，增进食欲，改善各种脾胃不适。

◎现代研究表明，苍术的主要化学成分为挥发油和多糖。它具有调节肠胃运动和预防胃溃疡的作用，能兴奋胃平滑肌，对抗肾上腺激素对肠胃运动的抑制；还能促进胃黏膜组织的血液循环，辅助修复受损害的胃黏膜。此外，它所含的挥发油还能抑制胃酸的过量分泌，对抗皮质激素对胃酸分泌的刺激作用。

◎苍术主要适用于如下病症及表现：脾胃湿困所致的食欲不振、恶心反胃、腹部胀满、便溏、舌苔泛白；风寒湿痹所致的关节疼痛、屈伸不利；风寒湿邪袭扰所致的畏寒发热、身体沉重、无汗。

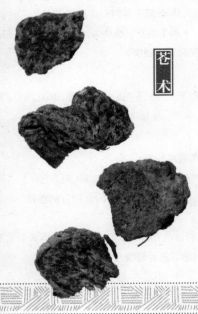

苍术

其他功效

1.镇静。苍术对人体中枢神经有抑制作用，能催眠或使人镇定。

2.抗癌。苍术所含的茅术醇对食管癌细胞有较强的抑制作用，能预防食管癌症的发生。

3.强壮骨骼。苍术有促进骨骼钙化的作用，并能提高人体对钙、磷等有益于骨骼的矿物质的吸收率。

4.杀毒灭菌。苍术、艾叶等量烟熏，可以杀灭结核杆菌、金黄色葡萄球菌、大肠杆菌、枯草杆菌及铜绿假单胞菌，功效与甲醛相似，且优于紫外线及乳酸。

5.苍术在现代临床医学上还被用于佝偻病、结膜干燥症、原因不明性流泪等疾病的辅助治疗。

◎ 注意事项

阴虚内热者慎用。

◎ |选购要点| 以个大坚实、无毛须、内有朱砂点、切开后断面起白霜者为上品。

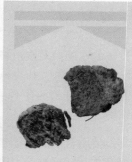

缓解眼睛干涩、视物模糊

◎苍术120克，淘米水浸7日，去皮，切片，焙干，加木贼60克，共研为末。每服3克，茶或酒送下。（《本草纲目》）

佐治脂溢性皮炎、湿疹

◎苍术（米泔水浸炒）、炒黄柏各30克，研为细末。每次6克，水煎，用姜汁调服，每日2次。（中医验方）

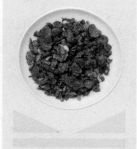

佐治脾湿水泻（困倦无力，消化不良，腹痛）

◎苍术60克，白芍30克，黄芩15克，丹桂6克，混合，每取30克煎服。如脉弦、头微痛，则减去白芍，加防己60克。（《本草纲目》）

疗疾千金方

◎苍术960克，神曲480克，共炒为末，炼蜜为丸，如梧桐子大。每服30丸，米汤送下，1日服3次。怕冷者，加干姜90克；腹痛者，加当归90克；衰弱者，加甘草60克。（《本草纲目》）

适用于脾胃不调所致的食欲不振、消化不良

◎ 养生药膳

【配方】苍术、黄柏各15克，鲜带子肉、西芹各100克，植物油、姜片、葱段、盐、味精、干淀粉各适量。

【制作】❶ 苍术洗净，润透，切片；黄柏洗净，润透；鲜带子肉洗净；西芹洗净，切段。❷ 锅中放入苍术、黄柏，加适量清水，大火烧沸，改用小火煮25分钟，去渣取汁，备用。❸ 取一大碗，放入鲜带子，加盐、干淀粉拌匀，腌10分钟。❹ 炒锅放植物油烧至六成热，下姜片、葱段爆香，放入鲜带子肉、西芹、药汁翻炒，烩5分钟，放入盐、味精，炒匀即成。

【功效】◎这道药膳有清热除湿、健脾安胃的功效，能祛除脾中湿气，减轻脾为湿困所引起的食欲不振、恶心反胃、腹部胀满、便溏、舌苔泛白等症，还能调节肠胃功能，增进食欲，并有泻火解毒的功效，尤其适宜乙肝病人在冬季食用。

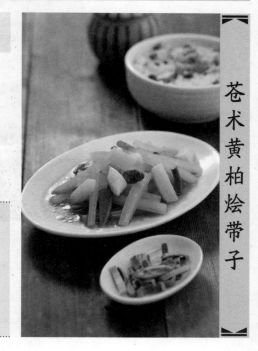

苍术黄柏烩带子

高良姜

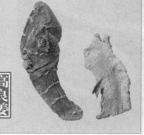

● 高良姜为姜科多年生草本植物高良姜的干燥根茎，又名蛮姜、良姜、海良姜、膏凉姜等。它「大辛大温」，具有运脾健胃的功效，尤其善于祛除脾胃内的寒气和湿气。

性味归经

味辛，性热。归脾、胃经。

本草语录

「治腹内久冷，胃气逆，呕吐。治风，破气，腹冷气痛，去风冷痹弱，疗下气冷逆冲心，腹痛，吐泻。」——《药性论》

「暖胃散寒，消食醒酒，治胃脘冷痛。」——《本草从新》

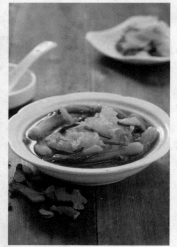

高良姜

主要功效

◎中医认为，高良姜有散寒止呕的功效，可用于温暖脾胃，适用于脾胃受寒引起的各种病症。

◎现代研究表明，高良姜的化学成分主要为挥发油及黄酮类化合物。它具有抗溃疡的作用，能够调节胃酸分泌，预防和改善胃溃疡，对胃溃疡或其他原因所致的胃部疼痛也有缓解作用。此外，它还能调节胃脏功能，对抗腹泻。

◎高良姜适用于如下病症及表现：脾胃失调所致的冷痛、呕吐；胃寒肝郁所致的脘腹胀痛。

其他功效

1.抗菌。高良姜的水煎液对炭疽杆菌、白喉及类白喉杆菌、肺炎球菌、葡萄球菌、枯草杆菌均有不同程度的抑制作用。

2.抗氧化。高良姜所含的高良姜素有较强的抗氧化作用，已被广泛应用于延缓衰老和美容养颜类食品、药品的生产中。

3.止痉。高良姜对肠道痉挛（如收缩、强直等）现象有很好的抑制作用。

4.高良姜在现代临床医学上还被用于小儿厌食症、牙髓炎等疾病的辅助治疗。

养生药膳

高良姜煮鱼肚

【配方】高良姜15克，水发鱼肚60克，小白菜100克，白胡椒粉、料酒、盐、味精各适量。

【制作】❶ 高良姜洗净，切丝；鱼肚洗净，切条；小白菜洗净。❷ 炖锅中放入鱼肚、高良姜、白胡椒粉、料酒，加适量清水，大火炖煮25分钟，加入盐、味精、小白菜，煮3分钟即成。

【功效】这道药膳有补益脾胃的功效，能促进脾脏运化，调理气血、精血和津液，还能温暖胃脏，改善胃功能低下所致的消化不良、食欲不振等症。此外，它还能预防心血管疾病和癌症，并有缓解精神压力的作用。

疗疾千金方

缓解吐泻

◎高良姜（炙令焦香）150克，加酒200毫升，煮三四沸，一次服完。（《本草纲目》）

缓解牙龈肿痛

◎高良姜2寸，全蝎（焙）1只，共研为末，擦痛处，吐出涎水，再以盐汤漱口。（《本草纲目》）

◎ **选购要点**｜以分枝少、色红棕、气香浓、味辣者为佳。

主要功效

外感风寒所致的咳嗽、胸闷气喘、痰多等症。

◎中医认为，厚朴行气燥湿，消积平喘，可用来补益脾胃，改善脾胃虚弱所致的各种病症。

◎现代研究表明，厚朴的主要化学成分为挥发油和生物碱。它具有调节胃脏机能的功效，其煎剂在低浓度时能兴奋胃脏，在高浓度时又起舒缓作用。此外，它所含的厚朴酚还能预防和改善胃溃疡，对胃黏膜损伤有缓解和修复作用，并能对抗应激性胃功能障碍。

◎厚朴主要适用于如下病症及表现：胃脏功能低下所致的消化不良、脘腹胀痛、大便不通；湿阻中焦所致的腹痛、腹胀、恶心反胃；

其他功效

1.抗菌。厚朴的水煎剂具有广谱抗菌作用，能显著抑制金黄色葡萄球菌、肺炎双球菌、痢疾杆菌、炭疽杆菌及一些常见的皮肤真菌。

2.保护肝脏。厚朴能预防和对抗病毒性肝炎，抑制肝脏纤维化，降低病毒性肝炎向肝硬化发展的几率。

3.厚朴在现代临床医学上还被用于胃结石、肠梗阻、闭经等疾病的辅助治疗。

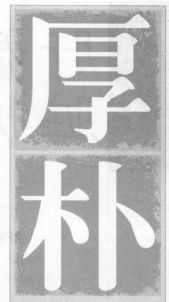

● 厚朴为木兰科双子叶植物厚朴、凹叶厚朴的干皮、根皮及枝皮，又名厚皮、重皮、川朴、温朴等，是一味常用的补益脾胃药。

性味归经 味苦、辛，性温。归脾、胃、大肠经。

本草语录 「主疗积年冷气，腹内雷鸣虚吼，宿食不消，除痰饮，去结水，破宿血，消化水谷，止痛。大温胃气，呕吐酸水。」——《药性论》「温中益气，消痰下气。疗霍乱及腹痛胀满，胃中冷逆及胸中呕不止，泄痢淋露，除惊，去留热心烦满，厚肠胃。」——《名医别录》

养生药膳

厚朴首乌炖豆腐

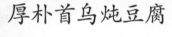

【配方】厚朴15克，何首乌10克，紫菜30克，豆腐100克，鲜虾仁50克，料酒、姜片、葱段、盐、植物油各适量。

【制作】❶ 厚朴、何首乌研细粉；紫菜洗净，撕块；豆腐洗净，切块；鲜虾仁洗净。❷ 炒锅烧热，放植物油烧热，下姜片、葱段爆香，加适量水烧沸，加入紫菜、豆腐、厚朴粉、何首乌粉、鲜虾仁、盐、料酒搅匀，加水煮10分钟即可。

【功效】此药膳有温补脾胃，滋养肝肾，燥湿消痰，养血祛风之功效。它能祛脾胃间寒湿，改善胃脏的消化功能和脾脏的运化功能，促进人体气血、精血及津液的生产，使人精神饱满，身体强健。

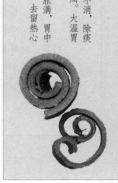

疗疾千金方

改善气胀心闷，饮食不下
◎厚朴以姜汁炙焦后研为末。每服2匙，陈米汤调下，每日3次。（《本草纲目》）

调治月经不通
◎厚朴90克（炙，切细），加水3升，煎取1升，分2次空腹服下。3～4剂之后，即见特效。方中加桃仁、红花亦可。（《本草纲目》）

选购要点 以皮厚肉细，内表面色紫棕、油性足、断面有小亮点，香气浓者为佳。

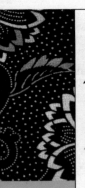

肝 养
脏 护

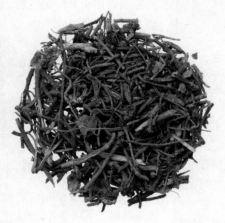

- ## 肝脏养生谈

中医认为，肝主疏泄，主藏血。

主疏泄是指肝脏具有疏通、条达、升发、畅泄等功能。通过这一功能，肝脏能够实现以下作用：1.维持气血和津液的运动。疏泄功能正常则气血、津液运行流畅，身体健康，肝失疏泄则会出现气滞血瘀的症状。2.促进消化吸收。肝脏能通过疏泄来促进脾胃的升降和胆汁的分泌，从而影响到人体的消化吸收功能。3.调节精神状态。疏泄功能正常，人就能很好地控制和调节自己的情绪，而疏泄异常，人就被各种不良情绪所困扰。

主藏血是指肝脏担负着储藏血液和调节人体血量的任务。如果肝血不足，身体的各个器官就会因为得不到足够的滋养而出现病变。

肝脏是人体内最重要的器官之一，它能否正常工作直接影响着人体的健康，因此，在日常生活中我们应注意做好肝脏的"养护"工作。

- ## 病症表现

肝脏功能异常时，会出现如下病症及表现：气滞血瘀，导致肝区不适、胸胁疼痛、皮下肿块、女子痛经、经闭；肝胃不和，导致食欲不振、消化不良、厌油恶心、腹胀、腹泻；疏泄不足，导致抑郁不乐、意志消沉；疏泄太过，导致烦躁易怒、失眠多梦；肝血不足，导致四肢麻木、屈伸不利、指甲枯槁变形。

此外，"目为肝窍"，因此肝脏功能的异常还会从眼睛上反映出来。例如：肝血不足可出现视物模糊、夜盲；肝阴亏损可出现两目干涩、视力减退；肝火上扰则会目赤肿痛。

- ## 养生建议

一、可使用有养护肝脏功效的中草药进行调理。

二、中医讲究"以脏补脏"，适当吃一些动物的肝脏，如猪肝、羊肝、牛肝、鸭肝、鸡肝等，对肝脏有很好的补益作用。

三、肝脏是人体最重要的解毒器官，但它对酒精的代谢能力却十分有限，因此过量的酒精会对肝脏造成极大损害，肝功能不好的人应尽量少饮或不饮用含酒精的饮品。

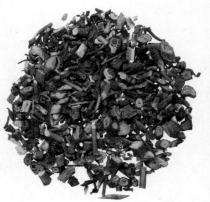

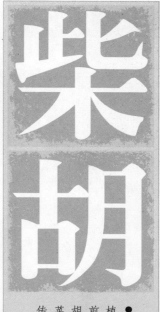

柴胡

● 柴胡为伞形科多年生草本植物柴胡或狭叶柴胡的根，前者称北柴胡，后者称南柴胡。柴胡又名地熏、茈胡、山菜、柴草等，是我国最重要的传统药材之一。

性味归经

味苦，性微寒。归肝、胆经。

本草语录

「伤寒发汗解表要药……行肝经逆结之气。」
——《滇南本草》

「定喘嗽，通畅血脉，泻阴火，滋补元阳。」
——《本草蒙筌》

主要功效

◎中医认为，柴胡有和解退热、疏肝解郁、升举阳气的功效，适用于肝气郁结或肝火亢盛等症。

◎现代研究表明，柴胡主要含有挥发油、有机酸等化学成分。它对肝炎病毒有一定的抑制作用，能够降低转氨酶，减轻肝脏损伤，恢复肝脏功能；并能改善由酒精等多种物质导致的肝功能障碍。此外，它还有抗肝脏纤维化的功效，能够防止病毒性肝炎向肝硬化发展。

◎柴胡主要适用于如下病症及表现：肝气郁结所致的胸胁胀满、头晕目眩、月经不调；气虚所致的精神萎靡、手足心热、食欲不振、便溏、脱肛；风热感冒所致的发热、头痛、咽喉干痛。

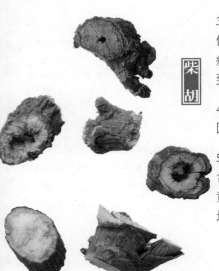

其他功效

1.增强免疫力。柴胡所含的多糖能促进淋巴细胞转化，使机体的抗病能力得到加强。

2.抗菌。柴胡对溶血性链球菌、金黄色葡萄球菌、霍乱弧菌、结核杆菌等病菌均有抑制作用。

3.抗炎。柴胡所含的皂苷能激活垂体—肾上腺皮质系统，并作用于炎症产生过程中的各个环节，从而起到抑制炎症的作用。

4.解热。柴胡总皂苷能对抗多种原因引起的机体发热。

5.降低胆固醇。柴胡与狭叶柴胡均含多种柴胡皂苷、挥发油、甾醇、黄酮类、有机酸等成分，能够有效地增加胆固醇排泄。

◎ 注意事项

1.柴胡性升发，故真阴亏损，肝阳上升之证忌用。**2.**大叶柴胡有毒，不可用。**3.**注意与银柴胡区别使用。

◎ |**选购要点**|以主根粗大，少支根，色黄褐，气微香，味淡者为佳。

疗疾千金方

◎柴胡、人参各等份，每次9克，加姜、枣水煎服。（《本草纲目》）

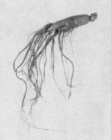

缓解虚劳发热

缓解积热下痢

◎柴胡、黄芩各等份，用酒、水各半煎至七成，待冷却后空腹服下。（《本草纲目》）

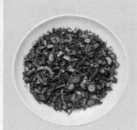

佐治耳聋

◎柴胡500克，香附、川芎各250克，共研细末，制成水丸。早晚各服5克，10日为1个疗程。（中医验方）

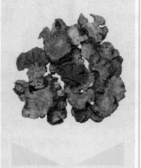

佐治湿热黄疸

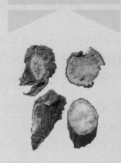

◎柴胡30克、甘草7.5克、白茅根一小把，加水一碗，煎取七成，适当分次服完。（《本草纲目》）

◉ 养生药膳

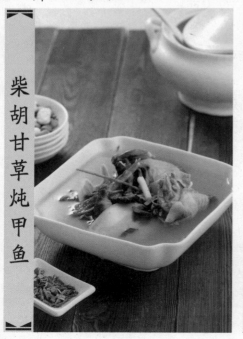

柴胡甘草炖甲鱼

【配方】柴胡、生甘草、酒黄柏、升麻、羌活、麻黄根、五味子、汉防己、龙胆草各6克，泽泻、当归尾各10克，茯苓15克，红花3克，甲鱼1只，料酒、盐、味精、胡椒粉、姜块、葱段各适量。

【制作】❶ 将前13味药材洗净，装入纱布袋内，扎紧口；甲鱼处理干净，去头、尾、内脏，留甲壳；姜块拍松。❷ 炖锅中放入甲鱼肉、甲壳、药袋、姜块、葱段、料酒，倒入适量水，大火烧沸，改用小火炖45分钟，加入盐、味精、胡椒粉，搅匀即成。

【功效】

◎这道药膳有补益肝肾、强壮身体、增强免疫力的功效。它能调理气血，缓解肝血不足的症状，使全身的组织器官都能得到充分的补养，还能清热利湿，平抑肝阳，缓解肝火上炎所致的多种症状，并对阴囊湿痒、睾丸阴冷等症有一定的调治效果。需对症食用。

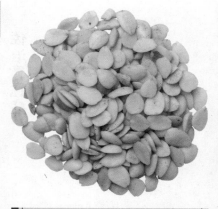

桃仁

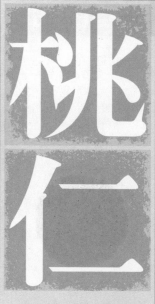

主要功效

◎中医认为，桃仁"主攻瘀血而为肝药"，可用来调养肝血，增强肝脏的疏泄功能。

◎现代研究表明，桃仁主要含有苦杏仁苷、苦杏仁酶、挥发油等化学成分。它有很强的保肝作用，能扩张肝内门静脉，促进肝血循环，提高肝组织胶原酶的活性，并对肝硬化有一定的辅助治疗作用。

◎桃仁主要适用于如下病症及表现：肝脏疏泄功能不佳所致的瘀血阻滞，妇女经闭、痛经、产后瘀痛；跌打损伤引起的瘀滞肿胀、疼痛；各种原因引起的肠燥便秘。

其他功效

1.止咳平喘。桃仁所含的苦杏仁苷和苦杏仁酶水解后对呼吸器官有镇静作用，能止咳平喘。

2.保护心血管。桃仁能够降低血管阻力，扩张血管壁，促进血液循环；还能抑制血小板聚集，防止血栓形成，预防各种心血管疾病。

3.预防癌症。桃仁中的某些成分对癌细胞有协同破坏作用，能够抑制癌细胞的发展。

4.抑制血小板聚集。桃仁含苦杏仁苷、苦杏仁酶、挥发油、脂肪油、氨基酸、蛋白质、甲基苷，能够延长出凝血时间，抗血栓形成，降低血管阻力，改善微循环。

5.桃仁在现代临床医学上还被用于妊娠高血压、慢性咽炎、急性肾衰竭、面部黄褐斑等症的辅助治疗。

● 桃仁为蔷薇科落叶小乔木桃或山桃的干燥成熟种子，又名大仁、山桃仁、毛桃仁、单桃仁等，它是一味活血化瘀药，能够"缓肝散血"，因此对肝脏也很有益处。

性味归经

味苦、甘，性平。归心、肝、大肠经。

本草语录

"止咳逆上气，消心下坚，除卒暴出血，破癥痕，通脉，止痛。"——《名医别录》

"润大肠血闭之便难，破大肠久蓄之血结。"——《珍珠囊》

◎ 注意事项

1.本品有小毒，所含苦杏仁苷在体内分解生成的氢氰酸可麻痹延髓呼吸中枢，大量服用易引起中毒，故临床应用不可过量。2.孕妇忌用。3.便溏者慎用。

◎ |选购要点| 以颗粒饱满、完整，外皮红棕色，内仁白色者为佳。

疗疾千金方

◎桃仁90克（去皮），吴茱萸60克，盐30克，同炒熟，去吴茱萸、盐，单取桃仁几粒细嚼。（《本草纲目》）

消除便秘

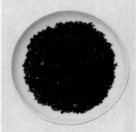

缓解上气喘急

◎双仁丸：桃仁、杏仁（两药并去双仁、皮、尖，炒）各15克，共研为细末，水调生面少许为丸，如梧桐子大。每服10丸，生姜汤送下。（《圣济总录》）

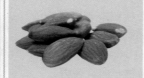

佐治胃脘痛

◎生桃仁连皮细嚼，以生韭菜捣自然汁1盏送下。（《万病回春》）

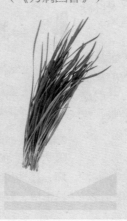

佐治半身不遂

◎桃仁2 700枚，去皮尖及双仁，放好酒2 600毫升中浸21日，取出晒干，捣细做成丸，如梧桐子大。每服20丸，以原酒送下。（《本草纲目》）

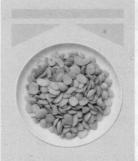

◉ 养生药膳

桃仁枸杞鸡丁

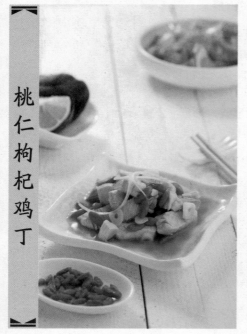

【配方】桃仁20克，枸杞子30克，鸡肉200克，蛋清、鸡汤、盐、味精、白砂糖、胡椒粉、香油、干淀粉、水淀粉、料酒、猪油、姜片、葱丝、蒜片、植物油各适量。

【制作】❶桃仁用温水浸泡片刻，去皮；枸杞子洗净；鸡肉洗净，切丁。❷取一大碗，放入鸡丁、盐、料酒、味精、胡椒粉、蛋清、干淀粉，拌匀，备用。❸取一小碗，放入盐、味精、白砂糖、胡椒粉、鸡汤、香油、水淀粉，调匀，做成调味汁。❹锅烧热放植物油，放入桃仁、枸杞子炸透，捞出；油备用。❺炒锅放猪油烧至五成热，下入鸡丁滑熟，捞出，倒入炸过桃仁的油，放入姜片、葱丝、蒜片爆香，下鸡丁、调味汁炒匀，下入桃仁、枸杞子，略炒即成。

【功效】◎这道药膳有增强肝脏疏泄功能的功效。它能使人体气血充足，血脉通利，减轻"肝胃不和"所致的消化不良、食欲不振、厌油恶心等症，还能养心安神、改善抑郁或烦躁易怒等不良情绪。此外，它还有明目、美容的功效。

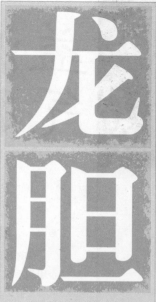

龙胆

● 龙胆为龙胆科多年生草本植物龙胆草或其变种的根茎和根，又名苦胆草、龙胆草、胆草等，它『大能泻肝胆之火』，能『益肝胆之气，泻肝胆之邪热』。

性味归经

味苦，性寒。归肝、胆经。

本草语录

『益肝胆气，止惊惕。』——《名医别录》

『吐血、衄血、二便下血……因肝胆有热而致病者，皆能愈之。』——《医学衷中参西录》

主要功效

◎中医认为，龙胆清热燥湿，专泻肝胆之火。

◎现代研究表明，龙胆含龙胆苦苷、龙胆苷等独特成分。其中，龙胆苦苷能抑制多种原因所致的急性肝损伤，减轻肝脏细胞坏死和病变的程度；还能改善四氯化碳所致的肝细胞糖原合成障碍，提高肝糖原含量。此外，龙胆中的某些成分还有抗肝脏纤维化的作用，能够防治肝硬化。

◎龙胆主要适用于如下病症及表现：肝胆实热所致的头痛、眼睛红肿干涩、口干口苦、肝区闷痛、耳聋耳鸣；黄疸型肝炎；湿热下注所致的阴囊潮湿肿痛、阴痒带下。

其他功效

1.健胃。龙胆能调节胃液和胃酸的分泌，增进食欲，改善消化不良、食欲不振等症。

2.抗菌。龙胆的水煎剂能抑制铜绿假单胞菌、变形杆菌、伤寒杆菌、痢疾杆菌、金黄色葡萄球菌等多种病菌。

3.抗炎。龙胆有明显的抗炎作用，并能消除炎症引起的肿痛。

4.调节中枢神经。龙胆所含的龙胆碱有调节中枢神经的作用，小剂量时兴奋中枢神经，使人精神振奋，大剂量时抑制中枢神经，起到镇静和催眠的作用。

养生药膳

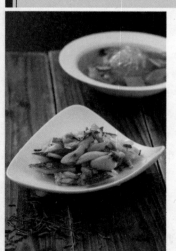

龙胆黄瓜熘蛙腿

【配方】龙胆草15克，牛蛙腿120克，黄瓜250克，姜片、植物油、葱段、蒜末、盐、味精、干淀粉、料酒、水淀粉各适量。

【制作】❶ 龙胆草、牛蛙腿洗净；黄瓜洗净，去瓤，切菱形块。❷ 取碗，放牛蛙腿、盐、料酒、油、干淀粉，拌匀，腌20分钟。❸ 锅放油烧热，下姜、葱、蒜爆香，放牛蛙腿炒至断生，加黄瓜、龙胆草、盐、味精，翻炒片刻，倒水淀粉勾薄芡，炒匀即成。

【功效】此膳可泻肝胆实火，调养肝脏，改善肝阳上亢、肝火旺盛所致的多种症状，能健脾益胃，改善乙肝患者的食欲不振，还有清热利水的功效，可改善前列腺炎症所致尿频尿急。需对症食用。

疗疾千金方

控制高血压	佐治眼结膜炎
◎龙胆6克，罗布麻叶6克，桂枝3克，川芎2克，共研细末，然后以酒调为膏状，敷脐部，外以伤湿止痛膏固定。每日换药1次，连用10次为1疗程。（中医验方）	◎龙胆、金钱草、夏枯草各30克，菊花100克。将前3药水煎成500毫升，每天1剂，分早晚2次服。另用菊花煎水500毫升，每晚熏洗患眼。（中医验方）

◎ |**选购要点**| 以条粗长、色黄、残茎少者为佳。

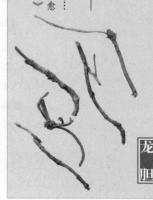

龙胆

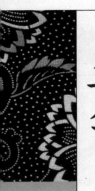

益润
气肺

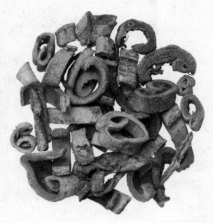

● 肺脏养生谈

中医所讲的肺，不仅是指人体的肺脏器官，还包括了以肺为核心的支撑生命活动的整个组织系统。肺的功能很多，主要包括以下几个方面：

1.主气。一是主呼吸之气：肺不断吸入人体所需的"清气"，同时又排出体内的"浊气"，从而维持人体的生命活动。二是主一身之气：这里的"气"是指气血的气，这种气受肺脏的调配，发散到全身各个部位，推动血液循环，温养五脏六腑，抵御病菌入侵，并参与新陈代谢。

2.主宣发和肃降。主宣发是指肺负责将体内废气发散出体外；主肃降是指肺负责肃清和排出体内毒邪。

3.通调水道。肺是人体水分代谢的重要一环，主要通过调节汗液的排泄来实现其功能。

肺的作用如此重要，但它本身却十分的脆弱，素有"娇脏"之称。一方面是由于肺开窍于鼻，与外部环境有直接的接触，容易受到各种邪气的侵扰；另一方面是因为肺为"五脏之华盖"，当其他脏腑有病变时，其毒气往往会上熏于肺，导致肺脏的病变。所以，从养生的角度来说，肺是五脏中最需要呵护的器官，我们在日常生活中应注意对它进行调养。

● 病症表现

与肺部相关的疾病有感冒、慢性支气管炎、肺气肿、支气管哮喘、肺炎、支气管扩张、肺癌等，局部症状有咳嗽、痰多、咯血、呼吸困难、胸疼等。此外，肺功能失常还会引起气血不足、水肿等症。

● 养生建议

一、可使用有润肺益气功效的中草药进行调理。

二、"血能洗肺"，常吃猪血、鸭血等动物血能清洗肺中沉积的毒素。另外，以下食物也有养肺的功效：山药、黑木耳、银耳、花生、荸荠、萝卜、白菜、绿豆、猪肺、梨、蜂蜜等。

三、经常参加慢跑、滑冰、游泳、太极、骑自行车等有氧运动，这些运动能促进肺脏收张，提高心肺耐力。

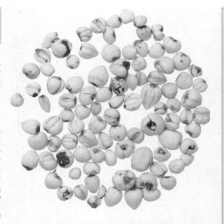

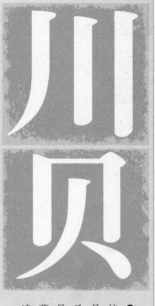

主要功效

◎中医认为，川贝有润肺止咳、散结消肿的功效，可用来辅助治疗肺热所致的多种病症。

◎现代研究表明，川贝的主要化学成分为多种生物碱。它能够有效扩张支气管平滑肌，延长咳嗽潜伏期，起到镇咳的作用；它的生物碱和某些皂苷还能祛除肺中积痰，起到祛痰的作用。此外，用川贝制成的各种中成药还被广泛应用于肺炎、肺结核、气管及支气管炎等疾病的辅助治疗。

◎川贝主要适用于如下病症及表现：肺热肺燥引起的咳嗽不止、痰多、气喘；阴虚劳热引起的咳嗽、痰少、咽喉干燥。

其他功效

1.调节血压。川贝所含的生物碱在量少时能使机体血压上升，量大时又可降低血压。

2.升高血糖。川贝能升高血糖，对低血糖引起的头晕、眼花、手足发麻等症有缓解作用。

3.抗菌。川贝的醇提取物对大肠杆菌及金黄色葡萄球菌的生长繁殖有明显的抑制作用。

4.川贝在现代临床医学上还被用于慢性咽炎、扁桃体炎、前列腺肥大、胃及十二指肠溃疡等疾病的辅助治疗。

● 川贝为百合科多年生草本植物川贝母、暗紫贝母、甘肃贝母或棱砂贝母的干燥鳞茎，又名川贝母、平贝、冬贝、松贝等，是我国传统的润肺止咳药，有『养肺、宣肺、润肺、清肺』之功效。

性味归经

味苦、甘，性微寒。归肺、心经。

本草语录

『疗腹中结实，心下满，洗洗恶风寒，目眩项直，咳嗽上气，止烦热渴，出汗。』——《名医别录》

『主胸胁逆气，疗时疾黄疸，与连翘同主项下瘤瘿疾。』——《药性论》

◎ 注意事项

1.川贝反乌头。**2.**脾胃虚寒及有湿痰者不宜用。

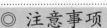

◎ |**选购要点**| 以质坚实、粉性足、色白者为佳。

疗疾千金方

◎二母丸：川贝母、知母各60克，百药煎30克，共研细末，将乌梅肉蒸熟捣烂和之为丸，如梧桐子大。每服30丸，临卧或饭后用连皮姜汤送下。（《寿世保元》）

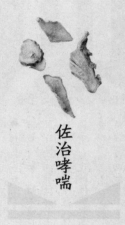

佐治哮喘

缓解吐血、鼻血不止

◎川贝母（炮过）研为细末。每服6克，温浆水送下。（《本草纲目》）

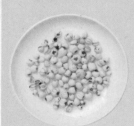

佐治乳汁不下

◎二母散：贝母、知母、牡蛎粉各等份，共研细末。每服6克，猪蹄汤调服。（《本草纲目》）

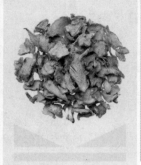

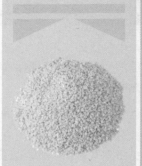

佐治乳头皲裂

◎川贝母10克，黑芝麻、白芝麻各20克，炒黄研细末，以香油调成糊状，外涂患处。（中医验方）

◉ 养生药膳

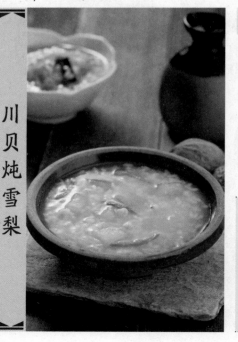

川贝炖雪梨

【配方】川贝、陈皮各5克，雪梨2个，糯米50克，冬瓜30克。

【制作】❶ 川贝磨成细粉；陈皮洗净，切丝；雪梨去皮、核，切块；糯米淘净；冬瓜洗净，去皮、瓤，切块。❷ 取一蒸碗，把冬瓜、陈皮、雪梨放入蒸碗底部，盖上糯米，加入川贝粉，加水淹过糯米，上笼，大火蒸50分钟即成。

【功效】

◎雪梨富含多种对人体有益的维生素，具有生津润燥、清热化痰的功效。这道由雪梨和川贝配伍制成的药膳能够润肺益气，生津止渴，祛除胸中积痰，适用于气管炎、支气管炎或上呼吸道感染引起的咳嗽。此外，雪梨还具有降低血压和养阴去火的功效，所以这道药膳也适宜高血压或肝炎患者食用。

【配方】川贝10克，桔梗30克，大米150克，冰糖末。

【制作】❶ 川贝洗净；桔梗洗净，切薄片；大米淘净。❷ 锅内放入大米、川贝、桔梗，加1 500毫升水，大火烧沸，改用小火炖煮35分钟，加入冰糖末，搅匀即成。

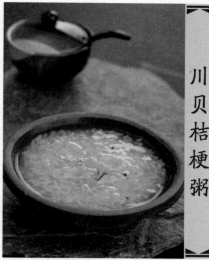

川贝桔梗粥

◎川贝、桔梗均具有润肺化痰的作用，这道粥品具有开肺宣气、生津止渴、平喘止咳的功效，尤其适用于风寒型慢性支气管炎等症的食疗。【功效】

【配方】川贝、丹参各10克，鸡肉200克，水发香菇30克，料酒、盐、葱段、姜块各适量。

【制作】❶ 川贝洗净；丹参润透，切段；鸡肉洗净，切块；香菇洗净，切成两半；姜块拍松。❷ 炖锅内放入鸡肉、丹参、川贝、香菇、料酒、盐、姜块、葱段，倒入适量水，大火烧沸，改用小火炖1小时即成。

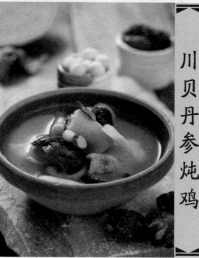

川贝丹参炖鸡

◎川贝清热化痰，润肺止咳。丹参清心除烦，养血安神。这道药膳能祛除肺间烦热，改善咳嗽、痰多等症，还能调理心血，平抑烦躁心情，使人安宁易睡，适用于痰瘀互阻型冠心病患者。【功效】

【配方】川贝、杏仁各10克，水发燕窝20克，冰糖末适量。

【制作】❶ 川贝、杏仁磨成粉；燕窝除去燕毛，洗净。❷ 炖锅中放入燕窝、川贝、杏仁、冰糖末，加500毫升清水，中火烧沸，改用小火炖50分钟即成。

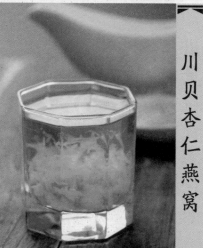

川贝杏仁燕窝

◎川贝能清热化痰，润肺止咳；杏仁能祛除肺中燥热，调理肺气；燕窝能补肺养阴，改善肺阴虚引起的哮喘、气促、久咳、痰中带血、咳血、多汗等症。因此，这道药膳有极佳的养肺功效。【功效】

川贝沙参炖心肺

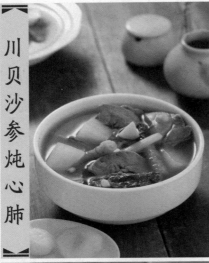

【配方】川贝10克，沙参20克，猪心、猪肺各1副，白萝卜100克，料酒、盐、味精、姜块、葱段、鸡油各适量。

【制作】❶ 川贝洗净；沙参润透，切段；猪心洗净，切薄片；猪肺洗净，切块；白萝卜洗净，去皮，切块；姜块拍松。❷ 炖锅中放入川贝、沙参、白萝卜、猪心、猪肺、姜块、葱段、料酒，加2 800毫升水，大火烧沸，改用小火炖35分钟，加入盐、味精、鸡油，搅匀即成。

【功效】◎川贝清热化痰，润肺止咳。沙参养阴润肺，益胃生津。猪心安神定惊，养心补血。猪肺补益肺虚，镇咳止血。这道药膳有"以脏补脏"的功效，适用于肺虚引起的咳嗽、痰少、咽喉干涩等症，还能安神宁心，改善心肺烦热引起的失眠。

川贝党参煮雪梨

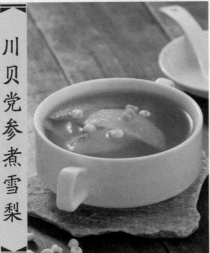

【配方】川贝、杏仁各10克，党参20克，雪梨2个，冰糖末适量。

【制作】❶ 雪梨洗净，去皮、核，切薄片；川贝磨成粗粒；杏仁用开水烫后去皮；党参切碎。❷ 炖锅内放入冰糖末、川贝、党参、雪梨、杏仁，加500毫升清水，大火浇沸，改用小火炖煮35分钟即成。

【功效】◎杏仁具有止咳平喘、润肠通便的功效。川贝所含的生物碱可以扩张支气管平滑肌、减少痰液分泌，具有润肺止咳、化痰平喘的作用，尤其适用于肺燥或秋燥引起的咳嗽。雪梨能化痰止咳、清热生津、润肺平喘。本道药膳可润肺、止咳、祛痰，适用于咳嗽、痰多、急性支气管炎、肺心病等病症。

川贝核桃杏仁膏

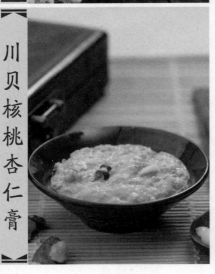

【配方】川贝30克，核桃仁120克，杏仁60克，冰糖适量。

【制作】取一盆，放入所有材料，共捣烂成膏即可。

【功效】◎川贝具有清热化痰、散结消肿的功效。研究显示，它所富含的生物碱可以扩张支气管平滑肌，减少痰状分泌物，有利于改善慢性支气管炎。杏仁、核桃仁均有润肺化痰之效，适用于支气管炎患者。

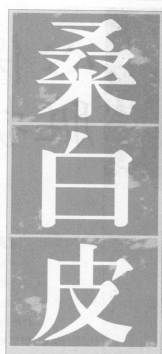

桑白皮

● 桑白皮为桑科落叶小乔木桑树的根皮，又名桑皮、桑根白皮、桑根皮等。桑白皮是通利肺气的要药，有「泻肺之有余，非桑皮不可」的说法。

性味归经

味甘，性寒。归肺、脾经。

本草语录

「去肺中水气，唾血，热渴，水肿腹满胪胀，利水道，去寸白。」——《名医别录》

「治肺气喘满，水气浮肿。」——《药性论》

主要功效

◎中医认为，桑白皮有泻肺平喘的功效，适用于肺气郁结、肺热、肺虚等症。

◎现代研究表明，桑白皮的丙醇提取物能延长咳嗽的潜伏期，对咳嗽有抑制作用；能增加支气管的酚红排出量，祛除过量痰液；有松弛支气管肌肉，平抑痉挛性哮喘的功效。

◎桑白皮适用如下病症：肺热所致的咳嗽；痰热阻肺所致的喘息、胸闷；多种原因引起的面部肌肤浮肿。

其他功效

1.降低血压。桑白皮中的一些成分有降低血压的作用，其机制可能与抑制血管中枢运动有关。

2.利尿。桑白皮的水提取物有利尿作用，能增大尿量，缓解尿频、尿量少等病症。

3.抗菌。桑白皮对金黄色葡萄球菌和枯草杆菌有抑制作用。

4.抗炎。桑白皮的丙酮提取物有明显的抗炎作用，能消除多种炎症引起的肿胀。

5.抗艾滋病病毒。科学家研究发现，桑白皮中的某些成分能抑制艾滋病病毒的活性。

6.桑白皮在现代临床医学上还被用于糖尿病、慢性肾炎、胸腔积液等疾病的辅助治疗。

养生药膳

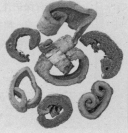

桑白皮米花汤

【配方】桑白皮30克，糯米花50克。

【制作】❶ 桑白皮、糯米花分别洗净。❷ 锅中放入桑白皮、糯米花，加300毫升水，大火烧沸，改用小火煎煮25分钟即成。

【功效】这道药膳泻肺平喘，利水消肿，能祛除肺中热邪，改善咳嗽、气喘、多痰等症，还能通利水道，改善尿频、尿量少等症，并有扩张毛孔，促进排汗的功效。长期食用还能预防和控制高血压。

桑白皮

疗疾千金方	佐治哮喘	佐治肾炎
	◎桑白皮、苦杏仁各15克，猪肺250克。先将猪肺切片，挤洗干净，与桑白皮、杏仁加水同炖至烂熟。饮汤食猪肺。（中医验方）	◎桑白皮、桑葚、糯米各150克。将桑白皮切碎，以水2000毫升，煮汁1000毫升，入桑椹再煮，取500毫升，与糯米同酿酒。适量饮用。（《普济本事方》）

◎ |**选购要点**| 以无栓皮、色白、皮肉厚、质柔韧、嚼之有黏性、可成丝团者为佳。

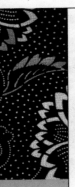

心保脏护

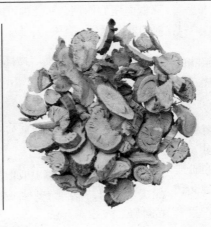

● 心脏养生谈

心脏是人体循环系统中的动力器官。它的功能主要有：

1.通过推动血液在血管内的循环流动，向机体内的器官和组织提供氧气及各种营养物质，同时带走二氧化碳、尿素、尿酸等代谢产物。

2.将体内各种内分泌激素和其他体液运送到相应部位，实现机体的自我调节，维持机体内环境的相对恒定。

3.最大限度地实现血液的防卫机能。

由于心脏不停地进行收缩和舒张，需要大量的能量补给，所以它有一套供给自身营养的血管系统，即冠状动脉和静脉，也称冠状循环。其中，负责为心肌供应血液，向心脏提供养料和氧气的是冠状动脉，它与心脏的健康关系十分密切，除了病毒因素外，绝大多数的心脏疾病都与冠状动脉的病变有关。因此，调理好冠状动脉是确保心脏健康的重点。

● 病症表现

与心脏有关的主要疾病有：冠状动脉粥样硬化性心脏病（冠心病）、心律失常、病毒性心肌炎、慢性肺源性心脏病等。

● 养生建议

一、平时可以使用一些有保护心脏作用的中草药来进行调养。

二、蛋白质、饱和脂肪酸及胆固醇的过量摄入是导致动脉粥样硬化，诱发各种心血管疾病的主要原因之一。所以在平时生活中应注意调整饮食习惯，如果食用肉类则最好选择海洋鱼类，因为海洋鱼类中所含的脂肪酸有80％以上为不饱和脂肪酸，即使多吃也不会使体内胆固醇增加，更不会导致血管硬化、冠心病等心血管疾病。此外，还应多吃蔬菜和水果，其富含维生素Ｃ、β-胡萝卜素、叶酸及其他一些抗氧化物质，对心血管系统有保护作用。

三、坚持每天进行适量的体育活动。体育锻炼可以促进机体新陈代谢，提高免疫力，使血液循环更畅通，有利于心血管系统的保护。

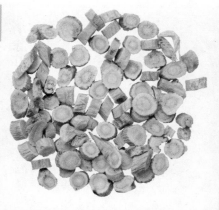

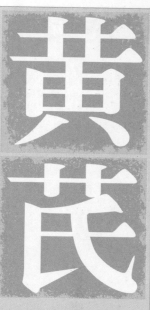

黄芪

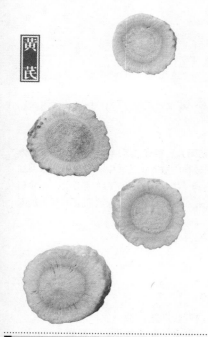

黄芪

主要功效

◎中医认为，黄芪有补气升阳、益卫固表、托毒生肌的功效，适用于气阴两虚引起的心律不齐。

◎现代研究表明，黄芪富含氨基酸及糖类、蛋白质、胆碱等多种营养元素。它能降低血小板黏附率，减少血栓形成，防止冠状动脉粥样硬化，预防冠心病的发生；还能改善心脏功能，使心脏收缩的振幅加大，排血量增多，并对中毒或疲劳引起的心脏衰竭有抑制作用。

◎黄芪主要适用于如下病症及表现：气滞血瘀、动脉硬化所致的冠心病、心律不齐；气虚所致的疲倦乏力、气短多汗、食欲不振。

其他功效

1.利尿保肾。黄芪能减少尿蛋白含量，起到利尿保肾的作用。

2.增强免疫力。黄芪有抗炎杀菌、抑制病毒的作用，能增强人体的抗病能力。

3.调节血糖。黄芪所含的多糖具有双向调节血糖的作用，能明显对抗肾上腺素引起的血糖水平升高。

4.抗衰老。黄芪能清除体内自由基，延缓机体细胞衰老，对癌变也有一定的抑制作用。

5.抗疲劳。黄芪内含有的糖类、多种氨基酸、蛋白质、胆碱、甜菜碱、叶酸、维生素P、淀粉酶能够提高人体应激能力，具有抗疲劳、抗缺氧、抗辐射作用。

● 黄芪为豆科植物蒙古黄芪或膜荚黄芪的根，又名蜀脂、王孙、百药绵、独根等，是我国传统的补气中药，素有「补气诸药之最」的美称，对心脏也有很好的保护作用。

性味归经

味甘，性微温。归脾、肺经。

本草语录

「故能入肺补气，入表实卫，为补气诸药之最，是以有芪之称。」——《本草求真》

「故能补益中土，温养脾胃，凡中气不振、脾土虚弱，清气下陷者最宜。」——《本草正义》

◎ 注意事项

气滞湿阻、食积内停、阴虚阳亢、痈疽初起或溃后热毒尚盛者不宜用。

◎ |选购要点| 以条粗长、皱纹少、断面色黄白、粉性足、味甜者为佳。

疗疾千金方

◎黄芪、党参各30克，茯苓、白术各15克，甘草6克，陈皮9克。偏阴虚，加旱莲草30克；偏血虚，加鸡血藤15克；夹痰湿加藿香9克。水煎服，每次20毫升，每日2次，连服15～60日。（中医验方）

佐治斑秃

防止老人便秘

◎绵黄芪（产于山西介休绵山的优质黄芪）、陈皮各15克，研细。另用麻仁100克，捣烂，加水揉出浆汁，煎至略稠，调入白蜜一匙，再煎沸，把黄芪、陈皮末加入调匀空腹服下。两服可通便。（《本草纲目》）

消除疝气

◎黄芪、小红枣各100克。黄芪捶烂，拆成一丝丝，再加入小红枣，置于瓷罐中，放上一锅水，用文火煨2～3小时，不可间断，待枣子裂开时，熄火，吃枣，黄芪弃之。（《本草纲目》）

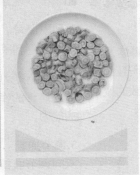

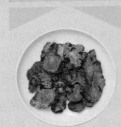

佐治胎动不安（腹痛，小便如米汁）

◎黄芪、川芎各30克，糯米100克，用水1升，煎至半升。分次服下。（《本草纲目》）

◉ 养生药膳

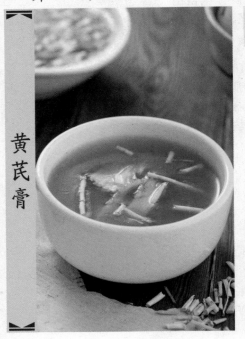

黄芪膏

【配方】黄芪30克，生石膏、鲜茅根各20克，甘草5克，淮山药40克，蜂蜜适量。

【制作】❶ 黄芪洗净，切薄片；鲜茅根洗净；甘草磨成末；淮山药洗净，研成细末。❷ 砂锅中放入黄芪、生石膏、鲜茅根，加适量清水，大火煎煮30分钟，再加适量水，共煎煮3次，去除药渣，放入淮山药末和甘草末，烧沸后改用小火煎熬成稠膏，加入蜂蜜调匀即成。

【功效】◎这道药膳能保护冠状动脉，抑制血栓形成，使心脏得到充足的供血，还能增强心脏振幅，抑制过度疲劳或中毒引起的心脏衰竭。此外，它对肺脏也有很好的补益作用，能够理气润肺，利水消肿，清热解毒，适合作为秋季的养肺食品。

【配方】黄芪、党参各250克，白砂糖适量。

【制作】 ❶ 党参、黄芪分别洗净，润透。❷ 砂锅中放入党参、黄芪，加适量清水煎煮，每30分钟取药液1次，药渣加水再煎，共煎煮3次，合并药液。❸ 锅中倒入合并的药液，用小火煎至黏稠，关火，放凉，加入白砂糖，使之吸净药液，搅匀，晒干，压碎，装入玻璃瓶内即成。

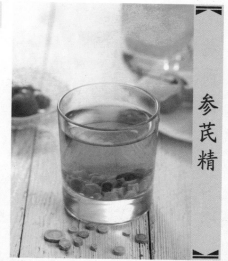

参芪精

◎黄芪能抑制血栓形成，防止冠状动脉粥样硬化。党参能扩张血管，抗心肌缺血。这道药膳有保护心血管的作用，能够维护心脏的正常供血，使心脏得到充分的营养补给，经常食用能预防冠心病、心律失常等心脏疾病。**【功效】**

【配方】麦片60克，黄芪、党参各15克，桂圆肉、红枣各20克，当归、枣仁、甘草、丹参、桂枝各10克。白砂糖适量。

【制作】 ❶ 将黄芪、党参、当归、枣仁、甘草、丹参、桂枝用冷水浸泡1小时，捞出后用砂锅煎汁，去渣待用。❷ 麦片加冷水适量浸泡30分钟；桂圆肉、红枣分别洗净，红枣去核，切成两半。❸ 麦片连水倒入砂锅，加入煎出的药汁，大火烧沸，放入桂圆肉、红枣，改用小火熬煮，麦片熟烂后加入白砂糖即可。

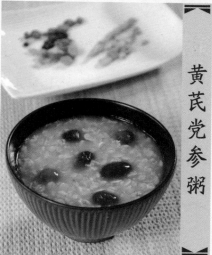

黄芪党参粥

◎黄芪有补气升阳、益卫固表、托毒生肌、利水消肿之功效；党参可补中益气、健脾益肺。丹参可活血调经、清心除烦、养血安神；当归可补血活血、调经止痛、润肠通便。黄芪、党参可补气，丹参、当归能补血，四者合用可起益气补血、安神补脑、养心除烦之效。**【功效】**

【配方】泥鳅100克，山药25克，黄芪15克。植物油、料酒、香油、盐各适量。

【制作】 ❶ 泥鳅处理干净；山药去皮，洗净，切滚刀块；黄芪洗净，切片，装纱布袋内扎口。❷ 炒锅放植物油烧至八成热，放入泥鳅煸炒，加入料酒、水、纱布袋、山药，倒入砂锅中。❸ 砂锅用大火煲沸，改用小火煲30分钟，取出纱布袋，加入香油、盐煲沸即可。

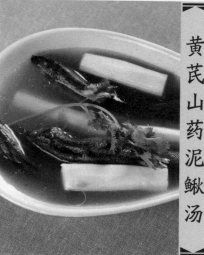

黄芪山药泥鳅汤

◎泥鳅性平味甘，入脾、肝经，可补中气、祛湿邪、清热壮阳，对肾气虚所致消渴多饮有较好改善效果，被誉为"水中人参"；黄芪味甘性微温，入脾、肺经，能补气、降血糖；山药能养阴、生津止渴。以泥鳅为主料，配黄芪、山药，可暖中益气、补虚止渴、固肾益精、降低血糖，此外对心脏有很好的养护作用。**【功效】**

黄芪佛手猪心汤

【配方】黄芪15克,佛手10克,猪心1个。料酒、植物油、姜块、葱段、盐、味精、胡椒粉各适量。

【制作】❶ 黄芪、佛手分别洗净,冷水泡透,切片。❷ 猪心洗净,切片,用沸水氽去血污。❸ 炒锅放植物油烧至六成热,放入姜块、葱段爆香,倒入适量水,大火烧沸,放入猪心、黄芪、佛手、料酒,改用小火煲至猪心熟烂。❹ 加盐、味精、胡椒粉调味即可。

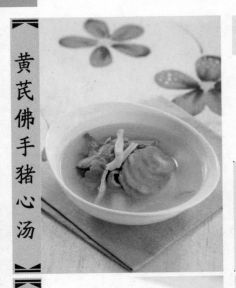

【功效】◎黄芪性味甘温,有益气养心、固表止汗、利水消肿之功;佛手性味辛温,有益气安神、舒肝理气、和胃化痰之功;猪心性味甘咸平,有补血、养安神的作用。各料合而为汤,具有宣痹通阳、益气养心、祛痰化瘀之功,适用于痰瘀型冠心病患者服食,也可用于心悸、失眠等症的食疗。

黄芪红枣炖鸭掌

【配方】鸭掌400克,西红柿50克,红枣10颗,黄芪5克。植物油、盐、味精各适量。

【制作】❶ 鸭掌洗净,去爪尖,切段;西红柿洗净,切块;红枣洗净,用温水泡涨;黄芪洗净。❷ 取一大碗,倒入适量温水,放入黄芪浸泡1小时,取汁备用。❸ 炒锅放植物油烧热,放入葱段、姜片爆香,加入鸭掌、料酒翻炒片刻,倒入砂锅中。❹ 砂锅中倒入清水,放入红枣,煮1小时,加入西红柿煮半小时,放入黄芪汁、盐、味精搅匀,煮开即可。

【功效】◎黄芪有补气固表、止汗托毒、利尿退肿、生肌之功效,民间还有冬令取黄芪配成滋补强身之食品的习惯。还可用于慢性肾炎、蛋白尿、糖尿病、心肺虚弱等症的食疗。黄芪配以红枣、鸭掌同炖,有补气升阳、益气护胃之功效,十分适宜气虚体质者作滋补之用。

黄芪炖羊心

【配方】黄芪12克,刺五加10克,羊心1个,姜片、葱段、盐、味精、胡椒粉、香菜末、料酒各适量。

【制作】❶ 黄芪、刺五加分别洗净,切片;羊心洗净,切片,略焯。❷ 锅内放入羊心、水、黄芪、刺五加,大火烧沸,撇去浮沫,放入姜片、葱段、料酒,改小火炖1小时,除去姜片、葱段,加入盐、味精、胡椒粉搅匀,盛入碗内,撒入香菜末即可。

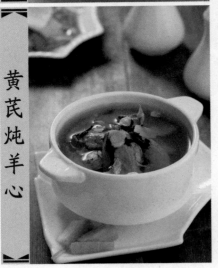

【功效】◎黄芪能补气健脾,降低血糖。刺五加具有祛风湿、强筋骨、利尿的功效。羊心富含蛋白质、维生素A、铁等营养元素,有益气补虚、补血养心的作用。本道药膳能益气补血、养心安神,可用于调理气血不足,亦适用于胸痹疼痛、中气下陷、失眠多梦、健忘等症。

主要功效

◎中医认为，苦参有清热燥湿、祛风杀虫的功效。它能祛除"心经之火"，对心脏疾病有一定作用。

◎现代研究表明，苦参的化学成分主要为生物碱，其中的苦参总碱、苦参碱、氧化苦参碱对多种原因所致的心律失常均有良好的改善作用。此外，苦参对柯萨奇病毒有很强的抑制作用，能够预防由该病毒引起的病毒性心肌炎。

◎苦参主要适用于如下病症及表现：心律失常；病毒性心肌炎；上火引起的皮肤疱疹、口腔溃疡、嘴角起泡；湿热侵扰引起的黄疸、阴囊肿痛、潮湿、瘙痒、妇女白带异常。

其他功效

1.预防和消除痤疮。苦参能调节人体的皮脂分泌，抑制过量皮脂，防止皮脂瘀积于皮肤下而形成痤疮。此外，它还有美肤的作用，能够使皮肤保持平滑光洁。

2.降低血脂。苦参所含的某些生物碱有降低血脂的功效。

3.平喘祛痰。苦参所含的苦参碱和氧化苦参碱能明显对抗气管平滑肌的过度兴奋，起到平喘功能；苦参总黄酮则有祛痰的作用。

苦参为豆科植物苦参的根，又名苦骨、川参、凤凰爪、牛参等，《本草纲目》评价它"苦以味名，参以功名"，认为它和人参一样，是兼具医疗和保健功效的良药。

性味归经

味苦，性寒。归心、肝、胃、大肠经。

本草语录

"治热毒风，皮肤烦躁生疮，赤癞眉脱。"——《药性论》

"专治心经之火，与黄连功用相近，但黄连似去心脏之火为多，苦参似去心脐小肠之火为多。"——《神农本草经百种录》

养生药膳

苦参石榴酒

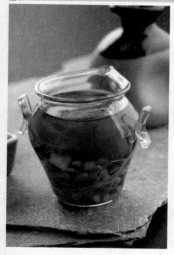

【配方】苦参、人参、沙参、丹参、苍耳子、羌活各60克，酸石榴7个，甜石榴7个，白酒1 000毫升。

【制作】❶ 将前6味药材切碎，酸石榴、甜石榴捣烂，装入纱布袋中，扎紧口，即成药袋。❷ 取一酒坛，装入药袋，倒入白酒，密封，浸泡7~14天，滤渣取汁即成。

【功效】苦参能缓解心律失常，抑制柯萨奇病毒。石榴能软化血管，降低血脂和胆固醇。这道药饮有保护心脏、预防病毒性心肌炎和冠心病的作用。此外，它还能活血凉血，清热去火，改善口舌生疮、烦闷失眠等上火症状。

防治皮肤湿疹

◎苦参500克，水煎，煎液洗澡。治疗用，每日1次；预防用，每周2次。（中医验方）

佐治赤白带下

◎苦参60克、牡蛎粉45克，共研为末；另以雄猪肚1个，用3碗水煮烂后捣成泥，和药末制成梧桐子大的药丸。每服百丸，温酒送下。（中医验方）

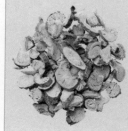

苦参

◎ |选购要点| 以整齐、色黄白、味苦者为佳。

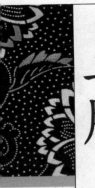

温补五脏

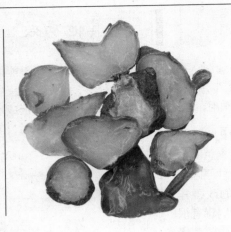

什么是温补五脏

温补五脏是中医里祛除里寒证，保持身体健康的一种重要方法。里寒证是人体受寒邪侵扰，阴阳失调而产生的各种疾病的总称。

中医认为，寒邪是人体产生诸多疾病的重要原因之一。它分为外寒和内寒两类，因在冬季保暖不足，导致寒气侵犯人体，抑制阳气，伤害五脏六腑的称为外寒；因体内阴阳失调，阳气衰微，阴气过盛而产生的寒邪称为内寒。寒为阴邪，易伤阳气，如果体内寒邪过盛，五脏六腑的阳气就会受到损害，引起脏腑功能紊乱和机能上的衰退。所以，当五脏受寒邪侵扰时，必须通过温补五脏的方式，扶持体内阳气，祛除过量阴寒，使体内阴阳重新恢复平衡，从而保持身体健康。

温补五脏的方法分为温中祛寒和温肾回阳两种。前者以直接发散体内寒气为主，后者则主要通过养肾来祛寒，因为肾中藏有真阳，为一身阳气之本，肾阳旺盛，阴寒就会受到驱除。

病症表现

脾胃受寒有消化不良、脘腹胀满、恶心呕吐、腹痛腹泻等症；肾脏受寒有阳痿早泄、梦遗滑精、夜尿频多、腰膝酸痛、四肢冰冷、盗汗自汗等症；心脏受寒有心悸怔忡、畏寒喜暖、四肢浮肿、小便不利等症；肺脏受寒有气喘咳嗽、呼吸微弱、痰白清稀、舌淡苔白等症；肝脏受寒有两胁闷痛、头痛等症。

养生建议

一、里寒证患者可使用一些有温里祛寒作用的中草药进行调养。

二、适宜用来祛寒的温补食物：羊肉、牛肉、狗肉、鸽肉、海参、芝麻、瓜子等。

三、适当进行体育锻炼，增强身体免疫力，使其抵御寒邪的能力得到提升。

四、留意气候变化，注意防寒保暖。

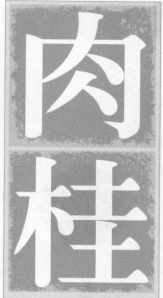

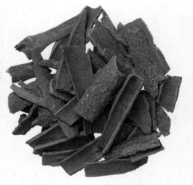

主要功效

◎中医认为，肉桂有补火助阳、散寒止痛、温经通脉的功效，能用来补益五脏，发散瘀滞于五脏中的寒气。

◎现代研究表明，肉桂含有挥发油，油中含桂皮醛等成分。它能扩张末梢血管，促进血液循环，加快五脏间寒邪的发散；还能促进肾上腺皮质功能，兴奋交感神经，起到中医所说的"补火助阳"的作用。此外，它还有镇痛的功效，能够缓解五脏受寒引起的疼痛，如胃痛、腹痛、心痛等。

◎肉桂主要适用于如下病症及表现：肾脏受寒引起的四肢冰冷、腰部疼痛、阳痿早泄、女子不孕；脾脏受寒引起的腹痛腹泻、消化不良；子宫受寒所致的妇女痛经、闭经。

其他功效

1.保护心脏。肉桂所含的桂皮醛能增强心脏的收缩力，增加心率；肉桂油能改善心肌的血液供应，预防心肌缺血。

2.镇静。肉桂油有镇静、抗惊厥的作用，能稳定人的情绪，帮助失眠者入睡。

3.抗菌。肉桂油对多种细菌及致病性真菌均有强烈的抑制作用。

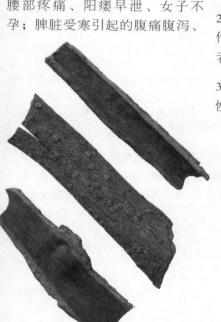

● 肉桂为樟科常绿乔木肉桂的干皮或枝皮，又名桂皮、玉桂、桂通、黄瑶桂等，是温补五脏的常用药，有『鼓舞血气之能』。

性味归经

味辛、甘，性大热。归脾、肾、心、肝经。

本草语录

『治一切风气，补五劳七伤，通九窍，利关节，益精，明目，暖腰膝，破痃癖癥瘕，消瘀血，治风痹骨节挛缩，续筋骨，生肌肉。』——《日华子本草》

『治寒痹，风喑，阴盛失血，泻痢，惊痫。』——《本草纲目》

◎ 注意事项

1.不宜与赤石脂同用。2.肉桂辛热燥烈，易损胎气，故孕妇慎用。3.阴虚火旺、里有实热、血热妄行者忌用。

◎ **选购要点** 以肉厚、断面紫红色、油性大、香气浓、味甜微辛、嚼之少渣者为佳。

疗疾千金方

◎肉桂适量，雄鸡肝1个。2味捣烂后制丸如绿豆大，温汤送下。每服2～4克，每日3次。（中医验方）

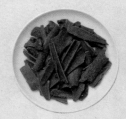

佐治小儿遗尿

佐治老年支气管炎

◎肉桂9克，研末，冲服，每日3次。（中医验方）

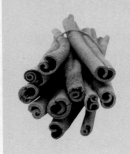

佐治前列腺增生

◎穿山甲（炒）6份，肉桂4份，共研为末。每次10克，蜜水送服，每日2次。20日为1个疗程，连用20～90日。（中医验方）

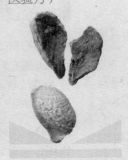

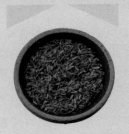

缓解痛经

◎肉桂10克，吴茱萸、小茴香各20克，共研细末，用白酒适量炒热敷于脐部，冷后更炒更敷，以不烫伤为度，用胶布固定，连敷3日。下次月经之前再敷3日。（中医验方）

◉ 养生药膳

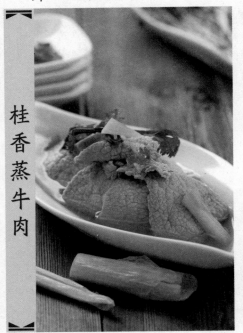

桂香蒸牛肉

【配方】肉桂6克，牛肉250克，料酒、盐、味精、酱油、姜片、白砂糖、葱段、香菜段各适量。

【制作】❶肉桂磨成粉；牛肉洗净，去筋膜，切薄片。❷取一蒸碗，放入牛肉、盐、味精、肉桂粉、白砂糖、姜片、葱段、料酒、酱油，抓匀，上笼，大火蒸50分钟，除去姜片、葱段，撒上香菜段即成。

【功效】◎这道药膳温中补阳，散寒止痛，适用于肾脏受寒所致的腰膝冷痛、夜尿频多、四肢冰冷，脾胃受寒所致的腹泻、腹痛等症，对寒邪侵扰引起的其他病症如妇女痛经、经闭等症也有很好的改善效果。此外，它还适用于改善低血压、寒性脓疡等疾病。

主要功效

◎中医认为，花椒有温中止痛、杀虫止痒的功效，能用以温补五脏，发散瘀滞于五脏间的寒邪。

◎现代研究表明，花椒主要含有挥发油、不饱和有机酸等化学成分。它具有很强的刺激性，能够扩张血管，促进身体血液循环，加快体内湿寒的发散；还能促进生殖腺体的发育，起到中医所说的"温阳补肾"的作用。

◎花椒主要适用于如下病症及表现：寒气凝聚于脏腑所致的脘腹冷痛、腹泻；各种原因引起的湿疹瘙痒、下体潮湿；体内蛔虫引起的腹痛、寒热相交。

其他功效

1.止痛。花椒的挥发油有局部麻醉和止痛的功效，能抑制风湿等疾病引起的疼痛。

2.抗菌。花椒对白喉杆菌、炭疽杆菌、肺炎链球菌、伤寒杆菌、铜绿假单胞菌和某些皮肤真菌有抑制作用。

3.抗癌。花椒挥发油对肺癌细胞有杀伤作用，并能诱导其凋亡。

4.预防心血管疾病。花椒油能降低血清胆固醇及甘油三酯的含量，预防动脉硬化、高血脂等心血管疾病。

5.促消化。花椒能促进人体的唾液分泌，提高其消化能力，并有增强食欲的功效。

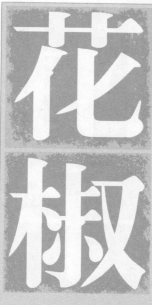

● 花椒为芸香科灌木或小乔木植物花椒、青椒的成熟果皮，又名川椒、蜀椒、巴椒、秦椒等。它是一味重要的温里药，同时也是一种常见的饮食调料。

性味归经

味辛，性温。归脾、胃、肾经。

本草语录

「散寒除湿，解郁结，消宿食，通三焦，温脾胃，补右肾命门，杀蛔虫，止泄泻。」——《本草纲目》

「下诸石水，能治嗽，除齿痛。」——《药性论》

养生药膳

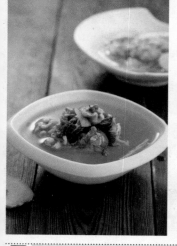

花椒核桃烧龟肉

【配方】花椒粒5克，核桃仁30克，乌龟1只，植物油、料酒、姜片、葱段、冰糖、酱油各适量。

【制作】❶ 龟处理干净，去龟壳，龟肉切块。❷ 炒锅放植物油烧热，放入龟肉块翻炒片刻，加入花椒粒、核桃仁、姜片、葱段、冰糖、酱油、料酒及适量清水，大火烧沸，改用小火煨至龟肉烂熟即成。

【功效】这道药膳有温里祛寒、补益肾阳的作用，能在发散五脏间寒邪的同时滋养阳气，从而平衡体内阴阳，改善阳气衰微、阴寒侵扰引起的各种症状。

缓解胃寒呕吐	缓解牙痛
◎花椒6克，干姜9克，炙甘草6克，红糖120克，水煎。每日3次，温服。（中医验方）	◎花椒15克，醋60毫升，共煎10分钟，待温含漱。（中医验方）

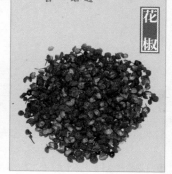

花椒

◎ 选购要点 | 以颜色青绿、皮厚实、香气浓和无杂质者为佳。

附子

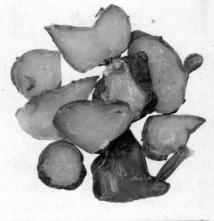

● 附子为毛茛科植物乌头子根的加工品，古代医家认为它"善走诸经，故曰与酒同功，能除表里沉寒……暖五脏"。

性味归经

味辛、甘，性大热，有毒。归心、肾、脾经。

本草语录

"除脏腑沉寒，三阴厥逆，湿淫腹痛，胃寒蛔动。"——《用药法象》

"温暖脾胃，除脾湿肾寒，补下焦之阳虚。"——《珍珠囊》

主要功效

◎中医认为，附子有补火助阳、散寒止痛的功效，能用来扶持体内阳气，改善阴盛阳衰、寒邪内生所致的各种病症。

◎现代研究表明，附子有扩张血管、增加血流、促进血液循环、加快体内寒邪发散的作用。它还能强心、抗心肌缺血、抗休克，对寒邪侵扰、阳气衰微所致的脉象微弱、惊厥昏迷等症有很好的缓解作用。此外，它还具有镇痛作用，能缓解五脏受寒所致的各种疼痛。

◎附子主要适用于如下病症及表现：阳气不足，阴寒过盛所致的腰膝冷痛、阳痿早泄、梦遗滑精、夜尿频多；脾胃受寒，脾阳不振所致的脘腹冷痛、大便溏泄；风寒湿痹所致的周身骨节疼痛。

其他功效

1.镇静。附子能抑制中枢神经，使人镇静，并有一定的催眠作用。

2.抗炎。附子能兴奋垂体—肾上腺皮质系统，促进具有消炎作用的肾上腺皮质激素的合成。

3.强壮身体。附子能提高身体抗寒冷和耐缺氧的能力。

4.强心。附子具有增强心肌收缩力，加快心率的功效，从而增加心输出量，增加心肌耗氧量。

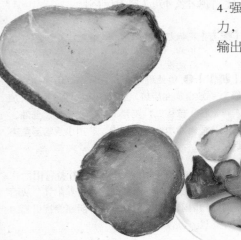

附子

◎ 注意事项

1.本品反半夏、南星、栝楼、贝母、白敛、白芨，畏犀角。2.阴虚内热者及孕妇忌用。

◎ |选购要点|盐附子个大、色灰黑、表面起盐霜者佳，黑附子片大、均匀、皮黑褐、切面油润有光泽者佳，白附片黄白色、油润、半透明者佳。

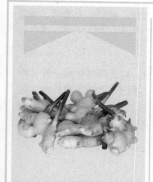

佐治呕逆反胃

◎大附子1个，生姜1个（细锉），共煮研如面糊，米汤送服。（《经验方》）

缓解牙痛

◎附子30克（烧灰）、枯矾0.3克，共研为末，擦牙。（《本草纲目》）

调治月经不调

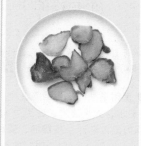

◎熟附子（去皮）、当归各等份，每次9克，水煎服。（《本草纲目》）

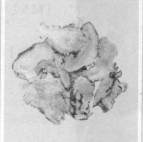

疗疾千金方

◎芪附汤：附子（炮，去皮、脐）6克，黄芪（盐水或蜜拌，炙）3克，共研粗末。每次9克，水一盏半，加生姜3片、红枣1枚，煎至七分，去滓，饭前服。（《魏氏家藏方》）

防止阳虚自汗、盗汗

◎ 养生药膳

【配方】熟附子15克，山楂20克，牛肉200克，料酒、葱段、姜片、盐各适量。

【制作】❶ 附子洗净；山楂洗净，去核，切片；牛肉洗净，切块。❷ 取一盆，加入料酒、葱段、姜片，放入牛肉，腌渍30分钟，待用。❸ 炖锅内放入附子，加清水1 000毫升，大火烧沸，改用小火煮1小时，加入山楂、牛肉，加水大火烧沸，改用小火炖1小时，加盐调味即成。

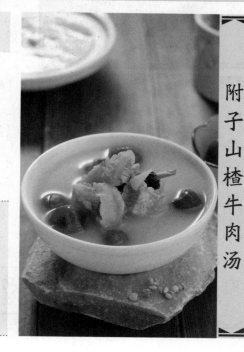

附子山楂牛肉汤

【功效】◎附子补火助阳，牛肉温暖脾胃，山楂活血散瘀。此膳适宜在冬天食用，对症服用能够扶持体内阳气，增强身体的御寒能力；还能通络血脉，促进血液循环，发散内寒，对脾胃受寒所致的腹冷腹痛、消化不良等症也有很好的效果。

附子羊肉汤

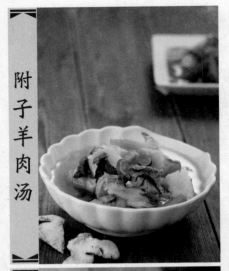

【配方】附子90克，当归、丹参、干姜各15克，桂枝、炙香附、炒艾叶各12克，赤芍、甘草各9克，细辛6克，羊肉500克。姜片、葱段、料酒、盐各适量。

【制作】❶ 羊肉洗净，切4厘米见方的块；以上药材除附子外，均装入纱布袋内，即成药包。❷ 炖锅内放入附子，加200毫升水，炖煮1小时，关火备用。❸ 另取锅，放入药包、羊肉、附子汤（连同附子）、姜片、葱段、料酒、盐，加3 000毫升水，大火烧沸，改用小火炖煮1小时即成。

【功效】◎此汤可补元阳，暖子宫，宜对症服用，适用于原发性不孕症，症见体弱，婚后多年未孕，月经不调，经血量少而黑，小腹坠胀冷痛，面色萎黄不泽，神情倦怠，少气懒言，毛发稀疏而黄等。

附子炖牛蹄筋

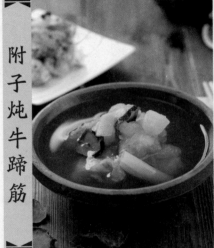

【配方】黑附子10克，牛蹄筋300克，料酒、姜片、葱段、盐、鸡精、鸡油、胡椒粉各适量。

【制作】❶ 黑附子洗净；牛蹄筋洗净，切段。❷ 砂锅内放入黑附子，加适量清水，大火烧沸，改用小火煎煮1小时，去渣取汁，备用。❸ 炖锅内放入药汁、牛蹄筋、姜片、葱段、料酒，加适量清水，大火烧沸，改用小火炖1小时，加入盐、鸡精、鸡油、胡椒粉，搅匀即成。

【功效】◎黑附子补火助阳。牛蹄筋养肝补血，强筋壮骨。这道药膳能祛除脏腑间沉寒，对肝脏受寒所致的肝区不适、两胁疼痛、头痛、痛经等症尤其有效，还能发散风寒，缓解风湿疼痛、腰膝酸软、四肢麻木及冰凉等症。宜对症服用。

附子天麻炖羊肉

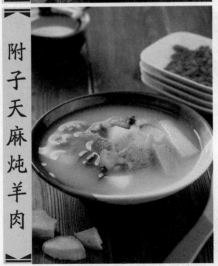

【配方】附子10克，天麻、白芷各20克，羊肉300克，白萝卜200克，料酒、姜块、葱段、盐各适量。

【制作】❶ 附子洗净；天麻、白芷分别润透，切片；羊肉、白萝卜分别洗净，切块；姜块拍松。❷ 砂锅内倒入适量清水烧沸，放入附子，煎煮1小时，去渣取汁，备用。❸ 炖锅内放入药汁、羊肉、天麻、白芷、白萝卜、料酒、姜块、葱段、盐，加800毫升水，大火烧沸，改用小火煮50分钟即成。

【功效】◎这道药膳宜对症服用，能促进体内血液循环，加快寒邪发散，还能补益肾气，改善肾阳不足所致的腰膝冷痛、阳痿早泄、梦遗滑精、夜尿频多等症，对肝脏受寒引起的肝区闷痛、头痛头晕也有一定的缓解作用。

养颜美体的

中草药

第五章

◎每位女性都希望拥有美丽的容貌和婀娜的身姿，因此养颜美体是女性非常关注的话题之一。对于依赖化学药物和外科手术来达到美容目的的现代医学而言，中医在这一领域有着独特的治疗手段。

◎中医认为，人的外在形象与内在的脏腑、经络、气血、津液的状况有着密切的联系。例如，如果肝气郁结、经络不畅、湿热侵扰、体内毒素就会瘀滞于表皮之下，使人皮肤粗糙、肤色黯淡，并滋生各种色斑和痘疹；如果肝肾不足、气血亏虚，胸部就会因为得不到足够的滋养而发育不良、萎缩下垂；如果脾胃失调、体内代谢异常，人就会变得肥胖等。因此，中医在养颜美体方面更多的是强调对身体各个脏器及气血、津液等精微物质的调养。

◎在临床上，中医主要使用以下几类中草药来达到养颜美体的目的：

◎一、调理脏腑类中草药。脏腑主管着气、血及津液的运化，这几种精微物质不仅是人进行生命活动的能量来源，还是构成人的机体的重要元素，直接影响着机体的形态。因此，只有脏腑健康，气、血、津液等物质充足，人的机体才能得到充分的营养补充，从而表现出外在之美。

◎二、疏通经络类中草药。经络是气、血及津液的运行通道，如果经络闭塞、气血瘀滞，人的身体就会因为得不到充分的营养供给而发育不良，缺乏饱满之美。

◎三、祛除毒邪类中草药。人体新陈代谢产生的毒素及湿、热等外来的邪气往往会使人面色无华、皮肤粗糙、色斑丛生，只有将这些不良物质排出体外，人的皮肤才会恢复自然之美。

◎总之，中医的养颜美体是一个调理身体状态，促使身体机能健康运转，进而使身体向其最原本、最自然的形象回归的过程。

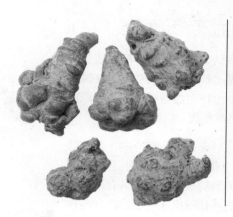

色祛斑除

● 什么是色斑

色斑是指产生于面部皮肤的大小不等、形状不一的有色斑点。根据其形成原因和颜色，可分为雀斑、黑斑、黄褐斑、老年斑、汗斑等，其中黄褐斑又可分为妊娠斑、蝴蝶斑、肝斑等。

色斑形成的原因有很多。西医认为，家族遗传、内分泌失调、紫外线照射、不良生活习惯、药物或化妆品使用不当等，都有可能使人产生色斑。在这些原因中，内分泌失调是最常见也是最根本的原因。它会导致皮下色素颗粒分布不均，而当某个地方的色素堆积过多时，其颜色就会比周围的皮肤显得更深，从而形成色斑。在色斑的治疗上，西医以调节内分泌，抑制色素的合成和沉着为主。

中医认为，肝气郁结、气滞血瘀、经络不通、瘀毒内生等原因均可导致面部气血失和，形成色斑。因此，在治疗上以疏解肝气，活血化瘀，祛除瘀毒为主。

● 养生建议

一、可使用一些有养颜祛斑功效的中草药进行调理。

二、有预防和祛除色斑作用的食物有：西红柿、柠檬、黄瓜、猕猴桃、黑木耳、胡萝卜。

三、运动能有效预防色斑的生成，因为运动会促进人体的血液循环，起到活血化瘀、发散毒素的目的。

四、黑色素分布不均是色斑形成的重要原因，而偏食、熬夜等不良生活习惯和焦躁、抑郁、忧伤等不良情绪也会使黑色素增加。所以，养成规律的生活习惯和保持乐观开朗的良好心态是预防和治疗色斑的前提条件。另外，不管在任何季节都应注意做好防晒工作，以防止紫外线催化黑色素的合成。

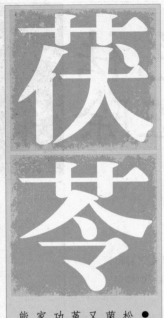

茯苓

● 茯苓为寄生在松科植物赤松或马尾松等树根上的多孔菌科真菌茯苓的干燥菌核，又名松薯、云苓、茯灵、茯菟等。它是一味医疗和保健功效俱佳的中药材，古代医家认为它既能祛除黑斑，又能滋养皮肤。

性味归经

味甘、淡，性平。归心、脾、肺、肾经。

本草语录

「利小便，久服安魂养神，不饥延年。」——《神农本草经》

「大腹淋沥，膈中痰水，水肿淋结……长阴，益气力，保神守中。」——《名医别录》

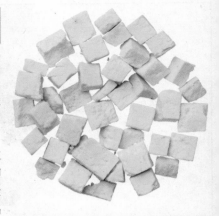

主要功效

◎中医认为，茯苓有养颜祛斑、利水渗湿、健脾安神的功效，常被用来辅助治疗气血瘀滞、内毒沉积所致的各种色斑。

◎现代研究表明，茯苓的主要有效成分为茯苓多糖，此外还含有钾盐、葡萄糖等成分。它具有净面作用，能够祛除皮肤斑痕，淡化各种皮下色素，使皮肤显得白净无瑕。此外，它还能为皮肤细胞补充水分，滋润皮肤。

◎茯苓主要适用于如下病症及表现：色素沉着，面有色斑，皮肤粗糙无光；脾虚湿盛引起的食量减少、腹部胀满；脾虚血亏所致的心悸失眠。

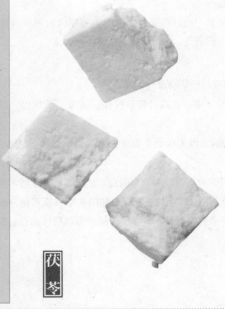

茯苓

其他功效

1.利尿。茯苓的醇提取液有利尿作用，能促进钠、钾、氯等电解质的排出，防止因小便不利，电解质沉积而引起的中毒。

2.改善肾功能。茯苓能明显降低肾组织中高级糖基化终产物的沉积，减少肾脏中的过氧化脂质量，起到改善肾功能的作用。

3.保护肝脏。茯苓对肝脏损伤有保护作用，能显著降低谷丙转氨酶的活性，防止肝细胞坏死。

4.抑制病菌。茯苓对金黄色葡萄球菌、大肠杆菌、变形杆菌等多种病菌有抑制作用。

5.在现代临床医学上，茯苓还被用于小儿肾病综合征、水肿、慢性精神分裂症、婴幼儿腹泻等疾病的辅助治疗。

◎ 注意事项

虚寒滑精或气虚下陷者忌服。

◉ |选购要点| 以体重坚实、外皮呈褐色而略带光泽、皱纹深、断面白色、黏牙力强者为佳。

缓解痢疾、腹泻

◎白茯苓30克、木香（煨）15克，共研为末。每服6克，紫苏木瓜汤送下。（《本草纲目》）

缓解心神不定、恍惚健忘

◎茯苓60克（去皮）、沉香15克，共研为末，炼蜜为丸，如小豆大。每服30丸，饭后以人参汤送下。（《本草纲目》）

佐治脱发

◎茯苓500~1 000克。研细末，每次6克，白开水冲服，每日3次，1个月为1疗程。（中医验方）

◎茯苓（去皮）、干山药（去皮）在明矾水中渍过，焙干等分，共研为末。每服6克，米汤送下。（《本草纲目》）

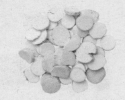

佐治小便频繁而尿量少

◉ 养生药膳

【配方】茯苓20克，排骨500克，大米100克，料酒、酱油、盐、味精、白砂糖、大料、花椒粒、姜粒、葱花各适量。

【制作】❶ 茯苓烘干，磨成粗粉；大米、大料、花椒粒分别小火炒香，磨成粗粉；排骨洗净，剁成段。❷ 取一蒸盆，加入大米、大料、花椒粉、茯苓粉、料酒、酱油、盐、味精、白砂糖、姜粒、葱花，放入排骨，抓匀，上笼，大火蒸45分钟即成。

【功效】◎这道药膳有美容养颜的功效，有利于消除面部斑痕，减少皮下色素的合成和沉着，使皮肤白皙光洁；还能通过补养气血来改善皮肤质量，使萎黄干燥的面部皮肤得到滋润。此外，它还有渗湿利水的作用，能够缓解小便不畅、排尿无力、尿意不尽等症状；对妇女更年期常有的烦躁易怒、失眠多梦、健忘心悸等症也有一定的效果。

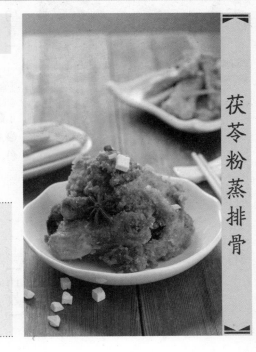

茯苓粉蒸排骨

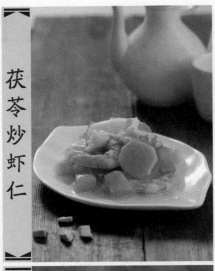

茯苓炒虾仁

【配方】茯苓20克，鲜虾仁200克，莴笋100克，料酒、姜片、葱段、盐、味精、植物油各适量。

【制作】❶ 茯苓研成细粉；虾仁洗净；莴笋去皮，洗净，切丁。❷ 炒锅放植物油烧至六成热，下入姜片、葱段爆香，加入虾仁、料酒，炒变色，放入莴笋、盐、味精、茯苓粉，炒熟即成。

【功效】◎这道药膳有养颜祛斑，运脾健胃的功效。它有助于淡化色斑，美白面容，减少色素的合成和沉着，延缓老年性色素斑的形成；还能增强脾胃功能，促进气血运化，使人气血充盈，肌肤红润。此外，虾仁中含有丰富的镁元素，镁元素能降低血液中的胆固醇含量，还能扩张冠状动脉，所以这道药膳又有预防心脑血管疾病的作用。

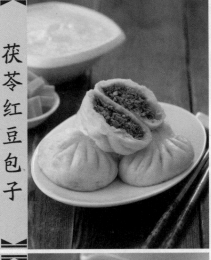

茯苓红豆包子

【配方】茯苓15克，红豆100克，面粉500克，白砂糖适量。

【制作】❶ 茯苓、红豆分别研成细粉。❷ 取一盘，放入茯苓粉、红豆粉、白砂糖，上笼蒸熟，即成馅料。❸ 取一盆，放入面粉、适量清水、发酵粉，揉成面团，搓成长条，切出剂子，擀成圆皮。❹ 圆皮包入馅料，置蒸笼内，大火蒸15分钟即成。

【功效】◎茯苓养颜祛斑，运脾安神；红豆清除热毒，发散恶血。这道药膳有助于消除热毒侵扰、恶血瘀积所致的各种斑痕；还能健脾消食，增强消化系统的功能。此外，它还有利水消肿的作用，能够消除各种水肿，改善小便不利等症，对肝硬化腹水也有很好的效果。

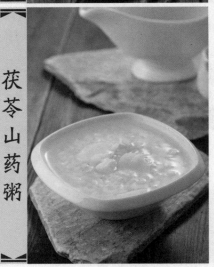

茯苓山药粥

【配方】茯苓、山药各20克，大米150克，白砂糖适量。

【制作】❶ 茯苓研成细粉；山药洗净，润透，切薄片；大米淘净。❷ 锅内放入大米、山药，加适量水，大火烧沸，撇去浮沫，放入茯苓粉，改小火煮35分钟，加白砂糖调味即成。

【功效】◎这道药膳有滋养皮肤，淡化色斑，防止色素沉着的作用。另外，茯苓和山药都具有运脾健胃的功效，所以这道药膳大补脾胃，能有效改善脾胃虚弱，失于运化所致的气血不足；还能提振食欲，促进消化，增强体力。

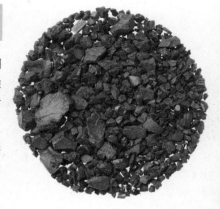

芦荟

● 芦荟为百合科多年生草本植物库拉索芦荟、好望角芦荟或斑纹芦荟叶中的液汁经浓缩的干燥品。又名纳会、象胆、奴会、劳伟等。芦荟含有大量对人体有益的微量元素，有「植物医生」的美誉。

主要功效

◎中医认为，芦荟有清除肝热、润肠通便的功效。其祛斑作用主要通过疏解肝气，通利气血，排出毒素来实现。

◎现代研究表明，芦荟所含的多糖和多种维生素对人体皮肤有滋润和增白的作用，能淡化面部的各类色斑；它还含有一种由氨基酸和复合多糖物质构成的保湿因子，这种因子能补充皮肤流失掉的水分，恢复胶原蛋白功能，使皮肤光滑细腻，富有弹性，且不容易产生皱纹。

◎芦荟适用于如下病症及表现：肝气郁结，气血失和所致的瘀毒内生，面有色斑；心肝火旺所致的烦躁不安、失眠健忘；肝经实火所致的便秘、头痛；各类疥癣及皮肤瘙痒症。

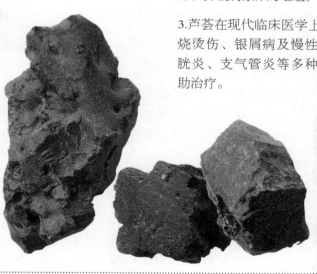

其他功效

1.增强肠胃功能。芦荟所含的大黄素苷和大黄素有增强食欲，促进排便的作用，能提高肠胃的工作效率。

2.杀菌、抗病毒。芦荟所含的芦荟酊是抗菌性很强的物质，能杀灭真菌、霉菌、细菌、病毒等多种病原体，抑制病原体的增殖。

3.芦荟在现代临床医学上还被用于烧烫伤、银屑病及慢性肾炎、膀胱炎、支气管炎等多种炎症的辅助治疗。

性味归经

味苦，性寒。归肝、心、脾经。

本草语录

「主热风烦闷，胸膈间热气，明目镇心，小儿癫痫惊风，疗五疳，杀三虫及痔病疮瘘。解巴豆毒。」——《开宝本草》

「治肝火，镇肝风，清心热，解心烦，止渴生津，聪耳明目，消牙肿，解火毒。」——《本草再新》

◎ 注意事项

月经来潮、妊娠、腹泻、便血和脾胃功能虚弱者忌用。

◉ |选购要点| 以气味浓、溶于水中无杂质者为佳。

疗疾千金方

◎芦荟300克，绿豆150克，分别研末。每日1次，取适量粉末以鸡蛋清调成糊状（夏季用西瓜汁调），覆盖于面部或患处。每日1次，1个月为1疗程。（中医验方）

淡化黄褐斑

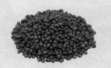

淡化雀斑

◎新鲜芦荟叶30~50克。将鲜芦荟叶捣烂，加水适量煮沸，取沉淀后的澄清液涂抹患处。（中医验方）

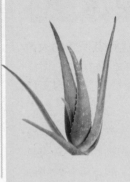

佐治湿癣

◎芦荟30克，炙甘草15克，共研为末。先以温浆水洗癣，擦干后敷上药末，有奇效。（《本草纲目》）

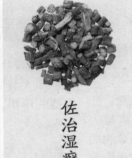

佐治足癣

◎芦荟500克，切碎，水煎。连药渣一起泡脚，每次20分钟，每周2次。（中医验方）

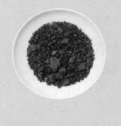

◉ 养生药膳

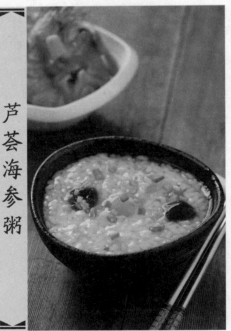

芦荟海参粥

【配方】芦荟15克，海参60克，大米150克，料酒、姜末、葱花、盐、鸡精、香油各适量。

【制作】❶ 芦荟洗净，去皮，切块；海参处理干净，切丁；大米淘净。❷ 砂锅中放入大米、芦荟、海参、姜末、葱花、料酒，加500毫升水，大火烧沸，改用小火煮35分钟，加入盐、鸡精、香油，搅匀即成。

【功效】

◎芦荟能清除肝热，润肠通便。海参能促进血液中铁元素的输送，增强人体造血功能。这道药膳有利于疏解肝气，调养气血，消除或淡化瘀毒所致的各类色斑，使人面色红润白皙，还能提振精神，补充体力，减轻消瘦乏力、小便频数、肠燥便秘等症。此外，它还有促进人体发育、祛除青春痘的功效，适宜青春期的少男少女食用。

【配方】芦荟50克，菠菜30克，大米150克。

【制作】❶ 芦荟洗净，去皮，切块；菠菜洗净，切段；大米淘净。❷ 锅内放入芦荟、菠菜、大米，加500毫升水，大火烧沸，改用小火煮35分钟即成。

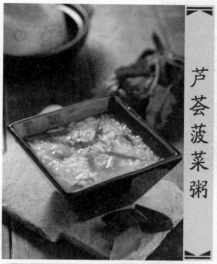

◎芦荟、菠菜一起煮粥，能够滋阴润燥、润肠通便，祛除因体内热毒瘀积而产生的面部色斑。此外，菠菜叶中所含的类胰岛素样物质与胰岛素非常相似，有稳定血糖含量的功效，适宜糖尿病患者食用。【功效】

芦荟菠菜粥

【配方】芦荟50克，白菜30克，大米150克。

【制作】❶ 芦荟洗净，去皮，切块；白菜洗净，切丝；大米淘净。❷ 锅中放入芦荟、白菜、大米，加500毫升水，大火烧沸，改用小火煮35分钟即成。

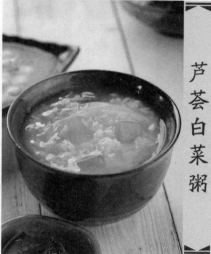

◎芦荟与大白菜同食，有助于润肠通便，清热解毒，消除色斑。而且白菜能够帮助人体分解同乳腺癌相联系的雌性激素，其所含的钼元素更能阻断强致癌物质亚硝酸盐在人体内的生成，女性食之十分有益。【功效】

芦荟白菜粥

【配方】芦荟300克，猪蹄600克，蜜枣3颗，盐适量。

【制作】❶ 芦荟洗净，去皮，切段，猪蹄切块，洗净，焯水。❷ 炒锅烧热，放入猪蹄翻炒，干爆5分钟。❸ 炖锅内加入2 000毫升水，大火烧沸，放入猪蹄、芦荟、蜜枣，再次烧沸后改用小火煲3小时，加盐调味即可。

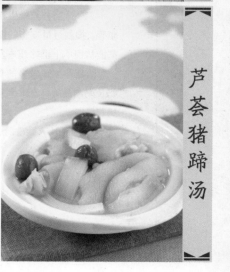

◎芦荟能清除肝热，润肠通便。猪蹄中含有大量的胶原蛋白，这种蛋白质能促进皮肤细胞的新陈代谢，增强皮肤细胞的储水功能。这道药膳不但有利于祛除皮下瘀毒、淡化或消除色斑，还可使皮肤得到充分滋润，减少皱纹产生。另外，它对消除肠热引起的大便不畅或便秘也有良好的缓解作用。【功效】

芦荟猪蹄汤

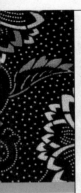

祛除痤疮

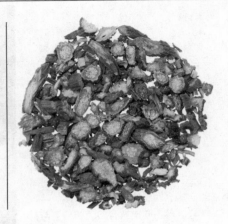

● 什么是痤疮

痤疮，又名青春痘、粉刺，是一种常见于青春期男女的发生于毛囊皮脂腺的慢性皮肤病，多发于头面、脖颈、前胸后背等部位。

痤疮发作时，皮肤表面尤其是面部皮肤上会出现小丘疹，丘疹周围呈红色，可挤出白色粉汁，严重者会出现脓疱。丘疹或脓疱破溃后，会在原处形成色素沉着，有时会产生凹陷的疤痕。如果多处丘疹或脓疱破溃，又得不到正确的处理，脸部会发生多处凹陷，形成人们常说的"橘皮脸"，十分影响美观。

西医认为，痤疮与体内激素分泌过度旺盛有关。激素分泌旺盛，会刺激皮脂腺分泌大量的皮脂，如果这时皮肤污垢过多或受到感染，毛孔就会被堵塞，无法排出皮脂，于是皮脂就会在毛孔中不断堆积，刺激毛囊角化，最终形成痤疮。在痤疮的治疗上，西医多采用调节激素分泌，减少皮脂瘀积，消炎杀菌等办法。

中医认为，痤疮与湿热侵扰、肝郁气滞等原因有关，治疗上以清热凉血、利水解毒、通腑泄浊、理气活血、化瘀散结等办法为主。

● 养生建议

一、可使用能发散湿热、梳理肝气、活血化瘀、排出毒素的中草药进行调理。

二、适当补充维生素B_2和维生素A。维生素B_2能调节体内激素分泌，保护毛囊黏膜和皮脂腺，抑制过量皮脂的溢出；维生素A能滋养皮肤，促进皮膜代谢，防止毛囊角化。这两者都能从根本上消除痤疮发作的病因。此外，还应忌食辛辣等刺激性食物。

含维生素B_2较多的食物：蘑菇、油菜、海带、紫菜、鳝鱼、河蟹、动物肝脏、蛋类、牛奶及奶制品等。含维生素A较多的食物：胡萝卜、菠菜、豌豆苗、青椒、动物肝脏、牛奶及奶制品等。

三、平时应勤洗脸，使毛孔保持清洁，有助于排出皮脂，减少皮脂在毛孔内的堆积现象。

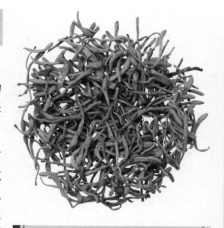

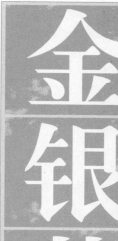

金银花

● 金银花为忍冬科多年生半常绿缠绕性木质藤本植物忍冬、红腺忍冬、山银花或毛花柱忍冬的干燥花蕾或带初开的花。又名银花、金花、双花、忍冬花等。金银花性寒，长于解毒，是最常用的中药材之一。

性味归经

味甘，性寒。归肺、心、胃经。

本草语录

「善于化毒，故治痈疽、肿毒、疮癣、杨梅、风湿诸毒，诚为要药。」——《景岳全书·本草正》

「清热，解诸疮，痈疽发背，丹流瘰疬。」——《滇南本草》

主要功效

◎中医认为，金银花有清热解毒、疏散风热的功效。其祛除痤疮的功效主要通过发散热毒，平抑肝阳来实现。

◎现代研究表明，金银花主要含有木樨草素、皂苷、鞣质等化学成分。其中，木樨草素是金银花实现祛痘功能的有效成分。它具有很强的渗透能力，能够渗入毛孔，抑制和杀灭各种细菌，防止皮肤发生感染；还能防止毛囊皮脂腺的导管因发生角化而堵塞，从而促进皮脂的正常排出，预防皮脂瘀积于毛孔中而形成痤疮。

◎金银花主要适用于如下病症及表现：激素分泌失调，皮脂过量溢出所致的痤疮、皮肤油腻；外感风热所致的感冒、发烧、头痛；热毒所致的泻痢、大便出血。

其他功效

1.抗溃疡。金银花提取液对消化性溃疡有抑制作用，能预防胃溃疡、十二指肠溃疡等疾病。

2.促消化。金银花能增强肠道的蠕动，促进胃液分泌，起到改善人体消化功能的作用。

3.金银花在现代临床医学上还被用于呼吸道感染、急性扁桃体炎、肺炎等疾病的辅助治疗。

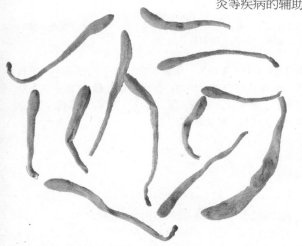

金银花

◎ 注意事项

脾胃虚寒及气虚疮疡脓清者忌服。

疗疾千金方

◎金银花30克，人工犀角2克（或水牛角12克）。先将金银花煎汁去渣，放凉。将人工犀角或水牛角锉成末，每日分2~3次服用，用金银花汁冲服。适用于重症肝炎患者。（中医验方）

佐治病毒性肝炎

佐治乳腺炎

◎金银花45克，鹿角霜15克，王不留行12克，料酒1杯为引，水煎服。（中医验方）

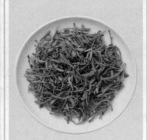

消除小儿便秘

◎金银花、菊花各18克，甘草8克。上药轻煎2次，取汁为茶。每次量：2岁以下100~200毫升，大于2岁300毫升。每日1剂。（中医验方）

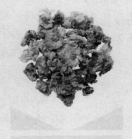

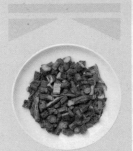

佐治痈疮

◎金银花酒：金银花50克，甘草10克。上药用水2碗，煎取半碗，再入酒半碗，略煎，分3份。早、午、晚各服1份，重者1日2剂。（《医方集解》）

◉ 养生药膳

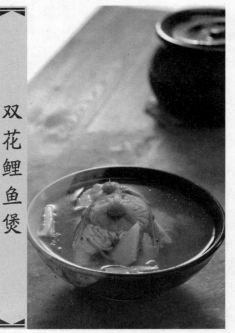

双花鲤鱼煲

【配方】金银花6克，野菊花60克，鲤鱼1条，棒骨汤、料酒、盐、姜块、葱段、胡椒粉各适量。

【制作】❶ 野菊花瓣撕下，用清水泡2小时，捞出沥水；金银花洗净；鲤鱼处理干净，切块；姜块拍松。❷ 炖锅中放入鲤鱼、野菊花、金银花、料酒、盐、姜块、葱段、胡椒粉，倒入棒骨汤，大火烧沸，煮熟即成。

【功效】

◎这道药膳对除痤疮有很好的功效。金银花能疏通皮脂腺导管，促进皮脂排出，防止痤疮形成；野菊花能抑制痤疮初期的红肿，控制局部炎症，防止痤疮破溃后的色素沉着；鲤鱼富含维生素A，可滋养皮肤，防止毛囊因角化而堵塞。这道药膳还有疏风清热、明目利水的功效，有助于祛除体内热邪，保护视力，通利小便，对妇女更年期综合征也有很好的效果。

【配方】红豆30克，金银花10克。

【制作】❶ 红豆淘净；金银花用纱布包裹，即得药包。❷ 锅内放入药包、红豆，加水适量，大火烧沸，改用小火煮15分钟，至红豆熟烂即可。

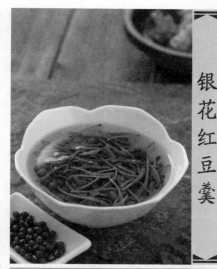

银花红豆羹

◎本道药膳辛凉解表，清热散结，对痤疮有一定的效果，同时适用于流行性腮腺炎病情较轻者，症见腮部一侧或两侧发酸肿胀、纳食稍减、咀嚼不便等。【功效】

【配方】金银花、菊花各50克，山楂500克，蜂蜜500毫升。

【制作】❶ 金银花、菊花分别洗净；山楂洗净，去核。❷ 砂锅内放入金银花、菊花、山楂，加水，小火煎煮1小时，取药汁。❸ 锅内放入蜂蜜，小火加热保持微沸，烧至色微黄，粘手成丝即可。❹ 取一碗，放入药汁，倒入炼好的蜂蜜，搅拌均匀，待蜂蜜全部溶化后，去渣取液，冷却后即成。

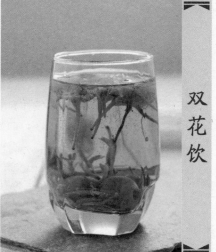

双花饮

◎这道药饮可清热解毒，润养皮肤，祛痘养颜。适用于热盛喜凉、面红有斑、肤油痘发的青壮年人士服用。【功效】

【配方】金银花15克，田螺肉300克，盐、料酒、葱段、姜片、味精、植物油各适量。

【制作】❶ 金银花洗净；田螺肉洗净，切薄片。❷ 炒锅放植物油烧至六成热，加入姜片、葱段爆香，下入田螺肉、金银花、料酒，加1 800毫升水，用中火煮熟，加入盐、味精调味即成。

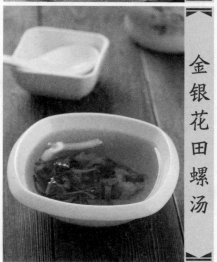

金银花田螺汤

◎金银花有利于疏通毛囊皮脂腺导管，田螺肉富含维生素A，由二者配伍制成的这道药膳有促进过量皮脂排出，防止皮脂沉积于毛孔内而形成痤疮的功效。此外，这道药膳还能健脾润肺，解毒清咽，并有镇静安神、缓解压力的作用。【功效】

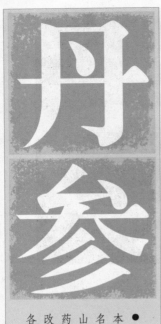

丹参

● 丹参为唇形科多年生草本植物丹参的根和根茎，又名赤参、红根、血参根、靠山红等。它是一味活血化瘀药，也可以用来发散瘀毒，改善由皮下瘀毒堆积引起的各种皮肤疾病。

性味归经

味苦，性微寒。归心、肝经。

本草语录

「养神定志，通利关脉……止血崩带下，调妇人经脉不匀，血邪心烦，恶疮疥癣，瘰瘘肿毒，丹毒。」——《日华子本草》

「丹参，降而行血，血热而滞者宜之，故为调经产后要药。」——《重庆堂随笔》

主要功效

◎中医认为，丹参有活血调经、凉血消痈、养心安神的功效。其祛除痤疮的功效主要通过发散皮下瘀毒来实现。

◎现代研究表明，丹参主要含有丹参酮、丹参素、氨基酸等化学成分。它能促进人体血液循环，抑制痤疮丙酸杆菌在毛囊内的增殖，从而预防和缓解痤疮的发作。此外，激素分泌过多是导致女性在经期容易生长痤疮的主要原因，丹参能调节女性体内的激素水平，帮助女性预防经期痤疮。

◎丹参主要适用于如下病症及表现：痤疮丙酸杆菌增殖引起的痤疮发作；女性经期痤疮或其他疱疹发作；血瘀所致的胃脘疼痛、心腹疼痛；心血不足所致的失眠、烦躁、心悸；各种疮疡肿痛。

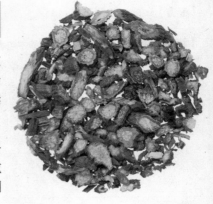

其他功效

1.强心。丹参能增强心肌的收缩力，改善心脏功能，起到强心作用。

2.保护心血管。丹参能降低血脂、血糖及血液的黏稠度，抑制冠脉粥样斑块的形成。

3.保护肝脏。丹参能增加肝血流量，改善肝血微循环，促进肝细胞再生，抑制肝硬化。

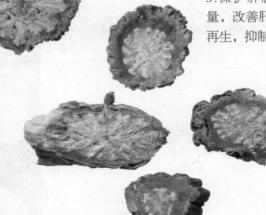

丹参

◎ 注意事项

1.孕妇慎用。2.不宜与藜芦配伍。

◎ |选购要点| 以色紫红、条粗、质坚实、无断碎条者为佳。

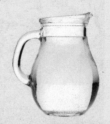

疗疾千金方

◎丹参30克,水煎服。每日1剂,分早、晚2次服,30日为1疗程。(中医验方)

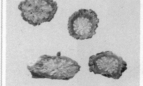

缓解月经不调

◎丹参散:丹参洗净,切片,晒干,研细。每服6克,温酒调下。本方对产前胎动,产后恶血不下以及腰脊痛、骨节烦痛等症均有效。(《本草纲目》)

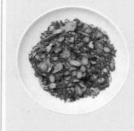

缓解小腹和阴部牵引痛

◎丹参30克,研细。每次用热酒调服6克。(《本草纲目》)

适用于神经衰弱、失眠

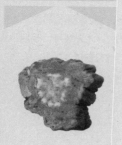

佐治热油烫伤、火烧伤

◎丹参240克,锉碎,加水稍稍调拌,放入羊油1000克中煎过,取出涂搽伤处。(《本草纲目》)

◉ 养生药膳

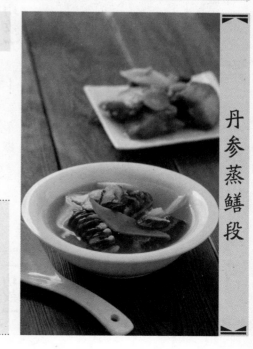

丹参蒸鳝段

【配方】丹参10克,当归5克,鳝鱼250克,火腿肉50克,鸡汤、盐、料酒、胡椒粉、姜片、葱段各适量。

【制作】❶ 丹参、当归分别洗净;鳝鱼处理干净,焯水,剁去头尾,切段;火腿肉切大片。❷ 取一蒸碗,放入鳝鱼,加火腿肉片、丹参、当归、姜片、葱段、料酒、胡椒粉、盐,倒入鸡汤,盖上盖子,用湿棉纸封口,上笼蒸1小时即成。

【功效】◎丹参活血化瘀,祛除皮下瘀毒。鳝鱼含有大量维生素A,能滋养皮肤,促进皮膜代谢,预防毛囊角化。这道药膳有助于预防和祛除痤疮,使皮肤美白红润,光洁细腻。此外,鳝鱼含有丰富的DHA和卵磷脂,这两者是脑细胞不可或缺的营养元素,所以这道药膳又有补脑益智的功效,尤其适宜正处于青春期、学业负担较重的初高中生食用。

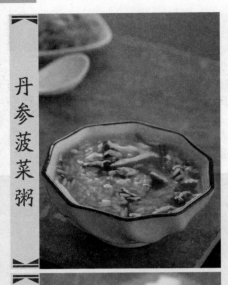

丹参菠菜粥

【配方】丹参15克，菠菜、大米各150克，白砂糖适量。

【制作】❶ 丹参润透，切薄片；菠菜洗净，切2厘米长的段；大米淘净。❷ 锅内放入丹参、大米，加800毫升水，大火烧沸，改用小火炖煮35分钟，放入菠菜烧沸，撒入白砂糖，搅匀即成。

【功效】◎本道药膳有助于祛瘀血，凉血，通便。可用于因血瘀毒积而至的痤疮频发，还适用于胸闷、冠心病、心绞痛、脑血管硬化等症。

丹参枸杞煮鸽蛋

【配方】丹参10克，枸杞子20克，鸽蛋10个，冰糖末适量。

【制作】❶ 丹参润透，切成薄片；枸杞子洗净。❷ 锅中倒入清水200毫升，放入丹参、枸杞子烧沸，改用小火煮25分钟。❸ 鸽蛋磕入沸水中煮熟，加入冰糖末搅匀即成。

【功效】◎丹参能抑制痤疮丙酸杆菌在毛囊内的繁殖；枸杞能改善面部肤色；鸽蛋富含多种维生素，可滋养皮肤。因此，这道药膳具有祛除痤疮，补益皮肤，使皮肤白皙红润，光滑细腻的作用。另外，它还可滋补肝肾，填精益髓，调养气血，使人身体强健，精力充沛。

丹参川贝炖鸡

【配方】丹参、川贝各10克，鸡肉200克，水发香菇40克，料酒、盐、葱段、姜片各适量。

【制作】❶ 鸡肉洗净，切块；香菇洗净，切两半；丹参润透，切段。❷ 锅内放入鸡肉、丹参、川贝、香菇、料酒、盐、姜片、葱段，加入适量水，大火烧沸，改用小火炖1小时即成。

【功效】◎丹参可活血祛瘀，安神宁心，排脓止痛。川贝具有清热化痰、散结消肿、润肺止咳的功效。鸡肉有益五脏、补虚亏、健脾胃、强筋骨、活血脉之功。此道药膳可补益脾肾，活血祛瘀，散结止痛，对痤疮有很好的改善作用。

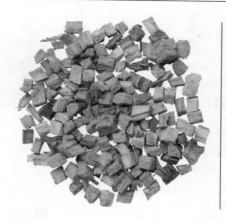

丰胸美体

● 怎样才能丰胸

拥有一对丰满的乳房是许多女性的梦想,但在现实生活中,许多女性却因为各种各样的原因而导致胸部偏小,并为此烦恼不已。

西医认为,女性的胸部是丰满还是平坦,很大程度上取决于遗传因素,但后天的影响也不可忽视,如内分泌失调,乳腺细胞对雌激素的敏感度不足或乳房的始基细胞数量不足等原因,都会导致胸部发育不良。因此,通过对内分泌进行调节,改善体内激素的分泌状态,仍有很大的概率能改善胸部偏小的状况。

中医认为,女性胸部的发育与人体脏腑的运行情况有关,其中与肝肾的关系最大。因为肝影响气血和经络,而肾主生殖和发育,如果气血不足,经络闭塞,肾气失养,胸部就会因为得不到足够的滋养而发育不良,萎缩下垂。因此,要想丰胸美体,就必须从补益肝肾入手,使身体气血充盈,经络通畅,进而滋养胸部,促进其发育。

● 养生建议

一、可使用补益肝肾、调理气血、疏经通络的中草药进行调理。

二、适当补充维生素E、B族维生素及胶原蛋白。维生素E能促进卵巢发育,维护卵巢功能,增加雌激素的分泌量;B族维生素是人体合成激素不可或缺的成分;胶原蛋白能提高皮肤的弹性,使胸部挺拔圆润。

含维生素E较多的食物:榛子、核桃、芝麻、玉米、花生、黄豆、菠菜、莴苣、圆白菜、山药、瘦肉、禽蛋、植物油等。含B族维生素较多的食物:谷类、豆类、禽蛋、瘦肉、动物内脏、奶制品等。含胶原蛋白较多的食物:芋头、香蕉、银耳、海带、猪皮、猪蹄、鸡翅、鸡皮、鱼皮、牛筋及各类软骨。

三、游泳、俯卧撑等运动有助于丰胸。按摩、推拿、针灸等中医疗法对丰胸也有益处,但应向专业医师问诊或在其指导下进行。

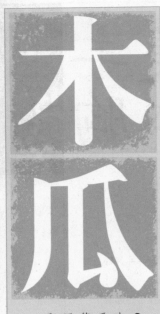

木瓜

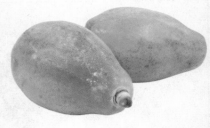

主要功效

◎中医认为，木瓜有平肝活络、和胃化湿的功效。其丰胸作用主要通过调理肝血，疏通经络来实现。

◎现代研究表明，木瓜含有大量对人体有益的营养成分。它能疏通乳腺，促进乳房血液循环，消除乳腺堵塞、乳房结块等现象。此外，它所含的某些酶及多种维生素能够刺激女性激素的分泌，促进乳房再生；所含的木瓜蛋白酶能促进蛋白质等物质的分解，使人体更容易吸收和利用这些营养物质，从而为乳房的发育提供充分的营养支持。

◎木瓜主要适用于如下病症及表现：经络闭塞所致的胸部发育不良、偏小，乳腺闭塞；风湿所致的筋骨麻痹疼痛、软弱无力，手足拘挛；湿困脾胃所致的呕吐、腹泻。

其他功效

1.抗菌。木瓜对肠道菌、葡萄球菌及各型痢疾杆菌有较明显的抑制作用。

2.抗寄生虫。木瓜中的番木瓜碱有杀灭阿米巴原虫的作用，其浆汁及木瓜蛋白酶可用于驱除绦虫、蛔虫及鞭虫等寄生虫。

3.木瓜在现代临床医学上还被用于小儿尿频、肠粘连、破伤风等疾病的辅助治疗。

● 木瓜为番木瓜科番木瓜属软木质小乔木番木瓜的果实，又称番木瓜、蓬生果、乳瓜、万寿果等。木瓜对乳房有很好的补益作用，在古代常被用来催乳，在现代则多被制成各种丰胸药剂。

性味归经
味酸，性温。归脾、肝、肺经。

本草语录
「主湿痹邪气，霍乱大吐下，转筋不止。」——《名医别录》
「敛肺和胃，理脾伐肝，化食止泻。」——《海药本草》

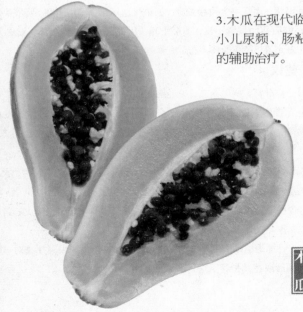

木瓜

◎ 注意事项

孕妇及准备怀孕的妇女不宜食用，以免导致流产或不易怀孕。

◎ **选购要点** 以质坚实、肉厚、瓜肚大、皮光滑、气味香者为佳。

佐治慢性胃炎

◎木瓜500克，生姜30克，米醋500克，共放瓦锅中加水煮汤。分2~3次吃完，每隔2~3天吃1剂，可常吃。（民间验方）

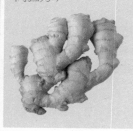

佐治脚癣

◎木瓜、甘草各30克，水煎去渣，凉温后洗脚5~10分钟。每日1剂。（中医验方）

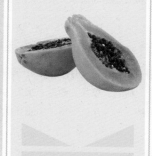

改善小儿尿频

◎生木瓜1个，切片泡酒1周，每次用生药9克，水煎服。每日1剂。（中医验方）

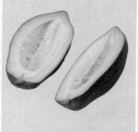

疗疾千金方

◎木瓜数个，加酒、水各半煮烂，捣成膏，趁热贴于痛处，外用棉花包好。1日换药3~5次。（《本草纲目》）

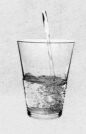

缓解脚部痉挛、疼痛

◎ 养生药膳

【配方】草鱼尾100克，木瓜1个，植物油、姜片各适量。

【制作】❶ 木瓜洗净，去皮、子，切块；草鱼尾洗净。❷ 锅内加入植物油烧热，放入草鱼尾，小火煎炸片刻，加入木瓜及姜片，放入适量水，煮1小时左右即成。

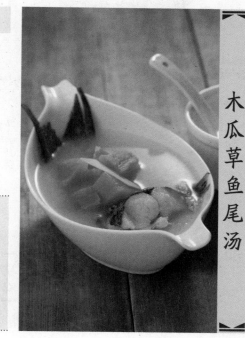

木瓜草鱼尾汤

【功效】

◎消食健胃、益气通乳、滋补身体，尤其适合食欲不振、乳汁不通的产妇食用。

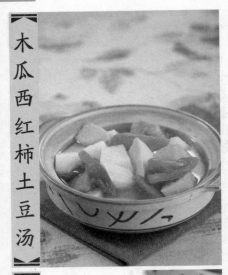

木瓜西红柿土豆汤

【配方】木瓜900克，西红柿4个，土豆300克，猪瘦肉225克，姜片、盐各适量。

【制作】❶ 木瓜去皮、核，切块；西红柿洗净，切块；土豆去皮，洗净，切块；猪瘦肉洗净，切大块，焯水。❷ 砂锅内放入适量清水，大火煮沸，下木瓜、西红柿、土豆、猪瘦肉、姜片，再次煮沸，改用小火煲2小时，下盐调味即成。

【功效】◎木瓜有疏通乳腺、刺激雌性激素分泌的功效，西红柿和土豆也都含有丰富的B族维生素，能增加女性体内激素的合成。因此，这道药膳对女性内分泌失调、雌性激素分泌不足所致的乳房发育不良有很好的改善作用。另外，它还能补益脾胃，促进消化，降低血糖和血脂，有一定的减肥功效。

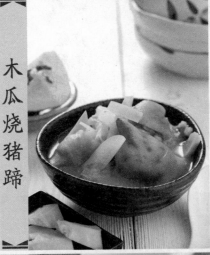

木瓜烧猪蹄

【配方】木瓜30克，猪蹄1只，料酒、姜片、葱段、盐、鸡精、鸡油各适量。

【制作】❶ 木瓜润透，切片；猪蹄处理干净，剁块。❷ 炖锅内放入木瓜、猪蹄、料酒、姜片、葱段，加2 500毫升水，大火烧沸，改用小火炖45分钟，加入盐、鸡精、鸡油，搅匀即成。

【功效】◎木瓜舒经活络，可促进乳房血液微循环，加强乳房的营养补给。猪蹄富含胶原蛋白，能够增强乳房组织细胞的储水功能。这道药膳有疏通乳腺、消除乳房结块、使乳房挺拔圆润的功效。此外，它对风湿所致的筋脉拘挛、关节疼痛也有很好的缓解作用。

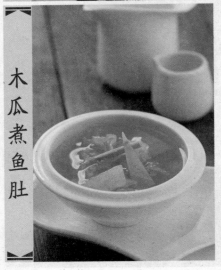

木瓜煮鱼肚

【配方】木瓜30克，油发鱼肚300克，料酒、姜片、葱段、盐、鸡精、鸡油、胡椒粉各适量。

【制作】❶ 木瓜润透，切片；鱼肚切段。❷ 炖锅内放入木瓜、鱼肚、姜片、葱段、料酒，加500毫升水，大火烧沸，改用小火煮25分钟，加入盐、鸡精、鸡油、胡椒粉，搅匀即成。

【功效】◎木瓜能疏通乳腺，增加雌性激素分泌，促进乳房发育。鱼肚含有丰富的营养元素，其蛋白质含量高达84%，有利于为乳房提供充足的营养。此外，鱼肚还是补精益血的佳品，对改善男子精关不固、梦遗滑精、女子性欲冷淡等症均有良好的效果。这道药膳能促进乳房发育，补益气血，增强性欲。

主要功效

◎中医认为，葛根具有解肌退热、透发麻疹、生津止渴、升阳止泻的功效。葛根在过去一直被用做发散风热药，其丰胸作用直到现代才被发现。

◎现代研究表明，葛根含有多种被称为植物雌激素的异黄酮和异黄酮诱导素，对女性激素分泌有诱导作用。它能促使女性自然分泌雌性激素，刺激女性乳腺和腺细胞重新发育和增大，从而起到丰胸作用；还能对女性体内的脂肪进行导向，使其从身体其他部位向胸部转移，使乳房显得更加坚挺。

◎葛根主要适用于如下病症及表现：激素分泌异常所致的乳房偏小、下垂或早衰；风热侵扰所致的口渴烦躁；外感风寒所致的颈脖、背部僵直疼痛；脾虚或湿热所致的腹泻不止。

其他功效

1.保护心脏。葛根的总黄酮和葛根素能改善心肌的氧代谢，还能扩张血管，增加血流量，预防心肌缺血和心肌梗死。

2.益智。葛根的醇提取物对学习和记忆障碍有显著的改善作用，能用来辅助治疗老年痴呆症、智障、记忆力衰退等症。

3.抗菌。葛根水煎剂对痢疾杆菌等多种病菌有抑制作用。

养生药膳

葛根党参蒸鳗鱼

【配方】葛根、党参各15克，鳗鱼1条，料酒、葱段、姜片、盐、酱油各适量。

【制作】❶ 葛根、党参分别切薄片；鳗鱼处理干净。❷ 取一蒸盆，放入鳗鱼，加入盐、葱段、姜片、酱油、料酒，拌匀，腌30分钟，放入党参、葛根，倒少量水，上笼，大火蒸25分钟即成。

【功效】葛根可促进乳腺和腺胞发育。党参能益气补血。鳗鱼所含的维生素E可促进女性卵巢发育，增加雌激素分泌量，所含的胶原蛋白可滋润肌肤，延缓衰老。此药膳对气血不足、发育不良所致的乳房扁平偏小及皮肤干燥症均有作用。此外，鳗鱼含有的优质蛋白可补肾强身，提高性功能。

疗疾千金方	佐治糖尿病	缓解烦躁不安、口渴难止
	◎糖尿病伴泄泻、口渴者，可用葛根20克、白术12克水煎服。（中医验方）	◎水浸粟米，一夜后取水100毫升，拌入葛根粉120克，煮熟，加米汤同服。（《本草纲目》）

◎ |选购要点| 以片大，质坚实，粉性足，色洁白，纤维少者为佳。

● 葛根为豆科植物野葛或甘葛藤的干燥根，又名干葛、甘葛、粉葛、葛麻茹等。葛根的药用价值极高，素有「亚洲人参」之美誉，在日本被誉为「皇室特供食品」。

性味归经

味甘、辛，性凉。归脾、胃、肺、膀胱经。

本草语录

「清风寒，净表邪，解肌热，止烦渴，泻胃火之药也。」——《本草汇言》

「疗伤寒中风头痛，解肌发表，出汗，开腠理，疗金疮，止痛，胁风痛。」——《名医别录》

葛根

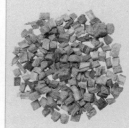

葛根

减降肥脂

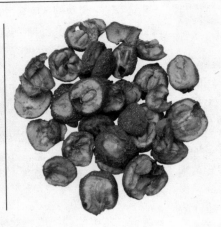

● 什么是肥胖

肥胖是指体内脂肪过多，身体明显超重的一种状态。它不仅影响美观，而且还会威胁到人们的身体健康。因为导致肥胖的大量脂肪通常都沉积于血管、腹腔、心脏、肝脏等重要器官中，很容易影响这些器官的正常功能，诱发动脉硬化、冠心病、高血压、糖尿病、脂肪肝、胆石症、痛风等疾病。

引起肥胖的原因有很多，遗传、营养过剩等因素都会导致肥胖。除此之外，内分泌功能紊乱，如胰岛素分泌异常、垂体前叶功能低下、甲状腺功能减退等也会诱发肥胖。

中医认为，肥胖与脏腑失调有关，胃热、脾虚、肝气郁结、肝肾两虚等原因都有可能会引起肥胖。因此，在治疗方法上也有所不同。若胃热所致，则需祛热利尿，消除积食；若脾虚所致，则需健脾益气，利水消肿；若肝气郁结所致，则需疏解肝气，调理气血；若肝肾两虚所致，则需补益肝肾。

● 养生建议

一、在向医生咨询，明确肥胖的原因后，使用相应的中草药来进行调理。

二、控制脂肪和糖分的摄入。脂肪和糖分是人体能量的主要来源，但它们都含有大量的热量，很容易导致肥胖。肥胖者可尝试用一些热量较少的食物代替这两者作为能量来源，如用蔬菜、水果来代替面包和肉类等。

三、注意补充水分。当人体水分不足时，脂肪的代谢速度就会减缓，进而堆积在各个器官内，所以肥胖者要注意多喝水。

四、有氧运动是最有效的减肥方法。坚持不懈地参加慢跑、爬山、游泳、跳绳等有氧运动，会收到很好的减肥效果。

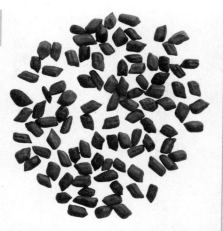

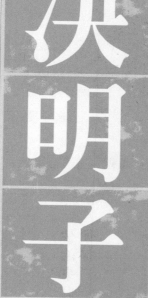

决明子

主要功效

◎中医认为，决明子有清肝明目、润肠通便的功用。其降脂减肥的功效主要是通过清除肝热，疏解肝气，促进消化来实现的。

◎现代研究表明，决明子含有蒽醌类化合物及铁、锌、锰等多种人体必需的元素。蒽醌类化合物具有导泻作用，能促进消化，增加排泄，减少人体对脂类的吸收；还能降低血液中脂肪和类脂的堆积，预防肥胖引起的动脉硬化、高血脂等疾病。

◎决明子主要适用于如下病症及表现：肝气郁结所致的肥胖；肝火上扰所致的眼睛红肿涩痛；风热上攻所致的头痛眼红；肝肾精血亏虚所致的视物不清、眩晕；肠燥内热所致的便秘。

其他功效

1.抗菌。决明子对葡萄球菌、白喉杆菌及伤寒杆菌、副伤寒杆菌、大肠杆菌等均有抑制作用。

2.保护心血管。决明子煎剂有抗血小板聚集的作用，能够预防血栓及相关的心血管疾病。

3.降低血压。决明子的水浸液和乙醇浸液有明显的降压作用，对高血压有一定的控制作用。

4.决明子在现代临床医学上还被用于夜盲症、急性角膜炎及口腔炎等疾病的辅助治疗。

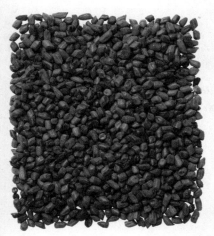

决明子

● 决明子为豆科植物决明或小决明的成熟种子，又名草决明、羊明、羊角等。它具有清肝、润肠等多种保健功效，对减肥很有好处。

性味归经

味苦、甘、咸，性微寒。归肝、大肠经。

本草语录

「治青盲，目淫肤赤白膜，眼赤痛，泪出，久服益精光。」——《神农本草经》

「利五脏，除肝家热。」——《药性论》

◎ 注意事项

虚寒证，尤其是脾虚泄泻、血压低者慎用。

◎ **选购要点** 以颗粒均匀、饱满，色黄褐者为佳。

疗疾千金方

◎鲜香芹250克榨汁30毫升备用，桃仁10克，决明子30克共研碎，煎汁，入香芹汁、白蜜拌匀饮服。每日1剂。（中医验方）

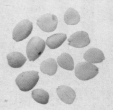

佐治中风（伴便秘）

佐治眼睛红肿、痤疮

◎决明子炒后研细，加茶调匀，敷于太阳穴处，药干即换。（《本草纲目》）

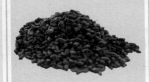

缓解鼻血不止

◎决明子末加水调和，敷于胸口处。（《本草纲目》）

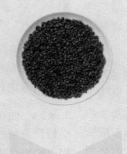

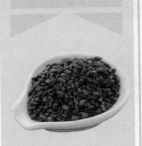

佐治夜盲症

◎决明子200克、地肤子150克，共研为末，加米汤做成丸，如梧桐子大。每服20～30丸，米汤送下。（《本草纲目》）

◎ 养生药膳

决明子蔬菜汤

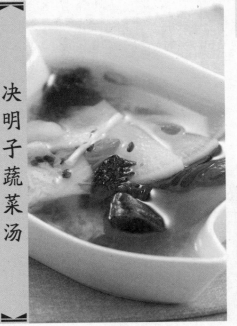

【配方】决明子35克，枸杞子6克，白菜150克，白萝卜30克，水发海带芽20克，紫菜10克，味精适量。

【制作】❶ 决明子、枸杞子分别洗净；白萝卜洗净，去皮，切块；白菜洗净，切片。❷ 锅中放入决明子，加适量清水，煮30分钟，捞出药渣，放入枸杞子、白萝卜、白菜、紫菜，煮10分钟，关火，放入海带芽稍闷，加入味精，搅匀即可。

【功效】◎决明子有利于清除体内多余的脂肪，预防肥胖引起的各种疾病。本汤中的蔬菜富含多种维生素及膳食纤维，营养丰富而且低脂肪、低热量，有助于润肠通便，对减肥有益。正处于减肥期的人适宜多喝这道汤。

【配方】炒决明子10～15克，白菊花10克，大米100克。

【制作】❶ 锅中倒入适量清水，放入决明子、白菊花同煎，拣去药渣。❷ 药汁中放入大米煮至粥成即可。

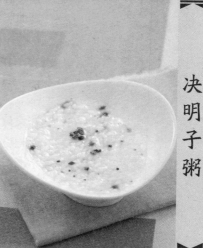

【功效】◎此粥有降脂减肥的功效。决明子所含蒽醌苷具有导泻作用，能减少胆固醇的吸收并增加其排泄，通过反馈调节低密度脂蛋白代谢，从而降低血清胆固醇水平，延缓和抵制动脉粥样硬化斑块形成；菊花有较平稳的降血压作用，对心脑血管缺血和血栓的形成有预防作用。

决明菊花粥

【配方】大米100克，决明子20克，冰糖适量。

【制作】❶ 大米淘净，冷水浸泡30分钟，捞出沥干；决明子炒至微香，捣碎。❷ 砂锅内加水适量，放入大米，大火烧沸，放入决明子，改用小火煮至粥稠，加入冰糖调匀即可。

【功效】◎这道粥膳有三大功效，一是促进消化，增加排泄，减少人体对脂肪的吸收，起到减肥作用；二是降低血液或肝脏中的脂肪和类脂含量，预防肥胖引起的各种疾病；三是改善肝火旺盛引起的各种眼部疾病。

决明子粥

【配方】决明子15克，鲜柿子2个。

【制作】❶ 决明子研碎；柿子去皮，用纱布绞取汁液。❷ 锅内放入决明子，加适量清水，煎煮15分钟，去渣取汁。❸ 取一碗，倒入柿子汁、决明子汁，混匀即成。

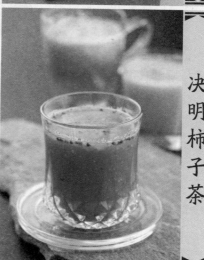

【功效】◎决明子和柿子都能促进肠胃消化，清除体内积食，减少人体对脂肪的吸收，所以这道药饮有预防和辅助治疗肥胖的功效。除此之外，决明子能降低肝脏的脂肪含量，柿子能促进血液中酒精的氧化，加快其排泄速度，缓解其对肝脏造成的损害，所以这道药饮又有保护肝脏的作用，适合经常喝酒的人饮用。

决明柿子茶

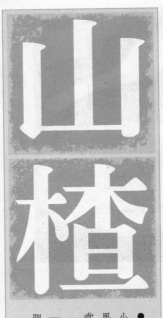

山楂

● 山楂为蔷薇科落叶灌木或小乔木山楂、山里红的成熟果实，又名山梨、酸梅子、棠棣子、山里红果等。它是一味药食两用的中药，擅长「克化饮食」，能消脂减肥、去油腻。

本草语录

「化饮食，消肉积，癥瘕，痰饮，痞满吞酸，滞血痛胀……凡脾弱食物不克化，胸腹酸刺胀闷者，于每食后嚼二三枚，绝佳。」——《本草纲目》

「健脾行气，散瘀化痰，消食磨积，发小儿痘疹。」——《本草备要》

性味归经

味酸、甘，性微温。归脾、胃、肝经。

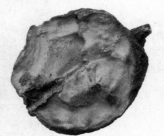

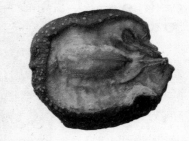

主要功效

◎中医认为，山楂有消食化积、健脾行气的作用。其降脂减肥的功效主要通过发散瘀滞、祛除积食来实现。

◎现代研究表明，山楂含有多种有机酸，并含有解脂酶。它进入肠胃后，能增强消化酶的活性，促进肉食等脂肪含量较高的食物的消化；还能促进胆固醇代谢，减少体内胆固醇的含量；对体内脂肪和类脂含量过高所致的脂肪肝、动脉硬化、高血脂、糖尿病等疾病均有很好的预防作用。

◎山楂主要适用于如下病症及表现：营养过剩，缺乏锻炼所致的肥胖症；摄入油腻肉食过多所致的消化不良，食物积滞；气血瘀滞所致的胸胁闷痛。

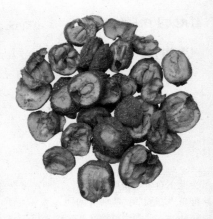

其他功效

1.保护心脏。山楂的某些提取物能加大冠状动脉血流量，可对抗心肌缺血，预防心肌梗死。

2.止痰平喘。山楂所含的槲皮苷能抑制支气管扩张，促进气管的纤毛运动，起到化痰平喘的作用。

3.抗癌。山楂所含的牡荆素等成分有抗癌作用，能预防子宫癌和大肠癌。

4.抗菌。山楂的水煎剂对痢疾杆菌、铜绿假单孢菌等病菌有较强的抑制作用。

5.山楂中含有枸橼酸、苹果酸、维生素C、蛋白质、脂肪、糖类以及钙、磷等微量元素，能够降低血压、促进子宫收缩。

◎ 注意事项

无积滞者、消化道溃疡吐酸者慎用。

◎ |选购要点|北山楂以片大、皮红、肉厚者为佳；南山楂以个匀、色棕红、肉厚者为佳。

疗疾千金方

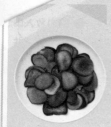

缓解老人腰痛及腿痛

◎山楂、鹿茸（炙）各等份，研为末，炼蜜为丸，如梧桐子大。每服100丸，每日2次。（《本草纲目》）

控制高血压

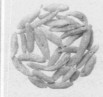

◎山楂、麦冬各20克，加水500毫升煎至250毫升。每日1剂，分2次服。（中医验方）

佐治冻疮

◎成熟的北山楂若干个，捣泥，细辛2克，研为细末，与山楂泥混匀，摊敷患处。每日换药1次。（中医验方）

缓解腹痛、一般伤食泄泻

◎单用山楂，研细末，加糖冲服。（中医验方）

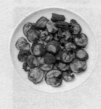

消除偏坠疝气

◎山楂肉、小茴香（炒）各30克，共研为末，制成糊丸，如梧桐子大。每服100丸，空腹以白开水送下。（《本草纲目》）

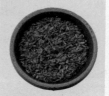

◎ 养生药膳

【配方】山楂、莲藕、山药各250克，蛋清2个，冰糖末、干淀粉、水淀粉、桂花汁、青红丝、白砂糖、面粉、植物油各适量。

【制作】❶ 山楂洗净，去核；莲藕、山药分别去皮，洗净，切块。❷ 取一蒸盆，放入山楂、莲藕、山药，上笼蒸熟，捣碎成泥，加入蛋清、干淀粉和冰糖末，搅拌均匀，制成山楂大小的丸子。❸ 锅内放植物油烧热，逐个下入丸子炸成金黄色，捞出装盘。❹ 原锅洗净，加适量清水烧开，放入适量面粉，再次烧沸时下入水淀粉勾芡，浇在丸子上，再淋上桂花汁，撒上青红丝、白砂糖即成。

【功效】◎山药中所含的皂角苷能够降低血液中的胆固醇和甘油三酯浓度，所含的胆碱能够减少脂肪在心血管壁上的沉积，防止动脉粥样硬化的发生。莲藕中所含的黏蛋白和膳食纤维能够减少人体对食物中脂类物质的吸收，从源头对高血脂和动脉粥样硬化加以防治。山楂与它们同食，有降脂减肥、防止动脉硬化以及利尿、健肾、益气的功效。

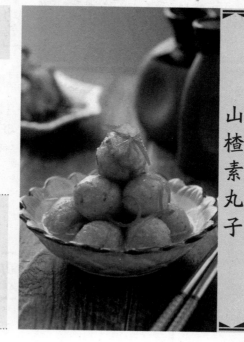

山楂素丸子

山楂苹果饮

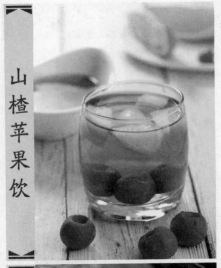

【配方】山楂50克，苹果300克，白砂糖适量。

【制作】❶ 山楂洗净。苹果去皮、子，切滚刀块。❷ 锅内放山楂，加适量清水，中火煎煮20分钟，取汁，锅中倒入清水再煎，共煎3次，合并3次山楂汁。❸ 锅中放入500毫升水，加白砂糖和山楂汁，用小火熬煮，白砂糖溶化后放入苹果块，煮至苹果变软即成。

【功效】◎山楂和苹果都有减肥的功效，有利于降低人体的脂肪含量，并促进食物脂肪的转化，减少肠胃对脂肪的吸收。此外，苹果中含有大量人体所需的营养元素，其中的锌元素能补益大脑，增强记忆力。这道饮品尤其适合体型偏胖的青少年饮用。

山楂红豆南瓜粥

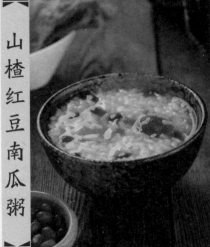

【配方】山楂10克，红豆30克，南瓜100克，大米50克。

【制作】❶ 山楂洗净，去子；红豆用清水浸泡8小时，洗净；南瓜去皮、瓤，切块；大米淘净。❷ 锅内放入山楂、南瓜块、大米、红豆，加800毫升水，大火烧沸，改用小火煮35分钟即成。

【功效】◎山楂和红豆都是有助于防治动脉硬化的食物。山楂可以阻止脂质在器官和冠状动脉上沉积，红豆可以清除血液中的胆固醇和甘油三酯。南瓜与它们一同煮粥，可消肿、利尿、减肥、降压、祛瘀，适于高血压、冠心病、肥胖症患者食用。

山楂荷叶香蕉汤

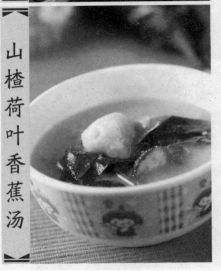

【配方】山楂35克，香蕉2个，新鲜荷叶半张，冰糖末适量。

【制作】❶ 山楂去核，洗净，切片；香蕉去皮，切段；荷叶洗净。❷ 炖锅内放入山楂、荷叶、香蕉、冰糖末加适量清水，中火煮25分钟即成。

【功效】◎山楂含有维生素C、蛋白质、钙、磷等微量元素，具有消食化积、行气散瘀的作用。香蕉含有多种维生素及微量元素，具有驱散忧郁的作用，对于失眠和精神紧张都具有一定的效果。此方具有补中益气、促进血液循环的作用，适宜肥胖症患者及减肥者食用。

山楂20克，白萝卜、排骨各500克，料酒、盐、姜片、味精、胡椒粉、葱段、棒骨汤各适量。

【制作】❶ 山楂洗净，去核，切片；白萝卜洗净，去皮，切块；排骨洗净，剁段。❷ 高压锅内放入山楂、白萝卜、排骨、料酒、盐、味精、姜片、葱段、胡椒粉、棒骨汤，大火烧沸，煮30分钟即成。

◎白萝卜可清热生津，凉血止血，下气宽中，开胃健脾。山楂中所含的解脂酶能促进胃液分泌，帮助消化，具有消积化滞、收敛止痢、活血化瘀等功效。排骨可滋阴润燥，益精补血。本方具有消食化积、化痰止咳的功效，适用于食积不化、胸肋疼痛、痰饮、咳嗽、肥胖等症。【功效】

【配方】山楂20克，水发银耳100克，姜片、葱段、味精、盐、植物油各适量。

【制作】❶ 山楂洗净，去核，切片；银耳洗净，去蒂，撕瓣。❷ 炒锅放植物油烧至六成热，下入姜片、葱段爆香，放入山楂、银耳炒熟，加入盐、味精，炒匀即成。

◎山楂能消食化积，降低人体内脂肪和类脂的含量。银耳是一种富含膳食纤维的食物，能够促进肠胃蠕动，减少脂肪的吸收，起到减肥的作用。此外，银耳还富含植物性胶质，经常食用能滋阴养颜，对黄褐斑、雀斑等面部色斑有一定的祛除作用。这道药膳有减肥和美容的双重功效。【功效】

【配方】山楂50克，核桃仁150克，白砂糖适量。

【制作】❶ 核桃仁用清水浸泡30分钟，洗净，加少许水磨成核桃仁浆，加适量清水稀释；山楂洗净。❷ 锅内放入山楂，加适量清水，中火煎煮20分钟，取汁，锅中倒入清水再煎，共煎3次，合并3次山楂汁。❸ 砂锅内倒入山楂汁、白砂糖，用中火煎煮，白砂糖溶化后，缓缓倒入核桃仁浆，边倒边搅，烧至微沸即成。

◎这道饮品能消食化积，降低人体内的脂肪含量，起到减肥的作用，还能补益肺肾，滋生津液，适用于肺虚引起的咳嗽、气喘、口渴及肾虚引起的阳痿早泄、盗汗自汗、耳鸣眼花等症。此外，它还有润肠通便的作用，能够清除宿便，缓解腹部胀满等症状。【功效】

山楂萝卜排骨煲

山楂炒银耳

山楂核桃茶饮

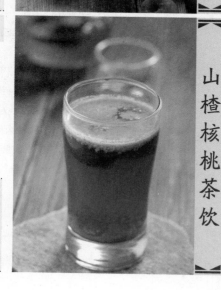

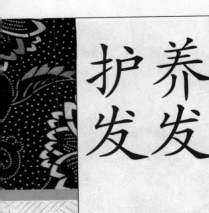
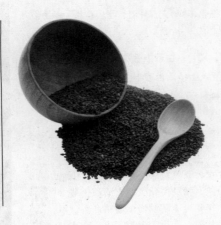

护发养生谈

头发乌黑浓密是东方人最重要的审美标准之一。但在现实生活中，许多人却不得不面对头发问题所带来的烦恼和尴尬。

西医认为，头发的好坏除了与遗传有很大关系外，还与内分泌系统的运行情况有关。某些内分泌失调者头部的皮脂腺分泌旺盛，使得皮脂堵塞头皮毛囊，导致毛囊因失去营养补给而萎缩，引发头发脱落或早白的症状。

中医则认为，发为血之余，人体气血的盛衰直接影响头发的质量，气血盛则头发乌黑浓密，气血衰则头发枯黄干燥，甚至有变白、脱落的可能。此外，肾主藏精，其华在发，头发的好坏还与身体精血的状况息息相关。因此，要想养护头发，就必须从补益肝肾、调理气血入手。

病症表现

头发质量不佳的主要表现有：头发脱落稀疏、油腻、颜色枯黄、头皮瘙痒、头屑过多、年少白头。

养生建议

一、可使用能调理肝肾、补益气血、养护头发的中草药进行调理。

二、常吃以下食物能养护头发：菠菜、韭菜、芹菜、柿子椒、绿芦笋、海菜、海带、花生、香蕉、蜂蜜、麦片、蛋类、猪肝等。

三、洗头可以清洗掉头皮表面过多的皮脂，根除真菌，明显减少头屑的产生，并有效增加头发的光滑程度和易梳性。但如果过于频繁地洗头，则会伤害到头皮，对头发同样不利。比较科学的洗头频率为每两天1次。

四、经常用木梳对头皮进行按摩可有效改善头皮的血液循环，使头发得到更多的滋养，从而起到巩固发根、防止脱发和早白的作用。按摩方法如下：凝神静气，用梳齿在头皮上来回轻轻地划过，早晚各一次，每次15至20分钟。

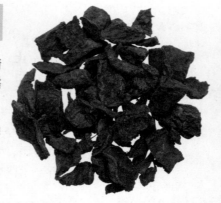

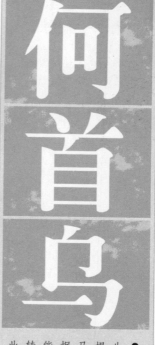

何首乌

主要功效

◎中医认为，何首乌补血养肝，益精固肾，可用于气血不足、头发失于濡养所致的头发变白、脱落等症。

◎现代研究表明，何首乌含有卵磷脂等营养成分，它能调节人体的内分泌系统，改善头部皮脂分泌；还能营养发根，使发根巩固，头发不易脱落。此外，它还可促进头发黑色素的生产，从而使头发变黑。其所含的淀粉经水解后生成的葡萄糖也有很好的润发作用，是配制头发调理剂的绝佳原料。

◎何首乌主要适用于如下病症及表现：气血不足所致的头发脱落稀疏、须发早白或枯黄；头晕目眩、心悸失眠；腰酸耳鸣；肠燥便秘；指甲灰白脱落。

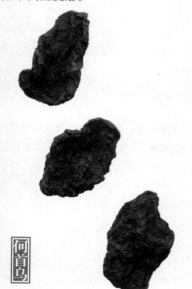

其他功效

1.保护肝脏。何首乌所含的二苯烯化合物对肝功能损害有缓解作用，对血清谷丙转氨酶及谷草转氨酶的升高等均有明显的抑制作用；所含卵磷脂还能阻止胆固醇在肝内沉积。

2.延缓衰老。何首乌水煎液能使脑和肝中的蛋白质含量明显增加，提高老年机体的DNA修复能力。

3.润肠通便。何首乌的有效成分大黄酚可促进机体肠管运动，有促消化和泻下的作用。

4.抗心肌缺血。何首乌中含有的蒽醌衍生物主要为大黄酚和大黄泻素、卵磷脂，能够兴奋心脏、减慢心率及增加冠脉流量，抗心肌缺血。它还有抑菌、抗病毒，促进红细胞生成的功效。

● 何首乌为蓼科多年生草本植物何首乌的块根，又名首乌、地精、马肝石、黄花乌根等。据传，经常食用何首乌能使人返老还童，白发转黑，「首乌」之名由此而来。

性味归经

味苦、甘、涩，性温。归肝、肾经。

本草语录

「养血益肝，固精益肾，健筋骨，乌髭发，为滋补良药。」——《本草纲目》

「止心痛，益血气，黑髭鬓，悦颜色。」——《开宝本草》

◎ 注意事项

1.生品通便润肠，大便溏泄者不宜用。2.忌萝卜、葱、蒜。3.忌铁，不宜用铁锅煎制。

◎ |选购要点| 以个大身长、圆块状、质坚实而重、粉性足、外皮红褐色、断而无裂隙、断面红棕色、苦味浓、有梅花状纹理者为佳。

疗疾千金方

◎何首乌100克，鸡蛋2个，加水500毫升同煮，蛋熟去壳后再煮，将水煎至1碗，去渣，加调料，饮汤食蛋。每日1剂，连服15~20日。（中医验方）

佐治脱发、便秘

缓解腰膝酸痛

◎何首乌、牛膝各500克，以酒浸7日，取出曝干捣为末，与枣肉和丸，如梧桐子大。每服3~5丸，每日2次，空腹温酒送下。（中医验方）

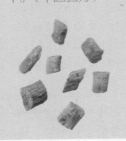

防止自汗

◎何首乌30克，研末装瓶备用，用时取药末以唾液调敷脐孔，胶布固定。每日换1次，6次为1疗程。（中医验方）

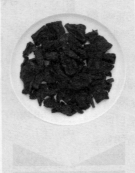

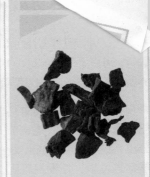

佐治小儿神经性尿频

◎何首乌20克（剂量随年龄大小稍作增减），水煎2次。代茶频饮，10日为1疗程。（中医验方）

◉ 养生药膳

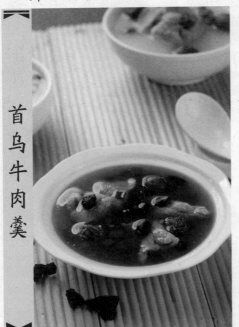

首乌牛肉羹

【配方】何首乌20克，牛肉200克，黑豆100克，桂圆肉、红枣各10颗，盐、葱末、姜末、料酒各适量。

【制作】❶ 何首乌、桂圆肉分别洗净；黑豆淘净，用温水浸透泡软；红枣洗净，去核；牛肉洗净，切大片。❷ 锅中放入何首乌，加适量清水，大火烧沸，改用小火煎成浓汁，去渣取汁，备用。❸ 砂锅中放入牛肉片，加清水煮开，除去浮沫，放入料酒、何首乌汁、黑豆、红枣、桂圆肉，用小火煲2小时，加盐、葱末、姜末，稍煮片刻即可。

【功效】◎本道药膳有助于补肝肾、生须发、延年益寿，脱发症患者尤宜服用，青壮年气血虚弱、头发脱落者食用也有一定的效果。

【配方】何首乌30克，大米100克，红枣3颗，冰糖适量。

【制作】❶ 何首乌洗净；大米淘净。❷ 锅内放入何首乌，加适量清水，煎成浓汁，去渣取汁。❸ 砂锅内放入大米、何首乌汁、红枣、冰糖，加适量清水，大火烧沸，改用小火煮熟即成。

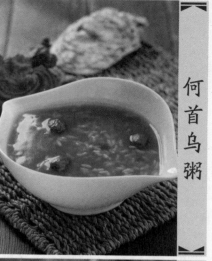

何首乌粥

◎这道药膳有补肝益肾、滋养气血的作用，能改善气血不足所致的头发枯黄、脱落或早白，对面色萎黄、皮肤干燥、失眠多梦、精神萎靡等症也有很好的疗效。此外，它还有提高衰老机体修复能力的作用，有益于延缓衰老。【功效】

【配方】制首乌20克，黑豆30克，红枣6颗，大米100克，冰糖末适量。

【制作】❶ 黑豆、大米分别淘净，冷水浸泡30分钟；制首乌、红枣分别洗净。❷ 砂锅中放入制首乌、红枣、黑豆、大米，加适量水，大火烧开。❸ 改用小火煮45分钟，加冰糖末，稍煮片刻即成。

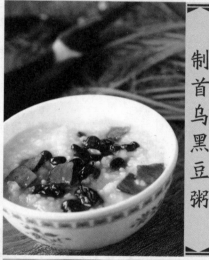

制首乌黑豆粥

◎制首乌可补肾益精，乌须黑发。黑豆含有优质植物蛋白，脂肪酸、糖类、胡萝卜素、B族维生素、叶酸、烟酸、大豆黄酮苷、异黄酮苷类物质，具有补肾益精，活血泽肤，美发护发的功效。此方可补肝肾，乌须发，美容颜，润肌肤。白发症、气血两虚患者食用尤佳。【功效】

【配方】何首乌20克，鸡蛋2个，红糖适量。

【制作】❶ 何首乌洗净；鸡蛋煮熟，去皮。❷ 锅内放入何首乌、鸡蛋，加500毫升水，大火烧沸，改用小火煮25分钟，加入红糖调味即成。

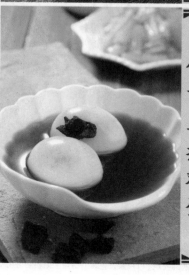

何首乌煮鸡蛋

◎何首乌和鸡蛋都有助于滋养肝肾，补益气血，改善气血不足所致的头发脱落、稀疏、早白等症。此外，何首乌所含的二苯烯化合物能保护肝脏，减轻肝损伤，而鸡蛋中的蛋白质对肝脏组织损伤也有很好的修复作用，因此这道药膳除了养血护发外，还能保护肝脏，适宜发质不佳及经常饮酒者食用。【功效】

黑芝麻

● 黑芝麻为脂麻科植物脂麻的黑色种子，又名胡麻、巨胜、黑胡麻、油麻子等。它有很好的补肝益肾的作用，被古代医家誉为『仙药』。

性味归经

味甘，性平。归肝、肾、大肠经。

本草语录

『补益精液，滋润肝肠……养血舒筋。』——《玉楸药解》

『补肝肾，润五脏，滑肠。』——《本草备要》

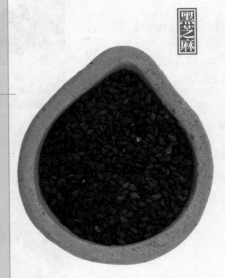

黑芝麻
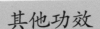

主要功效

◎中医认为，黑芝麻有补肝肾、养精血的功效，能显著改善肝肾不足、精血亏虚所致的头发枯黄、脱落等症。

◎现代研究表明，黑芝麻含有卵磷脂、维生素A、维生素E及钙、磷、铁等多种人体所需的元素，其中铁元素的含量为各种药物之首。它能为头发补充营养，改善发质，使头发乌黑浓密；还能促进毛发生长，改善脂溢性脱发，对须发早白也有很好的改善作用。

◎黑芝麻主要适用于如下病症及表现：精血亏虚所致的须发早白、毛发脱落及头晕眼花、体虚疲倦、四肢无力、肠燥便秘、皮肤干燥等症。

其他功效

1.抗衰老。黑芝麻所含的卵磷脂是构成细胞膜的重要原料，能促进细胞的新陈代谢和发育，起到延缓细胞衰老，延年益寿的作用。

2.保护心血管。黑芝麻所含的亚油酸能降低血液中的胆固醇含量，预防动脉粥样硬化。

3.滋养皮肤。黑芝麻中含有大量的不饱和脂肪酸和维生素E，能滋润皮肤，使皮肤光滑细嫩。

4.保护前列腺。黑芝麻含有大量的木脂素成分，该成分为植物雌激素，可抑制前列腺组织的增生。

5.利胆。黑芝麻能分解和减少胆汁中的胆固醇，防止胆结石的形成。

6.黑芝麻在现代临床医学上还被用于消化性溃疡、寻常疣及烧伤的辅助治疗。

◎ 注意事项

脾虚便溏者不宜食用。

◎ | **选购要点** | 以个大、色黑、饱满、无杂质者为佳。

佐治哮喘

◎黑芝麻250克，生姜、冰糖、蜂蜜各125克。黑芝麻炒香，生姜捣汁去渣，冰糖、蜂蜜混合均匀，将芝麻与姜汁浸拌，再炒一下，冷后与蜜糖混合拌匀，放瓶中。每日早晚各服1汤匙。（中医验方）

◎黑芝麻200克，熬香后捣烂。每日吞服适量，以姜汁、蜜汤、温酒送下均可。（《本草纲目》）

缓解手脚酸痛、微肿

◎将黑芝麻熬熟，研末取1 000克，加酒500毫升，泡一夜后随意饮用。（《本草纲目》）

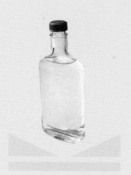

佐治脱发

◎黑芝麻、当归各20克，何首乌25克，生地、熟地、侧柏叶各15克。水煎服，每次20毫升，每日2次。（中医验方）

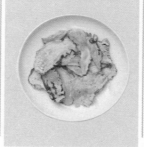

疗疾千金方

◎黑芝麻120克，九蒸九晒，研末。红枣60克，去核捣成细泥。两者调匀制成膏。每次10克，温水冲服，每日2次。（中医验方）

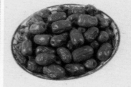

适用于少年头发早白，精血不足、

◎ 养生药膳

【配方】黑芝麻30克，白条兔1 000克，葱段、姜片、花椒粒、香油、味精各适量。

【制作】 ❶ 黑芝麻淘净，放入锅内炒香；白条兔洗净，焯去血水。❷ 炖锅内放入兔肉，加适量清水，大火煮沸，撇净浮沫，放入葱段、姜片、花椒粒，煮熟后捞出，放凉。❸ 另取锅，倒入适量水，煮沸后放入兔肉，用小火煮1小时，捞出放凉，剁块，装盘。❹ 取一碗，放入味精、香油、黑芝麻，调匀，浇在兔肉上即成。

【功效】

◎这道药膳有补血润燥、补中益气的功效，是秋季进补之佳品。适用于肝肾不足、精血亏虚所致的须发早白、枯黄或脱落，常用来补充体力，强壮身体，对操劳过度、气血亏虚所致的疲倦乏力、失眠心悸、精神萎靡效果尤佳。

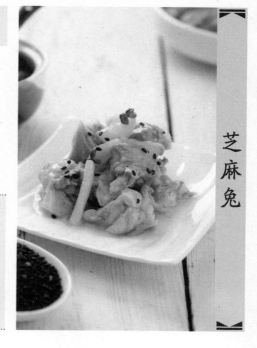

芝麻兔